Soziales computerunterstütztes Training für Kinder mit aggressivem Verhalten (ScouT)

Anja Görtz-Dorten
Manfred Döpfner

Soziales computerunterstütztes Training für Kinder mit aggressivem Verhalten (ScouT)

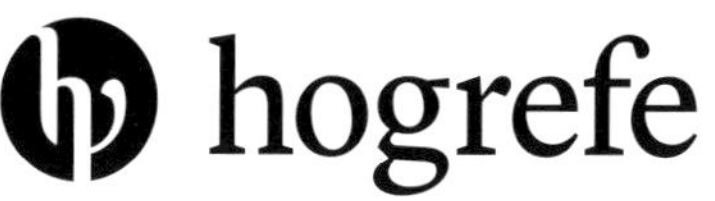

PD Dr. rer. medic., Dipl.-Psych., Dipl.-Heilpäd. Anja Görtz-Dorten, geb. 1968. 1995–2001 Studium der Psychologie in Düsseldorf. 2005 Promotion. 1999 Approbation zur Kinder- und Jugendlichenpsychotherapeutin. Seit 2000 Institutsleiterin und seit 2014 Wissenschaftliche Leiterin des Instituts für Klinische Kinderpsychologie der Christoph-Dornier-Stiftung an der Universität Köln und seit 2010 Leiterin des Bereiches Evaluation am Ausbildungsinstitut für Kinder- und Jugendlichenpsychotherapie an der Universitätsklinik Köln (AKiP) und der Klinik und Poliklinik für Psychiatrie, Psychosomatik und Psychotherapie des Kindes- und Jugendalters am Klinikum der Universität zu Köln. 2014 Habilitation. Dozentin und Supervisorin am Ausbildungsinstitut für Kinder- Jugendlichenpsychotherapie an der Universitätsklinik Köln (AKiP).

Prof. Dr. Manfred Döpfner, geb. 1955. 1974–1981 Studium der Psychologie in Mannheim. 1990 Promotion. 1998 Habilitation. Seit 1989 Leitender Psychologe an der Klinik und Poliklinik für Psychiatrie, Psychosomatik und Psychotherapie des Kindes- und Jugendalters der Universität zu Köln und dort seit 1999 Professor für Psychotherapie in der Kinder- und Jugendpsychiatrie. Seit 1999 Leiter des Ausbildungsinstituts für Kinder- und Jugendlichenpsychotherapie AKiP an der Universität Köln und seit 2000 Wissenschaftlicher Leiter des Instituts Köln der Christoph-Dornier-Stiftung für Klinische Psychologie.

Bibliografische Information der Deutschen Nationalbibliothek
Die Deutsche Nationalbibliothek verzeichnet diese Publikation in der Deutschen Nationalbibliografie; detaillierte bibliografische Daten sind im Internet über http://dnb.dnb.de abrufbar.

Hogrefe Verlag GmbH & Co. KG
Merkelstraße 3
37085 Göttingen
Deutschland
Tel.: +49 551 999 50 0
Fax: +49 551 999 50 111
E-Mail: verlag@hogrefe.de
Internet: www.hogrefe.de

Satz: Beate Hautsch, Göttingen
Illustrationen: Klaus Gehrmann, Freiburg; www.klausgehrmann.net
Programmierung der DVD: Filmische Umsetzung: cable car productions, Patrick Tölle und Kevin Kraemer GbR
Technische Umsetzung: Patrick Tölle, www.patricktoelle.de
Druck: Media-Print Informationstechnologie, Paderborn
Printed in Germany
Auf säurefreiem Papier gedruckt

1. Auflage 2016

ISBN 978-3-8017-2574-7
http://doi.org/10.1026/02574-000

Inhaltsverzeichnis

DVD

ScouT ist ausschließlich für das Betriebssystem Windows in einer Flash-Version konzipiert worden. Das Programm läuft auf allen aktuellen Windowssystemen (Windows XP, Windows Vista, Windows 7, Windows 8 oder Windows 10 mit installiertem Windows-Media-Player, 2 GHz Prozessor, 2 GB Arbeitsspeicher, 128 MB Grafik). Weitere Software wird nicht benötigt. Für das Abspielen der Videos ist das Vorhandensein eines aktuellen Windows-Media-Players erforderlich, dies ist bei allen Windowssystemen jedoch inklusive.

Benutzer von Apples Mac OSX oder Linux-Distributionen können die Software nur durch die Installation eines Windows Emulatoren benutzen.

- Zusatzsoftware bei Mac OSX: beispielsweise „Parallels Desktop“.
- Zusatzsoftware bei Linux: beispielsweise „wine“ oder „VirtualBox“.

Vorwort

Das **S**oziale **co**mputer**u**nterstützte **T**raining für Kinder mit aggressivem Verhalten (ScouT) ist ein soziales Problemlöse- und Kompetenztraining, mit dem aggressiv auffällige Kinder (aber auch Kinder mit sozialer Angst oder Autismus-Spektrum-Störungen) neue Lösungen für Gleichaltrigenkonflikte erlernen können. Sie sollen Konfliktsituationen genauer wahrnehmen, eigene Gedanken und Gefühle identifizieren, die Intentionen und Erwartungen anderer Kinder genauer erkennen, eigene Handlungen besser planen sowie die Konsequenzen der eigenen Handlungen besser abschätzen lernen. ScouT besteht aus einer interaktiven DVD und diesem Manual und ist für Kinder im Alter von 6 bis 12 Jahren entwickelt worden, die aggressives Verhalten besonders Gleichaltrigen gegenüber zeigen. ScouT ist in den letzten Jahren an der Klinik für Psychiatrie, Psychosomatik und Psychotherapie des Kindes- und Jugendalters der Uniklinik Köln, am Institut für Klinische Kinderpsychologie der Christoph-Dornier-Stiftung an der Universität Köln sowie am Ausbildungsinstitut für Kinder- und Jugendlichenpsychotherapie (AKiP Köln) an der Uniklinik Köln entwickelt und erprobt worden. Gegenwärtig wird ScouT in einer umfassenden Studie evaluiert. Ziel dieser Forschungsbemühungen soll es sein, in der Praxis anwendbare und erprobte Interventionen für Kinder mit aggressiven Verhaltensweisen besonders gegenüber Gleichaltrigen zur Verfügung zu stellen.

ScouT enthält Filmbeispiele, Arbeitsblätter, Erläuterungen und Bearbeitungsvorschläge für Therapeuten zur Diagnose und zum Training von sozialen Problemlöseprozessen und sozialen Fertigkeiten, die einen kindgemäßen Zugang erleichtern können. Die Kinder sollen schrittweise lernen, sich sozialen Situationen angemessen zu nähern und soziale Probleme zu lösen. Im Mittelpunkt der Intervention stehen somit die Art und Weise, in der sich Kinder sozialen Situationen nähern, und die kognitiven Prozesse, die ihre Interaktionen in sozialen Situationen begleiten.

Das Programm kann als diagnostisches und als therapeutisches Instrument genutzt werden. ScouT lässt sich in eine individuell angepasste Therapie integrieren, welche unter anderem auf spezifische Konfliktsituationen zwischen Kindern, aber auch auf Kontaktaufnahmesituationen abzielt. In der Diagnostik kann ScouT als weiterführendes Verfahren zum Fragebogen zum aggressiven Verhalten von Kindern (FAVK; Görtz-Dorten & Döpfner, 2010a) eingesetzt werden. Im Rahmen der Therapie lässt sich ScouT eigenständig als therapeutisches Hilfsmittel zur Behandlung von Kindern mit aggressivem Verhalten verwenden. Dieses Manual beschreibt in sehr knapper Form den Aufbau und die Einsatzmöglichkeiten sowie weiterführende Interventionsmöglichkeiten von ScouT und verzichtet auf grundlegende Informationen über den Gesamtaufbau einer Therapie von Kindern mit aggressivem Verhalten, sowie auf typische schwierige Therapiesituationen. Diese Informationen können dem umfassenderen Therapieprogramm für Kinder mit aggressivem Verhalten (THAV; Görtz-Dorten & Döpfner, 2010b) entnommen werden, in das sich ScouT auch gut integrieren lässt.

Die Entwicklung von ScouT war nur durch eine intensive interdisziplinäre Zusammenarbeit möglich. Wir danken der Hamburger Produktionsfirma unter der Federführung von Patrick Tölle und Kevin Kraemer für die filmische und technische Umsetzung sowie den Kindern, die wir in den letzten Jahren behandelt haben und die uns damit geholfen haben, unsere Grundkonzeption in anwendbare Therapieschritte umzusetzen. Wir danken dem Team aus Therapeutinnen und Therapeuten, die gegenwärtig ScouT in einer wissenschaftlichen Studie überprüfen und die uns bei der Erstellung der Endfassung unterstützt haben.

Wir hoffen, damit zu optimalen Voraussetzungen für eine individualisierte Therapie und für einen guten Behandlungserfolg bei Kindern mit aggressiven Verhaltensweisen beizutragen.

Köln, im Frühjahr 2016 — Anja Görtz-Dorten und Manfred Döpfner

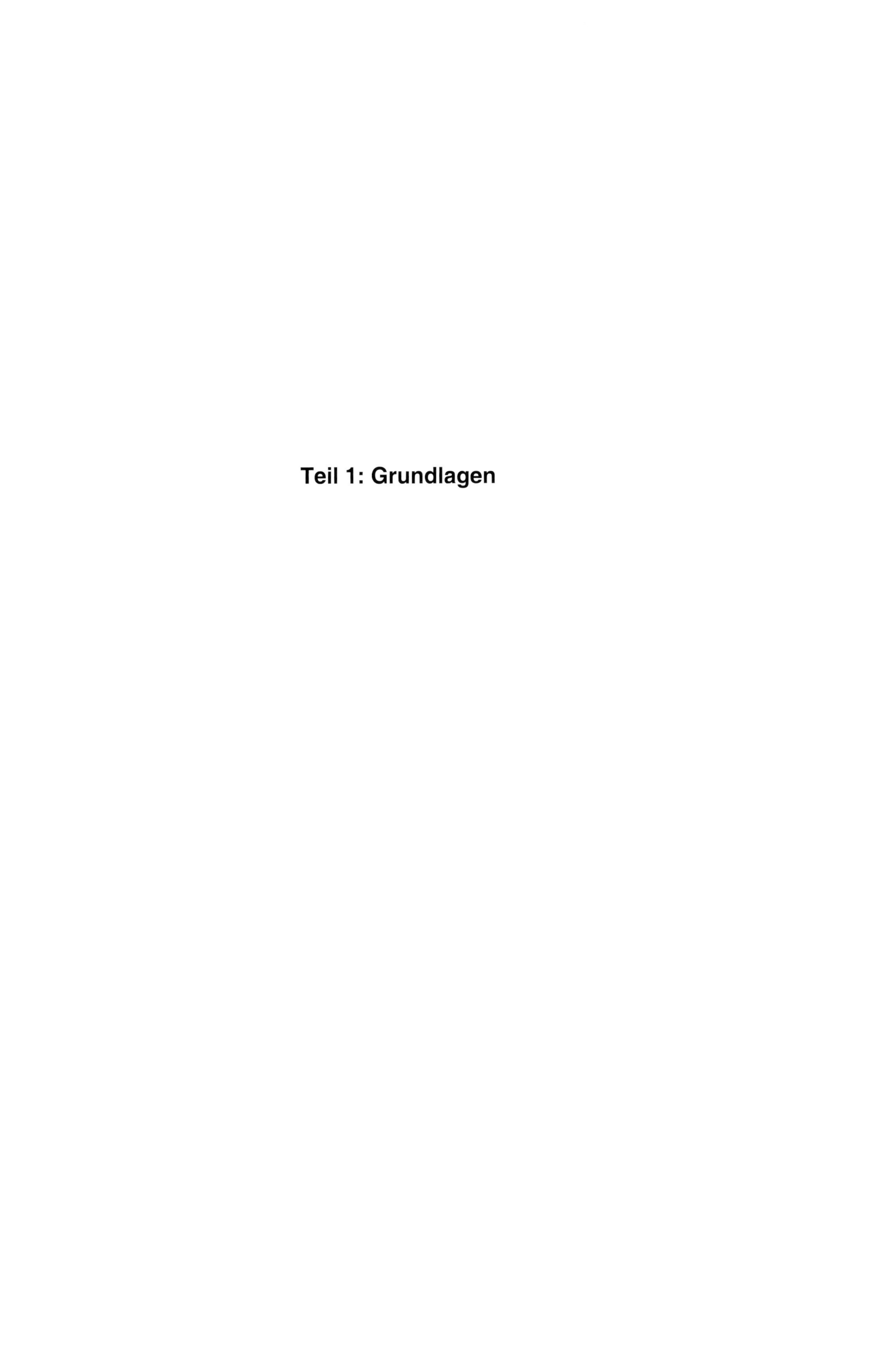

Teil 1: Grundlagen

Kapitel 1

Konzeptuelle Grundlagen: Soziale Kompetenzen und aggressives Verhalten

ScouT kann in die Gruppe der sozialen Kompetenztrainings eingeordnet werden. Soziale Kompetenz kann definiert werden als die Verfügbarkeit und angemessene Anwendung von aktionalen (d. h. verbalen und nonverbalen), kognitiven und emotionalen Verhaltensweisen zur effektiven sozialen Interaktion in einem spezifischen sozialen Kontext, sodass dieses Verhalten kurz- und langfristig ein Maximum an positiven und ein Minimum an negativen Konsequenzen für eine Person hat und von der Umwelt als positiv, zumindest aber als akzeptabel bewertet wird (vgl. Döpfner, 1989). Diese verschiedenen Ebenen der sozialen Kompetenz sind in Abbildung 1 dargestellt. Alle Ebenen, die das Konzept beinhaltet, sind voneinander abhängig.

Wie Abbildung 1 zeigt, beinhaltet die Ebene der *kognitiven sozialen Kompetenz* zum einen eine *effektive soziale Informationsverarbeitung* und zum anderen *angemessene Selbst- und Umweltkognitionen*.

Bei der *effektiven sozialen Informationsverarbeitung*, die ein Element der sozialen Kompetenz darstellt, wird zwischen acht Phasen unterschieden (Döpfner, 1989), die von der selektiven Wahrnehmung sozialer Hinweisreize bis hin zur Verarbeitung von Handlungskonsequenzen reichen (vgl. Kasten). Diese beziehen sich nicht ausschließlich auf problematische Situationen und müssen nicht immer vollständig oder gemäß der im Modell vorgegebenen Reihenfolge ablaufen. Ist einer Person eine soziale Situation bekannt und steht ihr ein erfolgreiches Handlungsmuster zur Verfügung, so kann dieses Muster nach der Wahrnehmung und Interpretation der Situation direkt abgerufen und in eine Handlung umgesetzt werden. Diese Phasen werden im Kapitel 3 ausführlicher beschrieben.

Phasen der sozialen Informationsverarbeitung

a. Selektive Wahrnehmung sozialer Hinweisreize
b. Interpretation sozialer Hinweisreize
c. Entwicklung von Handlungsalternativen
d. Antizipation von Handlungskonsequenzen
e. Bewertung von Alternativen
f. Entscheidung für eine Handlungsalternative
g. Entwicklung von Handlungsplänen
h. Handlung und Reaktion des Interaktionspartners

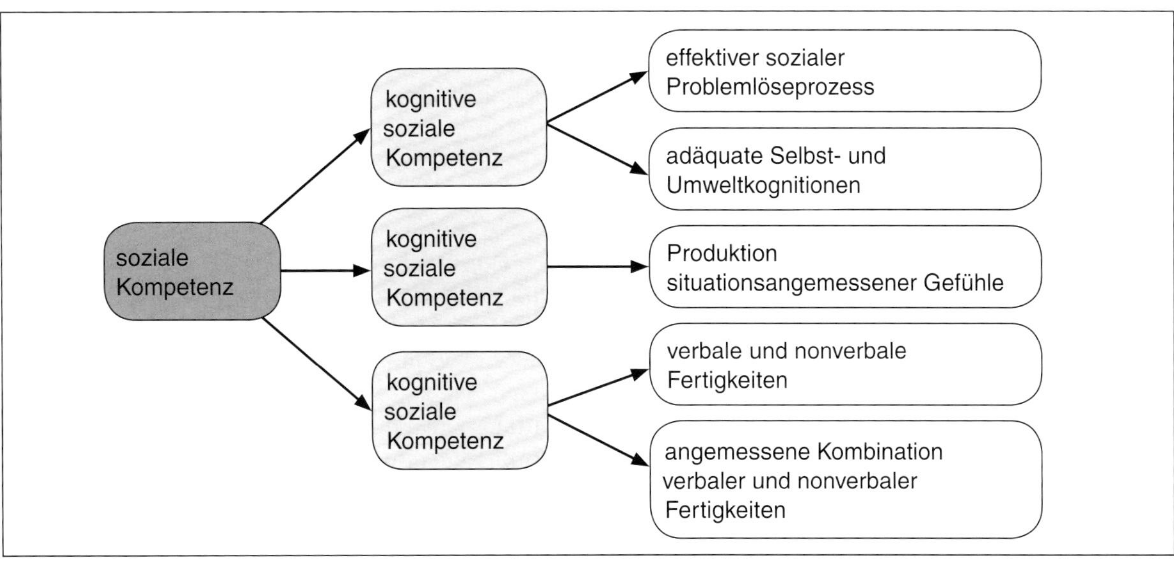

Abbildung 1: Ebenen sozialer Kompetenz

Ineffektive soziale Informationsverarbeitungsprozesse führen zu ineffektivem Sozialverhalten und haben, treten sie lange genug auf, soziale Fehlanpassungen und psychische Störungen zur Folge.

Diese Informationsverarbeitungsprozesse sind zudem entwicklungspsychologischen Veränderungen unterworfen. Während bei jüngeren Kindern diese Prozesse, bedingt durch eine geringe kognitive Kontrolle, nur in rudimentärer Weise verlaufen, ist mit dem zunehmenden Alter der Kinder eine verbesserte Informationsverarbeitungsfähigkeit zu erwarten. Soziales Lernen kann daher als Automatisierung von Informationsverarbeitung betrachtet werden. Dieses Konzept beschreibt also eher eine rationale Rekonstruktion von überwiegend nicht rational ablaufenden Prozessen, das aber konzeptionell hilfreich ist, um wesentliche Elemente des tatsächlichen Vorgangs der sozialen Informationsverarbeitung abzubilden.

Angemessene Selbst- und Umweltkognitionen beinhalten Kognitionen zum Selbstvertrauen und zur Akzeptanz der eigenen Person sowie eine vertrauende Einstellung gegenüber anderen.

Die *emotionale Ebene der sozialen Kompetenz* bezieht sich auf das Entwickeln und Ausdrücken situationsbezogener Gefühle, wobei Kognitionen Gefühle determinieren können und bei der Regulation eine Rolle spielen; umgekehrt können Gefühle aber auch die Wahrnehmung und Kognitionen beeinflussen.

Dieser angenommene Austausch zwischen Kognitionen und Gefühlen führt dazu, dass einerseits bereits vorhandene inadäquate Gefühle in einer Situation zu einer verzerrten Einschätzung derselben führen können, bzw. umgekehrt eine Situationseinschätzung inadäquate Gefühle auslösen kann, sodass beide Varianten ein angemessenes, sozial kompetentes Verhalten beeinträchtigen können.

Die letzte Ebene in diesem Modell der sozialen Kompetenz ist die *aktionale soziale Kompetenz*. Diese splittet sich wiederum in die *verbalen und nonverbalen Fertigkeiten* und in die *angemessene Kombination verbaler und nonverbaler Fertigkeiten*. Beispielsweise benötigt eine Person für die Äußerung einer Entschuldigung gegenüber einer anderen Person die Fertigkeit, den Inhalt angemessen formulieren zu können. Gleichzeitig sollte der gesprochene Inhalt kongruent mit dem nonverbalen Ausdruck dieser Person sein – wird die Entschuldigung mit einem Grinsen vorgetragen, kann davon ausgegangen werden, dass der Interaktionspartner das Gesagte nicht als Entschuldigung, sondern eher als weiteren Angriff wahrnimmt.

Somit beinhaltet das Konzept der *sozialen Kompetenz* die Verfügbarkeit und angemessene Anwendung aller Verhaltensweisen, die auf den verschiedenen Ebenen angesprochen wurden. Wann eine Verhaltensweise angemessen ist oder nicht, hängt natürlich auch von der spezifischen Situation ab, in der sich das Individuum befindet. Soziale Kompetenz ist somit eher eine situationsspezifische Reaktionstendenz und keine generelle Persönlichkeitseigenschaft.

Sozial inkompetentes Verhalten äußert sich entweder in sozial unsicherem und rückzüglichem Verhalten oder in aggressiven Verhaltensweisen. ScouT konzentriert sich auf aggressiv auffällige Verhaltensweisen von Kindern in Konfliktsituationen.

Aggressives Verhalten von Kindern tritt häufig im Kontext aggressiv-dissozialer Verhaltensstörungen auf. Die Therapie dieser Probleme stellt eine besondere Herausforderung dar, weil diese Störungen häufig auftreten, oft einen chronischen Verlauf haben und insgesamt als schwer zu behandeln gelten (vgl. Petermann et al., 2016). Kadzin (1997) betont zu Recht, dass es sich bei den aggressiv-dissozialen Verhaltensweisen um einen der häufigsten Vorstellungsanlässe in der kinder- und jugendpsychotherapeutischen und der kinder- und jugendpsychiatrischen Praxis handelt. Da im Allgemeinen eine schlechte Langzeitprognose und eine unzureichende Therapiemotivation vorliegen (vgl. Petermann et al., 2016), handelt es sich damit um eine der kostenträchtigsten psychischen Störungen überhaupt.

Es gibt verschiedene Klassifikationsmöglichkeiten von aggressiv-dissozialen Verhaltensauffälligkeiten. Neben der Klassifikation von DSM-5 und ICD-10 hat sich die von Frick (1993) vorgeschlagene Einteilung durchgesetzt (vgl. Abb. 2). Danach lassen sich aggressiv-dissoziale Verhaltensweisen entlang zweier Dimensionen beschreiben, die durch folgende Endpole charakterisiert werden: Aggressiv-dissoziales Verhalten kann offen oder verdeckt erfolgen und es kann destruktiv versus nicht destruktiv ausgeformt sein. Entlang dieser Dimensionen lassen sich die vier in Abbildung 2

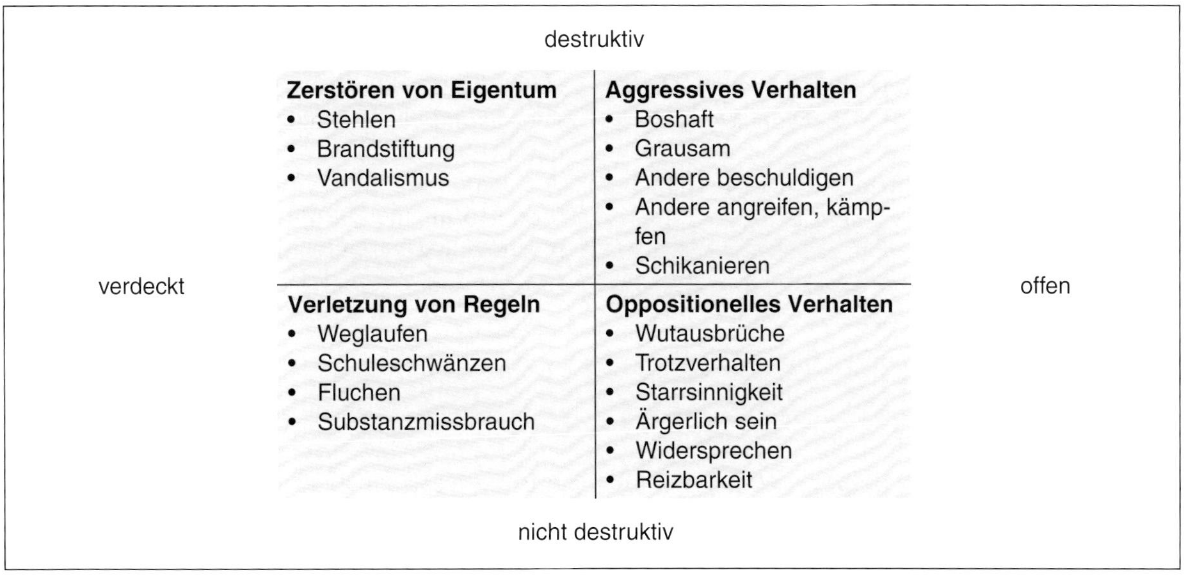

destruktiv

verdeckt | offen

Zerstören von Eigentum • Stehlen • Brandstiftung • Vandalismus	**Aggressives Verhalten** • Boshaft • Grausam • Andere beschuldigen • Andere angreifen, kämpfen • Schikanieren
Verletzung von Regeln • Weglaufen • Schuleschwänzen • Fluchen • Substanzmissbrauch	**Oppositionelles Verhalten** • Wutausbrüche • Trotzverhalten • Starrsinnigkeit • Ärgerlich sein • Widersprechen • Reizbarkeit

nicht destruktiv

Abbildung 2: Zweidimensionales Modell für aggressiv-dissoziales Verhalten nach Frick (1993)

aufgezeigten Klassen bilden. ScouT fokussiert auf aggressives Verhalten von Kindern gegenüber Gleichaltrigen, wenngleich diese häufig auch oppositionelle Verhaltensweisen gegenüber Erwachsenen zeigen und auch schon verdeckte dissoziale Verhaltensweisen aufweisen können. Aggressives Verhalten gegenüber Personen kann sich auf Gleichaltrige oder auch auf Erwachsene beziehen, wobei im Kindesalter aggressive Attacken gegenüber Erwachsenen eher die Ausnahme darstellen, sondern die Aggressionen sich dann eher in oppositionell verweigerndem Verhalten äußern.

In den Diagnosesystemen wird der Terminus der Störung des Sozialverhaltens benutzt, um diese Gruppe aggressiv-dissozialer Auffälligkeiten zu bezeichnen. Kennzeichnend ist ein sich wiederholendes Verhaltensmuster, das die Verletzung grundlegender Rechte anderer sowie wichtiger altersrelevanter Normen und Regeln umfasst und das typischerweise in der Kindheit oder im frühen Jugendalter beginnt. Nach DSM-5 (APA/Falkai et al., 2015) muss eine bestimmte Anzahl an Verhaltenssymptomen vorliegen, um eine Diagnose zu rechtfertigen; darüber hinaus müssen klinisch bedeutsame, psychosoziale Beeinträchtigungen auftreten.

Sowohl DSM-5 als auch ICD-10 unterscheiden zwischen den oppositionellen Verhaltensstörungen (ICD-10: Störung des Sozialverhaltens mit oppositionellem, aufsässigem Verhalten; DSM-5: Störung mit oppositionellem Trotzerhalten) einerseits und den Störungen des Sozialverhaltens im engeren Sinne andererseits, bei denen auch dissoziale Verhaltensauffälligkeiten vorliegen müssen.

Mehrere Symptomkriterien für oppositionelles Trotzverhalten beziehen auch gleichaltrigenbezogene Aggression mit ein (Formulierung nach DISYPS-II: DCL-SSV; Döpfner et al., 2008):

- Ärgert andere häufig absichtlich.
- Schiebt häufig die Schuld für eigene Fehler oder eigenes Fehlverhalten auf andere.
- Ist häufig reizbar oder lässt sich von anderen leicht ärgern.
- Ist häufig zornig und ärgert sich schnell.
- Ist häufig boshaft oder rachsüchtig.

Allerdings wird bei einigen Symptomkriterien für die Störungen des Sozialverhaltens im engeren Sinne ebenfalls gleichaltrigenbezogene Aggression angesprochen (Formulierung nach DISYPS II: DCL-SSV; Döpfner et al., 2008), vor allem bei:

- Bedroht, schikaniert oder schüchtert andere häufig ein.
- Beginnt häufig körperliche Auseinandersetzungen.

Kinder mit ausgeprägter Gleichaltrigenaggression können daher sowohl die Kriterien für die Diagnose einer oppositionellen Verhaltensstörung als auch die für eine Störung des Sozialverhaltens erfüllen, wobei letztere eher bei stärker dissozialen Verhaltensweisen vergeben wird. Der Begriff der gleichaltrigenbezogenen Aggression bezieht sich nicht nur auf Kinder mit exakt gleichem Alter, sondern umfasst eine größere Altersspanne und damit auch jüngere und ältere Kinder.

Viele Kinder mit gleichaltrigenbezogener Aggression zeigen weitere komorbide Störungen. Für die häufigsten komorbiden Störungen sieht ICD-10 eigene Kombinationsdiagnosen vor: Hyperkinetische Störungen des Sozialverhaltens (F90.1) und Störung des Sozialverhaltens und der Emotionen (F92).

Gleichaltrigenbezogene Aggressionen kann zudem im Rahmen von Anpassungsstörungen (vor allem F43.24 Anpassungsstörung mit vorwiegender Störung des Sozialverhaltens; F43.25 Anpassungsstörung mit gemischter Störung von Gefühlen und Sozialverhalten) auftreten, beispielsweise nach Trennung der Eltern. Diese Diagnosen werden jedoch nur dann gestellt, wenn die Kriterien einer Störung des Sozialverhaltens oder einer oppositionellen Verhaltensstörung nicht voll erfüllt sind.

Kapitel 2

Auslösende und aufrechterhaltende Prozesse von gleichaltrigenbezogener Aggression und therapeutische Ansatzpunkte

Gleichaltrigenbezogene Aggression kann, wie Abbildung 3 zeigt, durch folgende Prozesse ausgelöst und aufrechterhalten werden, wobei diese Prozesse im Einzelfall unterschiedlich stark an der Entwicklung und Aufrechterhaltung der aggressiven Symptomatik beteiligt sind (vgl. Görtz-Dorten & Döpfner, 2010b):

- Störungen sozial-kognitiver Informationsverarbeitung,
- Störungen der Impulskontrolle,
- Störungen sozialer Fertigkeiten,
- Störungen sozialer Interaktionen.

Störungen sozial-kognitiver Informationsverarbeitung. Sozial-kognitive Informationsverarbeitung bezeichnet den psychischen Prozess, der zwischen der Wahrnehmung einer sozialen Situation und der Handlungsausführung stattfindet. Kinder mit aggressiven Verhaltensproblemen zeigen hier häufig Probleme. Auf diesen Prozess wird in Kapitel 3 ausführlich eingegangen, da ScouT hierauf besonders fokussiert.

Störungen der Impulskontrolle. Aggressive Kinder können aber auch durch eine mangelnde Impulskontrolle im Sinne einer defizitären Hemmung aggressiver oder feindseliger Verhaltensweisen auffallen (vgl. Loeber & Hay, 1997). Negative, unregulierte Emotionen hindern Kinder daran, angemessene Problemlösestrategien einzusetzen; dadurch wird die Häufigkeit und Ausprägung aggressiven Verhaltens erhöht (Snyder et al., 1997). Manche Kinder mit einer effektiven sozial-kognitiven Informationsverarbeitung zeigen daher dennoch aggressives Verhalten, weil es ihnen nicht gelingt, in der konkreten Situation solche Impulse zu hemmen, sie also von intensiven Ärgergefühlen geradezu überschwemmt werden. Sozial angemessenes Verhalten kann erst dann entstehen, wenn sich eine hinreichende *Emotionskontrolle* ausgebildet hat (vgl. Cicchetti et al., 1995; Eisenberg et al., 1993). Emotionskontrolle oder Emotionsregulation wird zum einen dadurch möglich, dass der emotionale Ausdruck kontrolliert wird; zum anderen ist das Sprechen über Emotionen ein

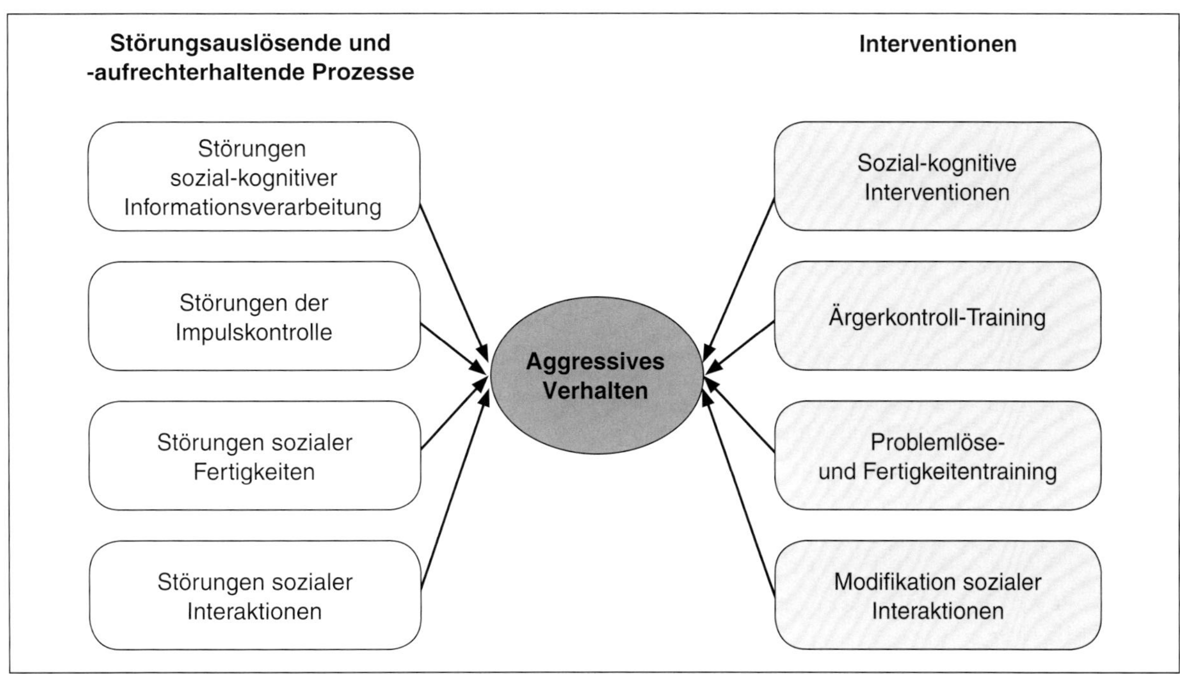

Abbildung 3: Störungs-und Interventionsmodell für die Therapie von Kindern mit aggressivem Verhalten

wesentlicher Aspekt der Emotionsregulation (Sinclair & Harris, 1991; Dunn et al., 1991).

Störungen sozialer Fertigkeiten. Andere Kinder zeigen aber auch aggressives Verhalten, obwohl sie keine Auffälligkeiten in der sozial-kognitiven Informationsverarbeitung aufweisen und auch keine Impulskontrollstörungen in der konkreten sozialen Situation haben. Solche Kinder können eine Konfliktsituation möglicherweise deshalb nicht auf sozial kompetente Weise lösen, weil es ihnen an sozialen Fertigkeiten fehlt. Es fällt ihnen schwer, die richtigen Worte zu finden und auch auf non-verbale Weise kompetent zu kommunizieren. Studien weisen darauf hin, dass sich aggressiv auffällige Kinder in Rollenspielen von Konfliktsituationen sozial weniger geschickt verhalten (vgl. Döpfner et al., 2007).

Störungen sozialer Interaktionen. Manche Kinder zeigen aber auch aggressives Verhalten, obwohl sie weder Auffälligkeiten in der sozial-kognitiven Informationsverarbeitung aufweisen, noch Impulskontrollstörungen in der konkreten sozialen Situation haben und auch durchaus die entsprechenden Fertigkeiten besitzen, um eine Konfliktsituation auf sozial kompetente Weise zu lösen. Diese Kinder zeigen möglicherweise aggressives Verhalten, weil die Interaktionspartner sich so verhalten, dass sie aggressives Verhalten unterstützen. Kinder machen dann die Erfahrung, dass es „sich lohnt", sich aggressiv zu verhalten. Solche Störungen sozialer Interaktionen haben ihren Anfang üblicherweise sehr früh bereits in der Familie und können sich im Kindergarten, in der Schule und auch in der Gleichaltrigengruppe fortsetzen.

Die in Abbildung 3 zusammenfassend dargestellten und hier diskutierten auslösenden und aufrechterhaltenden Prozesse von gleichaltrigenbezogener Aggression machen die ebenfalls in Abbildung 3 dargestellten therapeutischen Ansatzpunkte deutlich, die sowohl kind- als auch umfeldzentrierte Interventionen umfassen:

- *Sozial-kognitive Interventionen*, die vornehmlich beim Kind direkt ansetzen, sollen helfen, bestimmte aggressionsauslösende globale und situationsspezifische Kognitionen zu identifizieren und zu modifizieren, sowie Fähigkeiten zur Rollenübernahme und Empathie zu verbessern.
- *Ärgerkontroll-Trainings* sollen Störungen der Impulskontrolle vermindern.
- *Problemlöse- und Fertigkeitentrainings* sollen auf der einen Seite bestimmte Störungen der Informationsverarbeitung (nämlich Störungen der Problemlösefähigkeit im engeren Sinne) als auch Störungen sozialer Fertigkeiten vermindern.
- *Modifikation sozialer Interaktionen* sollen die zur Aufrechterhaltung aggressiven Verhaltens beitragenden Interaktionskomponenten verändern.

ScouT stellt Materialien zur Verfügung, anhand derer mittels konkreter Konfliktsituationen sozial-kognitive Interventionen sowie Problemlösetrainings durchgeführt werden können. Diese können durch therapeutische Rollenspiele ergänzt werden, womit soziale Fertigkeiten auf der aktionalen Ebene zunächst eingeübt und dann auch auf den Alltag übertragen werden können.

Kapitel 3
Sozial-kognitive Informationsverarbeitung

Die einzelnen Phasen der sozial-kognitiven Informationsverarbeitung wurden bereits im Kasten auf Seite 11 dargestellt. Eine effektive Informationsverarbeitung setzt zunächst die adäquate Wahrnehmung aller relevanten und das Ausfiltern der unbedeutenden Signale voraus. Kinder, die schon in dieser ersten Phase eine Fehlwahrnehmung oder Nichtidentifikation relevanter sozialer Stimuli zeigen, können evidenterweise nicht sozial angemessen reagieren.

Die wahrgenommenen Hinweisreize bedürfen im nächsten Schritt einer angemessenen Interpretation. Nicht nur nicht oder nur rudimentär wahrnehmbare externe Ursachen einer Handlung des Interaktionspartners, sondern auch dessen Gefühle, Motive und Gedanken müssen aus den wahrgenommenen Stimuli erschlossen, beziehungsweise attribuiert werden. Dies setzt die Fähigkeit zur Rollenübernahme voraus, das Sichhineinversetzen in die Situation des Interaktionspartners.

Die Fähigkeit von Kindern, sich möglichst viele verschiedene Lösungsmöglichkeiten bei interpersonalen Situationen ausdenken zu können, ist eine weitere wesentliche Voraussetzung sozial kompetenten Handelns. Hierbei sind jedoch nicht nur die Quantität, sondern auch die Inhalte der entwickelten Lösungsmöglichkeiten wichtig. Berücksichtigt ein Kind überwiegend aggressive Handlungsmöglichkeiten, dann wird es sich auch eher für aggressive Lösungen entscheiden.

Die Entscheidung für eine Handlungsalternative setzt voraus, dass die einzelnen Handlungskonsequenzen vorhergesehen und damit alle potenziellen Folgen einer Handlung berücksichtigt werden können. Jede Handlungsalternative wird nach der Theorie des Kompetenzvertrauens (self-efficacy theory) mit einer Ergebniserwartung und einer Kompetenzerwartung verknüpft. Bewertungsprozesse (Kompetenz- und Ergebniserwartungen) in Bezug auf die einzelnen Handlungsmöglichkeiten hängen eng mit der Entscheidung in hypothetischen Situationen, aber auch mit dem Sozialverhalten zusammen. Während die Ergebniserwartung die Annahme einer Person beinhaltet, welche positiven oder negativen Konsequenzen einer Handlung folgen, besteht die Kompetenzerwartung in der Überzeugung, eine Handlungsalternative tatsächlich ausführen oder auch nicht ausführen zu können. Da die Wahrscheinlichkeit, dass eine Person ein bestimmtes offenes Verhalten zeigt, eine Funktion ihrer Ergebnis- und Kompetenzerwartung ist, können diese beiden Erwartungstypen als Bewertungskriterien in sozialen Situationen angesehen werden – eine Handlung wird nur dann ausgeführt, wenn mit ihr eine positive Kompetenz- und Ergebniserwartung verknüpft wird.

Der darauffolgende Handlungsplan beinhaltet die Festlegung einzelner Handlungsschritte, die zur Erreichung eines Handlungszieles führen sollen. Im letzten Schritt der sozialen Informationsverarbeitung registriert die Person die Reaktion der sozialen Umwelt und damit den Erfolg oder gegebenenfalls auch den Misserfolg ihrer Handlungsdurchführung. Eine angemessene Reflexion der eigenen Handlung setzt eine vollständige und möglichst unverzerrte Wahrnehmung der Handlungskonsequenzen und der Reaktionen der sozialen Umwelt voraus. Ist dieser Prozess gestört, so kann dies zur Folge haben, dass erfolgreiche Problemlösungen nicht als solche erkannt und daher nicht als bewährte Bewältigungsstrategien abgespeichert werden oder unzuträgliche Handlungskonsequenzen ein Problem verschärfen.

Störungen dieser sozial-kognitiven Informationsverarbeitung können aggressives Verhalten zur Folge haben, weil das Kind nicht in der Lage ist, sozial kompetente Verhaltensalternativen aus seinem Verhaltensrepertoire auszuwählen. Dodge und Schwartz (1997) und Döpfner (1989) erarbeiteten theoretische Konzepte zum Einfluss der Störungen sozial-kognitiver Informationsverarbeitung auf aggressives Verhalten. Dodge und Schwartz (1997) beschreiben fünf Stufen von der Enkodierung von Hinweisreizen bis hin zur Bewertung der Problemlösung und können anhand empirischer Studien zeigen, dass aggressive Kinder bei der *Enkodierung (Wahrnehmung)* weniger Hinweisreize nutzen; vor allem bei uneindeutigen Reizen weniger zusätzliche Informationen suchen.

Sie fokussieren bevorzugt auf provozierende Reize; insbesondere Schulkinder und Jugendliche unterstellen Interaktionspartnern häufiger *Feindseligkeit*. Für aggressive Kinder sind *Dominanz* und *Kontrolle* wichtiger als prosoziale Ziele; im Rahmen der *Problemlösung* entwickeln aggressive Kinder sehr häufig konflikterhöhende und ineffektive Handlungsalternativen. Bei der *Bewertung der Problemlösung* gehen aggressive Kinder davon aus, dass Aggressionen zu Anerkennung, einem höheren Selbstwertgefühl sowie positiven Gefühlen führen und die unangenehmen Konsequenzen in Konflikten reduzieren. Aggressive Kinder nehmen häufig nicht die Perspektive des Opfers einer aggressiven Handlung ein und vermuten aus diesem Grund nicht, dass ihre Opfer unter ihrem feindseligen Verhalten leiden. Weiterhin schätzen diese Kinder ihr aggressives Handeln als effektiv ein; zugleich gehen sie davon aus, dass sie positive konfliktbegrenzende Strategien schlechter einsetzen können. Die Studien zur sozial-kognitiven Informationsverarbeitung legen auch nahe, dass aggressive Kinder große Probleme besitzen, sich in die Lage ihrer Opfer einzufühlen und die Konsequenzen ihres Handelns abzuschätzen (Dodge & Schwartz, 1997). Diese beschriebenen Zusammenhänge sind empirisch und Metaanalytisch gut bestätigt (Rudolph, Roesch, Greitemeyer & Weiner, 2004).

Das von Döpfner (1989) entwickelte Modell der Störungen sozial-kognitiver Informationsverarbeitung ist in Abbildung 4 zusammen mit Fragen dargestellt, die eine Exploration solcher Störungen bei Kindern ermöglicht. Allerdings konnten die Zusammenhänge zwischen sozial-kognitiver Informationsverarbeitung und Sozialverhalten nicht durchweg bestätigt werden (Döpfner et al., 1989).

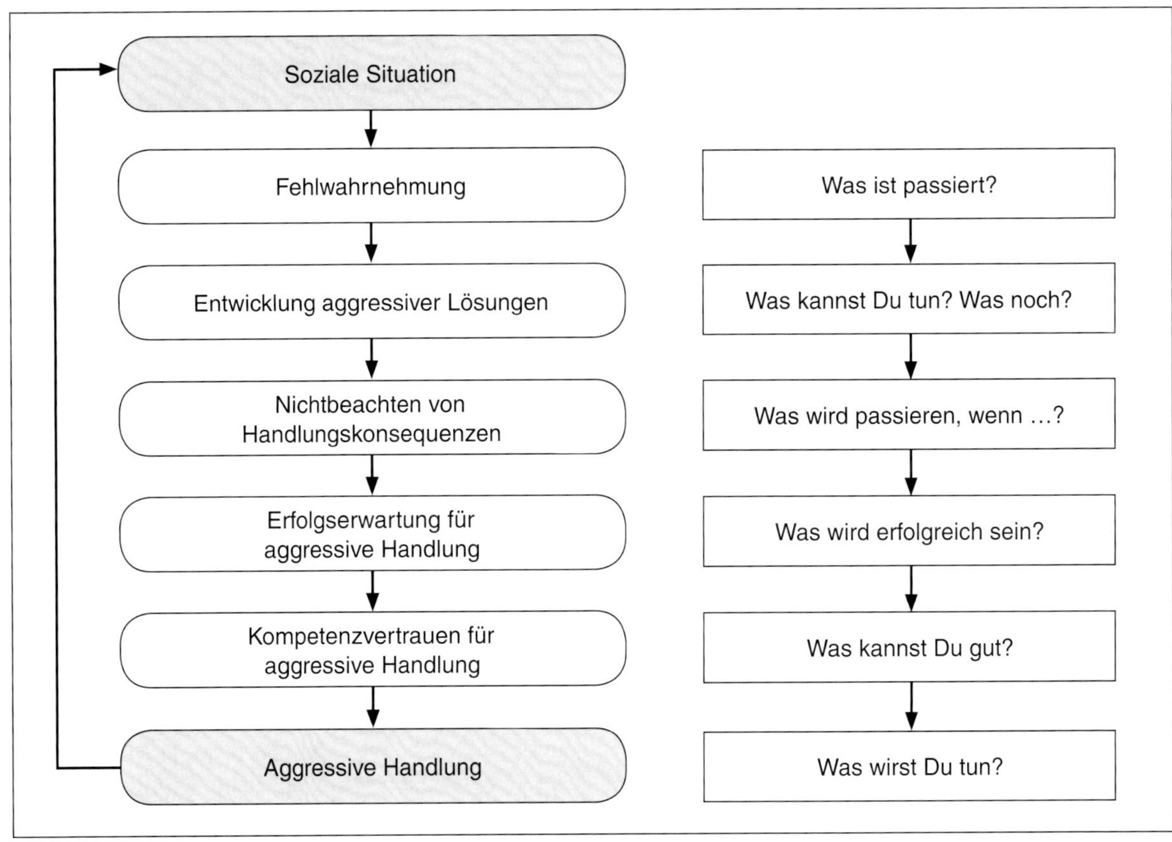

Abbildung 4: Störungen sozial-kognitiver Informationsverarbeitung nach Döpfner (1989)

Kapitel 4

Methoden von ScouT und Wirksamkeit von sozialen Kompetenztrainings für Kinder mit aggressivem Verhalten

Unter dem Begriff des sozialen Kompetenztrainings wird eine Vielzahl von Interventionen zusammengefasst, die der Modifikation der störungsaufrechterhaltenden Komponenten aggressiven Verhaltens dienen. Im Einzelnen werden darunter (1) sozial-kognitive Interventionen zur Veränderung von aggressionsfördernden Kognitionen und zum Aufbau von Rollenübernahmefähigkeiten und Empathie, (2) Ärgerkontroll-Trainings zur Verbesserung der Emotionsregulation und Impulskontrolle, (3) Problemlöse- und Fertigkeitentrainings zur Förderung der sozial-kognitiven Informationsverarbeitung und zur Verbesserung von sozialen Fertigkeiten auf Verhaltensebene, sowie (4) die Modifikation sozialer Interaktionen subsumiert, die zur Aufrechterhaltung aggressiven Verhaltens beitragen. Dabei kommen die nachfolgenden einzelnen Methoden zum Einsatz, die auch in ScouT Verwendung finden.

Methoden der Modelldarbietung können sowohl anhand von *Bewältigungsmodellen* als auch anhand von *Meisterungsmodellen* eingesetzt werden. Bewältigungsmodelle zeigen zunächst ineffizientes Verhalten und verändern dann modellhaft ihr eigenes Verhalten, während Meisterungsmodelle von Anfang an kompetentes Verhalten zeigen. In ScouT werden anhand von Filmen sowohl inkompetente als auch kompetente Modelle eingesetzt und damit ist Bewältigungsmodellierung sowie Meisterungsmodellierung möglich. In Scout werden zudem *stellvertretende Bekräftigung* beziehungsweise *Bestrafung* eingesetzt, indem der Akteur (Till Taff) positive Konsequenzen bei sozial kompetenter Konfliktlösung und auch negative Konsequenzen bei aggressiven und sozial unsicheren Verhaltensalternativen erfährt. Außerdem setzt ScouT auch verdeckte Modelldarbietung ein, indem die Gedanken der Akteure visuell und auditiv eingeblendet werden.

Kognitive Interventionen dienen in sozialen Kompetenztrainings sowohl der Veränderung von aggressionsauslösenden Denkinhalten als auch von ineffizienten Problemlöseprozessen sowie der Emotionsregulation. Einen Schwerpunkt von ScouT stellen Methoden des *Problemlösetrainings* dar, indem soziale Situationen, die als Video eigespielt werden, mithilfe von Fragetechniken und modellhaften Beispielen zunächst interpretiert werden. Danach werden mit den gleichen Methoden Handlungsalternativen entwickelt, Handlungskonsequenzen identifiziert und schließlich die einzelnen Lösungsmöglichkeiten bewertet. Dabei werden diese *Kognitionen modifiziert,* indem aggressionsfördernde Gedanken identifiziert, hinterfragt und durch aggressionsbewältigende Gedanken ersetzt werden. *Selbstinstruktionen* werden als Transfertechniken zur Förderung der Übertragung von erlernten Problemlöse- und Emotionsregulationsstrategien eingesetzt. *Instruktionen* durch den Therapeuten dienen in erster Linie der Vorbereitung von Rollenspielen (Verhaltensübungen) und Therapieaufgaben.

Rollenspieltechniken (Verhaltensübungen) werden vom Therapeuten im Anschluss an die Bearbeitung der sozialen Situationen im Computerprogramm in der Therapiesituation in vivo eingesetzt. Dabei können im Film gezeigte Interaktionen direkt nachgespielt oder modifiziert werden. *Graduierte Verhaltensübungen*, bei denen zunehmend schwierigere Situationen erarbeitet werden, finden ebenso Verwendung wie *individualisierte Verhaltensübungen*, die auf die spezifischen Erfahrungen des Kindes zugeschnitten werden. Dabei werden auch Techniken des *Rollentauschs* eingesetzt, die es dem Patienten erleichtern, sich in die Situation des Interaktionspartners hineinzuversetzen, womit die Rollenübernahmefähigkeit und Empathie des Kindes gefördert werden.

Im Rahmen des Rollenspiels werden verschiedene Techniken der *Rückmeldung* verwendet. Dabei kann nach einem Rollenspiel zunächst die Selbstbewertung des Kindes erfragt werden (Wie fandest Du das?) und danach die Rückmeldung durch den Therapeuten erfolgen, der sowohl die effektiven Verhaltenselemente des gezeigten Rollenspiels als auch die ineffektiven Verhaltenselemente rückmelden kann, was dann in Vorschläge zur Verbesserung der ineffektiven Verhaltenselemente einmünden sollte.

Methoden der *Verstärkung* werden in ScouT auf verschiedenen Ebenen eingesetzt. Dabei wird das Kind vom Therapeuten sowohl zur *Selbstverstärkung* für die erfolgreiche Bewältigung einer Aufgabe oder für kompetentes Verhalten angeleitet als auch vom Therapeuten oder anderen Bezugspersonen belohnt (*Fremdverstärkung*). Ein Großteil dieser Belohnung erfolgt als *soziale Verstärkung*. Zusätzlich werden *Token-Verstärkungen* eingesetzt. Mit diesen Belohnungstechniken werden sowohl Aufgabenbewältigung als auch erwünschtes Sozialverhalten in der Therapiesituation und im realen Umfeld verstärkt, womit der Transfer auf den Alltag unterstützt wird.

Transfertechniken unterstützen die Generalisierung von den per Computer erarbeiteten Lösungen auf die Rollenspielsituation in der Therapie und danach weiter auf das Verhalten im realen Umfeld. Neben den bereits besprochenen *Belohnungstechniken* werden für die Generalisierung auf das reale Umfeld *Therapieaufgaben* erarbeitet und das Kind zur *Protokollierung* der durchgeführten Aufgaben angeleitet. Zudem werden die *Eltern angeleitet*, ihr Kind bei der Umsetzung der Therapieaufgaben zu unterstützen und gezielt zu verstärken.

Die *Wirksamkeit von sozialen Kompetenztrainings* für Kinder mit Störungen des Sozialverhaltens wurde international in mehreren Studien belegt, deren Ergebnisse in Metaanalysen zusammengefasst wurden. Diese Metaanalysen zeigen in randomisierten Kontrollgruppenstudien signifikante Effekte mit durchschnittlichen Effektstärken im unteren bis mittleren Bereich, jedoch eine große Heterogenität in den Effektstärken der einzelnen Studien (NICE, 2013; McCart, 2006; Eyberg et al., 2008).

Kindzentrierte soziale Kompetenztrainings zeigen deutliche Effekte, wenn sie in einen theoretischen Rahmen eingebettet sind, der die individuelle Entwicklung und die jeweils individuellen störungsaufrechterhaltenden Bedingungen fokussiert und daraus therapeutische Ansatzpunkte ableitet. Die Trainings können aggressives Verhalten zu Hause, in der Schule und außerhalb des Elternhauses signifikant reduzieren, wobei die Effekte auch nach zwölf Monaten noch zu beobachten sind (NICE, 2013; Kadzin, 1997; Görtz-Dorten et al., 2015; 2016 submitted for publication). Generell scheinen ältere Kinder (ab 11 Jahren) mehr von solchen Ansätzen zu profitieren (vgl. Brestan & Eyberg, 1998; Eyberg et al., 2008); liegen jedoch zusätzliche psychische Störungen, massive Leistungsdefizite in der Schule und große familiäre Belastungen vor, dann sind die Erfolgsaussichten erheblich reduziert.

Entsprechend wichtig ist die Weiterentwicklung und Überprüfung von sozialen Kompetenztrainings für diesen Störungsbereich, die das Entwicklungsalter des Patienten berücksichtigen, auf seine individuellen realen sozialen Problemsituationen angepasst sind und welche die Faktoren beachten, die in diesen Situationen das aggressive Verhalten vermutlich aufrechterhalten und dabei verschiedene Interventionskomponenten integrieren. Dieses Ziel wurde mit dem Therapieprogramm für Kinder mit aggressivem Verhalten (THAV; Görtz-Dorten & Döpfner, 2010b) verfolgt. In einer randomisierten Kontrollgruppenstudie konnten deutliche Effekte der Behandlung mit THAV im Vergleich zur unbehandelten Wartephase als auch zu einer alternativen Intervention mit Spielgruppen sowohl im Eltern- als auch im Lehrerurteil nachgewiesen werden. Die spezifischen Therapieeffekte im Vergleich zur Kontrollgruppe liegen (nach Cohen) im Bereich kleiner bis großer Effekte (Görtz-Dorten et al., 2015; 2016 submitted for publication).

Bisher wurden jedoch kaum computerunterstützte soziale Kompetenztrainings entwickelt und in ihrer Wirksamkeit empirisch überprüft, obwohl durch die Nutzung von konkreten Filmsituationen und von spielerischen Elementen die Effektivität dieser Interventionen möglicherweise verbessert werden können. Diesem Ziel dient ScouT. Erste Erfahrungen zeigen, dass die Patienten das Computerprogramm überwiegend hoch motiviert aufnehmen, dass das Programm die Arbeit an konkreten individuellen Situationen erleichtert, weil es den Kindern leichter fällt, über eigene Erfahrungen zu sprechen, und dass damit die Bandbreite therapeutischer Interventionen noch einmal wesentlich vergrößert wird.

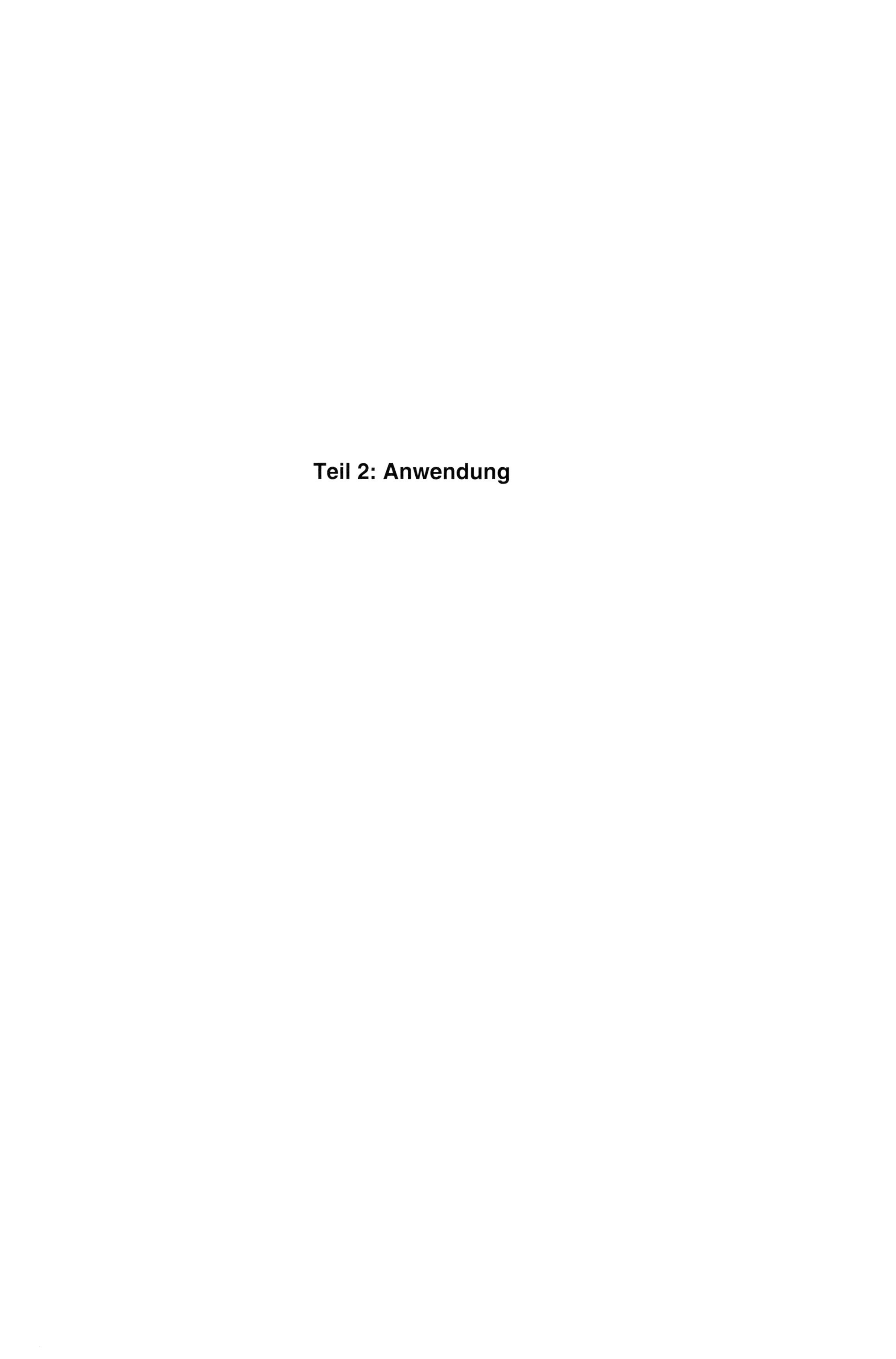

Teil 2: Anwendung

Kapitel 5

Überblick über ScouT

5.1 Einführung

ScouT basiert auf dem in Kapitel 3 vorgestellten Modell der sozialen Informationsverarbeitung, in dem von der Wahrnehmung sozialer Hinweisreize bis hin zu der Verarbeitung von Handlungskonsequenzen zwischen acht Phasen differenziert wird und welches andere Elemente sozialer Kompetenztrainings integriert, die in Kapitel 4 vorgestellt wurden. ScouT besteht aus einer interaktiven DVD und diesem Manual und ist für Kinder im Alter von 6 bis 12 Jahren entwickelt worden, die aggressives Verhalten besonders Gleichaltrigen gegenüber zeigen. Die Akteure in den Filmsequenzen sind ausschließlich Jungen, daher eignet sich ScouT hauptsächlich für Jungen. Allerdings können sich nach unserer Erfahrung auch Mädchen gut mit den Akteuren identifizieren, sodass das Programm auch für Mädchen anwendbar ist. Da eine wesentliche Komponente von ScouT in einer nachfolgenden Bearbeitung individueller Problemsituationen besteht, lässt sich ScouT gut auch auf Mädchen übertragen.

Anhand von kindgemäßen und attraktiven Materialien sollen die Kinder schrittweise lernen, Konfliktsituationen mit Gleichaltrigen auf der kognitiven, der emotionalen und der Verhaltensebene kompetent zu bewältigen. Somit stehen die Art und Weise, mit der sich Kinder sozialen Situationen nähern und die kognitiven und emotionalen Prozesse, die ihren Interaktionen vorhergehen und sie begleiten, im Mittelpunkt des Programms. ScouT enthält Filmbeispiele, Arbeitsblätter, Erläu-

Ausgangssituation (*Meine* Welt*)*:
1. Darf ich mitspielen? (Reaktion auf Enttäuschung)
2. Da fehlt etwas! (Reaktion auf unwahre Behauptung)
3. Das ist mein Ball! (Reaktion auf körperliche Aggression)
4. Du hast es kaputt gemacht! (Reaktion auf verbale Aggression)
5. Blödes Bild! (Reaktion auf Abwertung)

Beschreibung der Ausgangsituation und eigener Gedanken, Gefühle und Handlungstendenzen in einer solchen Situation

Lösungsalternativen (Wege):

sozial unsicher (SU)	sozial kompetent (SK)	verbal aggressiv (VA)	körperlich aggressiv (KA)

Pro Lösungsalternative
- Identifikation von Gedanken, Gefühlen, die dem Verhalten zugrunde liegen
- Antizipation der Handlungskonsequenzen
- Bewertung der Lösung

Handlungskonsequenz	Handlungskonsequenz	Handlungskonsequenz	Handlungskonsequenz

- Identifikation der besten Lösung
- Transfer auf eigene Situationen einschließlich Rollenspiel und Therapieaufgaben

Filmmaterial

Bearbeitung mithilfe von PC , Arbeitsblättern und Rollenspielen

Abbildung 5: Thematischer Aufbau des ScouT-Programms

terungen und Bearbeitungsvorschläge für Therapeuten und kann sowohl zur Diagnostik als auch zum Training von sozial-kognitiven Problemlöseprozessen, Prozessen der Emotionsregulation und von sozialen Fertigkeiten eingesetzt werden.

Der Hauptinhalt der DVD sind Filme zu fünf verschiedenen Konfliktsituationen, in denen der Hauptakteur auf eine Enttäuschung, auf verbale Aggression, auf eine unwahre Behauptung, auf körperliche Aggression und auf eine Abwertung reagiert. Mit diesen Konfliktsituationen sind die meisten Kinder in dieser oder einer ähnlichen Form gut vertraut. Die Problemsituationen werden aus der Perspektive des Hauptakteuers und seiner Interaktionspartner geschildert. Das Kind soll sich mit der Hauptperson Till Taff und dessen Problemen identifizieren bzw. auseinandersetzen.

Anschließend an jede Situation stehen vier Lösungsalternativen (sozial kompetent, sozial unsicher, verbal aggressiv, körperlich aggressiv) als mögliche Reaktionen zur Auswahl. Die Kinder können auf jene Variante klicken, die am besten beschreibt, wie sie sich an Tills Stelle verhalten und was sie dabei denken oder fühlen würden. Diese Reaktionen können dann jeweils in einem kurzen Film betrachtet werden.

Nach diesem Film können die Kinder dann in weiteren kurzen Filmsequenzen sehen, wie sich die jeweilige Situation weiter entwickelt, welche Konsequenzen das Verhalten von Till unter Umständen nach sich zieht (Was passiert danach?). Hierbei wird das Augenmerk auf das Verhalten des Hauptakteurs und die Auswirkungen gerichtet. Innere Dialoge der Hauptfiguren geben dabei jeweils einen Einblick in die Bewertung der Situation (Gedanken) und verdeutlichen die Gefühle aus der Sicht von Till und aus der Perspektive des jeweiligen Interaktionspartners (vgl. Abb. 5).

Das Programm hilft dem Therapeuten und dem Kind durch gezielte Fragen zu den einzelnen Situationen bei der Bearbeitung. Mithilfe der Identifikationsfigur Till Taff soll das Kind sich mit dessen Problemen auseinandersetzen. Anhand der Fragen können Problemlösestrategien und -defizite exploriert und im zweiten Schritt modifiziert werden. Hierzu können die Therapeuten zusätzlich auch verschiedene Arbeitsblätter verwenden, die sich als pdf-Dateien ebenfalls auf der DVD befinden.

5.2 Akteure in ScouT

Im Folgenden werden die Hauptakteure in ScouT kurz vorgestellt.

Till ist 10 Jahre alt und wechselt demnächst von der Grundschule auf die Gesamtschule (vgl. Abb. 6). Er schaut gerne Fernsehen, besonders Actionfilme und spielt gerne Computerspiele. Er gerät häufig in typische Konfliktsituationen mit anderen Kindern.

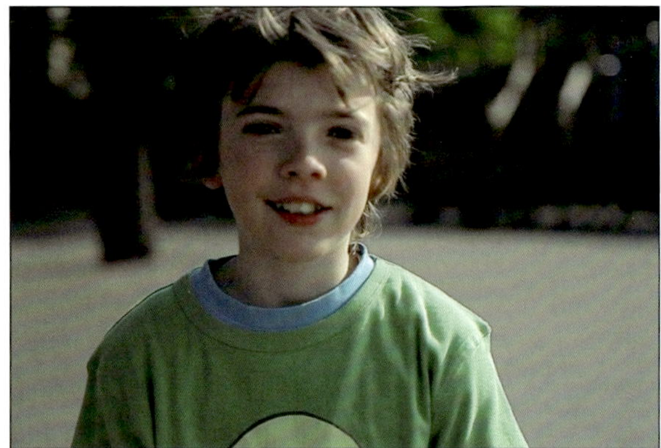

Abbildung 6: Till

Max ist ein Jahr älter als Till. Er ist 11 Jahre alt und einmal sitzen geblieben, daher ist er in Tills Klasse (vgl. Abb. 7). Auch er liebt Actionfilme und spielt gerne Playstation. Er ist mit Till befreundet, aber es kommt zwischen den beiden immer wieder zu Konflikten.

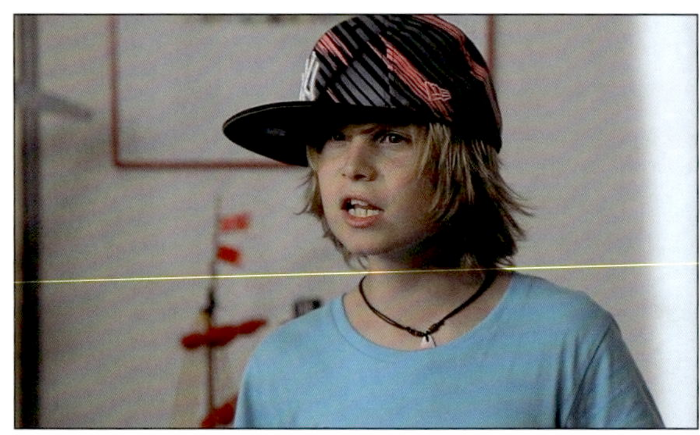

Abbildung 7: Max

Die Mutter von Till ist 34 Jahre alt. Sie arbeitet als Verkäuferin (vgl. Abb. 8).

Tills Lehrerin arbeitet schon seit einigen Jahren an seiner Grundschule (vgl. Abb. 9). Sie kennt Till bereits seit der ersten Klasse.

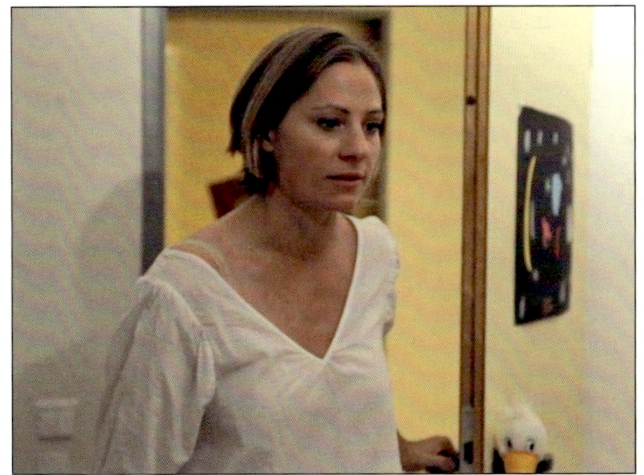

Abbildung 8: Tills Mutter

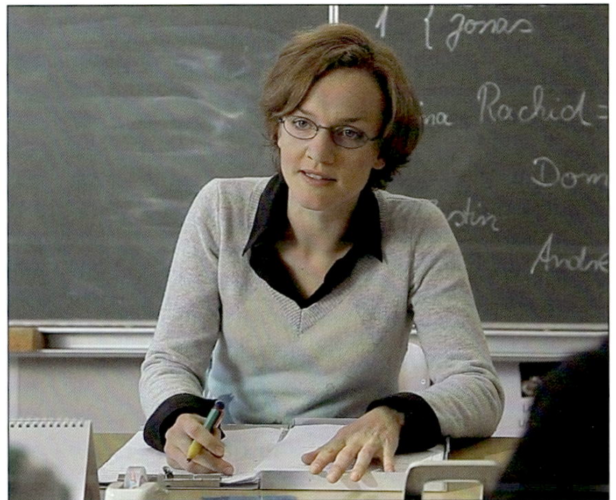

Abbildung 9: Tills Lehrerin

Das ist ein Junge aus Tills Nachbarschaft (vgl. Abb. 10). Er ist genauso alt wie Till.

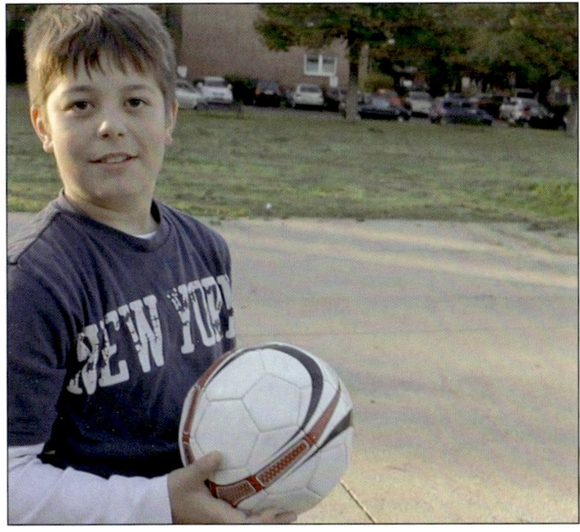

Abbildung 10: Junge aus Tills Nachbarschaft

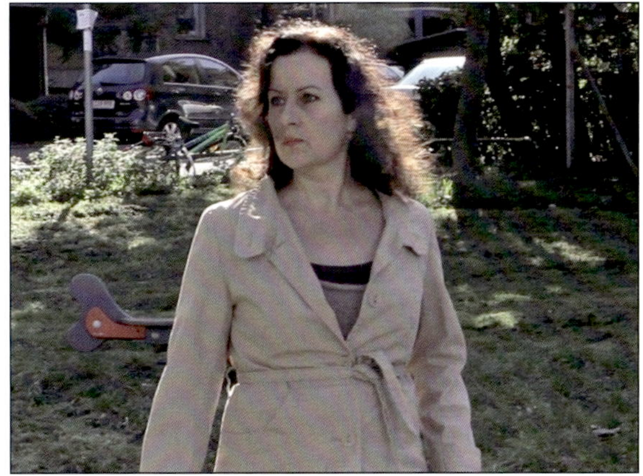

Abbildung 11: Nachbarin von Tills Familie

Das ist eine Nachbarin von Tills Familie (vgl. Abb. 11). Sie kennt Till schon sehr lange.

5.3 Konfliktsituationen in ScouT

Während im Programm aus den angebotenen Konfliktsituationen die einzelnen Szenarien beliebig ausgewählt werden können, werden sie in den folgenden tabellarischen Übersichten (vgl. Tabelle 1 bis 5) in einer festen Reihenfolge dargestellt und die Ausgangssituationen zu den fünf Konfliktsituationen werden kurz beschrieben. Jede Geschichte spielt an einem anderen Ort, beispielsweise in der Schule, im Kinderzimmer oder auf dem Spielplatz. In den Szenen kommen Till, sein Freund Max und andere Kinder und Erwachsene vor. Jeweils im Anschluss an jede Ausgangssituation werden in der Übersichtstabelle die dazugehörigen möglichen Reaktionsvarianten beschrieben. Auf jede Reaktionsvariante folgen dann die Konsequenzen, die das Verhalten möglicherweise nach sich zieht.

Tabelle 1: Erste Konfliktsituation

Reaktion auf Enttäuschung oder „Darf ich mitspielen?“ 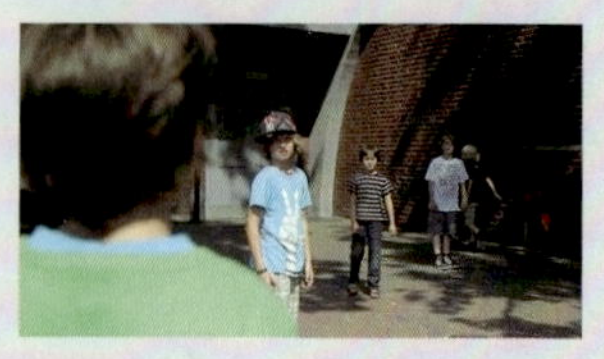			
Ausgangssituation: Einige Kinder, darunter auch Tills Klassenkamerad Max, spielen zusammen Fußball auf dem Schulhof. Till nähert sich den spielenden Kindern. Till geht auf Max zu und fragt: „Darf ich mitspielen?“ Max bleibt stehen und antwortet: „Nein, jetzt nicht, wir sind mitten im Spiel.“			
Lösungsalternative – sozial kompetent: Till denkt: *„Das ist aber doof. Das ärgert mich! Wäre aber doch schön, wenn ich mitspielen könnte. Ich versuch's noch mal.“* Till sagt: *„Ach, komm, kann ich nicht trotzdem mitspielen?“*	**Lösungsalternative – sozial unsicher:** Till denkt: *„Das ist doof, ich bin voll enttäuscht. Die lassen mich nie mitspielen.“* Till geht einfach weg und ist traurig.	**Lösungsalternative – verbal aggressiv:** Till denkt: *„Ich bin total sauer! Mit den Blödmännern will ich gar nicht spielen!“* Till schreit: *„Ihr seid total doof, mit doofen Typen will ich gar nicht spielen.“*	**Lösungsalternative – körperlich aggressiv:** Till denkt: *„So ein Idiot! Ich bin stinkwütend. Dem geb' ich's aber!“* Till schubst Max, damit er hinfällt.
Konsequenz: Die Kinder unterbrechen ihr Spiel. Max fragt die anderen Kinder: *„Sollen wir Till mitspielen lassen?“* Die anderen Kinder sagen: *„O.K., aber Neue müssen ins Tor.“* Till sagt: *„O.K.“*, und spielt mit. Sie haben Spaß. Max denkt: *„Schön dass Till mitspielt.“* Till denkt: *„Gut, dass ich noch mal gefragt habe.“*	**Konsequenz:** Die Kinder spielen weiter und haben Spaß. Till sitzt alleine auf der Tischtennisplatte vor der Schule und ist traurig. Max denkt: *„Fußballspielen macht voll Spaß!“* Till denkt: *„Den Max frag' ich nie mehr was. Der ist nicht mehr mein Freund!“*	**Konsequenz:** Max antwortet: *„Dann hau doch ab. Wir wollen auch nicht mit Dir spielen.“* Till geht laut schimpfend davon. Max denkt: *„So ein Blödmann!“* Till denkt: *„So ein Arschloch! Den lass' ich beim nächsten Mal auch nicht mehr mitspielen.“*	**Konsequenz:** Max steht auf und schreit Till an: *„Spinnst Du?“*, und schubst zurück. Eine körperliche Auseinandersetzung entsteht. Tills Lehrerin kommt dazu. Max sagt: *„Der hat angefangen.“* Till bekommt Ärger mit der Lehrerin. Die anderen Kinder spielen weiter. Max denkt: *„Bei nächster Gelegenheit kriegt der voll eins auf die Fresse!“* Till denkt: *„Diese doofe Kuh, was mischt die sich ein! Immer bin ich an allem schuld. Warte nur, Max, ich werde mich rächen!“*

Tabelle 2: Zweite Konfliktsituation

<table>
<tr><td colspan="4">Reaktion auf verbale Aggression oder „Du hast es kaputt gemacht!“ 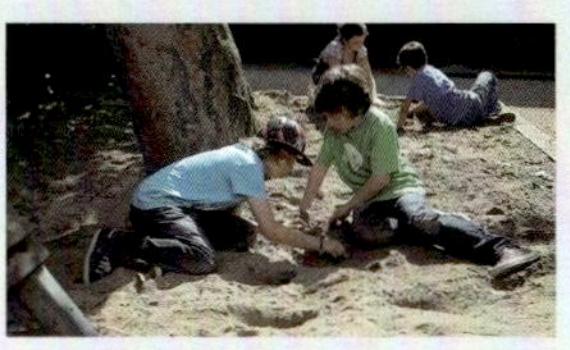</td></tr>
<tr><td colspan="4">Ausgangssituation:
Till spielt mit Max im Sandkasten auf dem Spielplatz. Sie haben Autobahnen im Sand gebaut. Max hat sein neues Spielzeugauto mitgebracht und zeigt es stolz. Beide schauen sich das Auto an, sprechen darüber, bewundern es und spielen damit. Till steht auf und tritt aus Versehen auf das Auto. Das Auto ist kaputt. Max brüllt: „Du hast mein schönstes neues Auto kaputt gemacht, Du Idiot!“</td></tr>
<tr><td>Lösungsalternative – sozial kompetent:
Till denkt: „Mist, ich hab' es gar nicht gesehen, jetzt ist Max' schönes Auto kaputt und Max ist voll sauer. Mich ärgert aber trotzdem ein wenig, dass er mich gleich beleidigen muss.“
Till sagt: „Entschuldige, ich hab es wirklich nicht absichtlich gemacht.“</td><td>Lösungsalternative – sozial unsicher:
Till denkt: „Mist, ich hab' es gar nicht gesehen, jetzt ist Max' schönes Auto kaputt, aber ich weiß jetzt auch nicht, was ich daran machen soll, wenn Max so sauer ist. Mich ärgert, dass er mich beleidigt.“
Till geht nach Hause.</td><td>Lösungsalternative – verbal aggressiv:
Till denkt: „Was brüllt der blöde Typ mich so an? Das macht mich echt sauer! Ich hab' das Auto doch gar nicht gesehen, war doch nicht meine Schuld!“
Till schreit: „Wegen dem blöden Auto brauchst Du mich nicht gleich so anzuschreien, Du Blödmann.“</td><td>Lösungsalternative – körperlich aggressiv:
Till denkt: „Was brüllt der blöde Typ mich so an? Das macht mich stinkwütend!. Ich hab' das Scheißauto doch gar nicht gesehen, war doch nicht meine Schuld. Das lass' ich mir von dem nicht gefallen. Na warte!“
Till tritt noch einmal absichtlich auf das Auto.</td></tr>
<tr><td>Konsequenz:
Max sagt: „Ich weiß, aber es ist jetzt trotzdem kaputt und es war mein Lieblingsauto.“
Till antwortet: „Es tut mir wirklich leid. Vielleicht kann ich es ja wieder reparieren oder ich schenke Dir eines von meinen Autos.“
Max sagt: „O.K., wir können ja mal versuchen, ob wir das Rad wieder dran kriegen.“
Die beiden versuchen es gemeinsam.
Max denkt: „Till ist manchmal echt ein total nerviger Tollpatsch, mein schönes Auto. Ich bin super traurig, dass es kaputt ist. Aber ich</td><td>Konsequenz:
Till sitzt niedergeschlagen in seinem Zimmer. Zeitgleich kommt ein anderes Kind zu Max auf den Spielplatz und fragt: „Wo ist Till?“ Max antwortet: „Erst hat er mir mein Auto kaputt gemacht und dann ist er einfach gegangen. Der ist voll blöd!“
Max denkt: „Till ist echt ein total blöder Typ, mein schönes Auto einfach kaputt zu machen und dann abzuhauen, ohne sich zu entschuldigen. Mit dem spiel' ich nie wieder!“
Till denkt: „Max ist</td><td>Konsequenz:
Max schreit: „Das war mein Lieblingsauto, Du Arsch! Und Du bist absichtlich draufgetreten. Mit Dir spiele ich nie wieder!“ Max steht auf und geht wütend weg. Till ruft ihm Schimpfwörter hinterher.
Max denkt: „So ein Arschloch! Mit dem spiel' ich nie wieder!“
Till denkt: „So ein Scheißtyp, der kann mich mal!“</td><td>Konsequenz:
Max schreit: „Hast Du sie noch alle, Du Spinner? Das sage ich meiner Mutter, dann kriegst Du richtig Ärger.“ Er schubst Till zur Seite, Till haut ihm dafür auf den Rücken. Max läuft weinend nach Hause zu seiner Mutter. Die Mutter von Max ruft Tills Mutter an und beschwert sich bei ihr über Tills Verhalten. Nachdem auch Till zu Hause ist, wird er von seiner Mutter ausgeschimpft und bekommt eine Strafe.
Max denkt: „So ein Arschloch! Morgen in</td></tr>
</table>

Tabelle 2 (Fortsetzung)

finde es gut, dass er sich dafür entschuldigt hat und versucht hat, es wieder gut zu machen." Till denkt: *„Gut, dass ich mich entschuldigt habe. Ich hoffe wir können das Auto reparieren, damit Max nicht mehr traurig ist. Trotzdem fand ich es nicht besonders nett von ihm, mich anzuschreien."*	*echt blöd, mich so anzubrüllen."*		*der Schule kann der was erleben! Hoffentlich kriegt der jetzt erst mal fett Ärger zu Hause."* Till denkt: *„So ein Scheißtyp, der bekommt morgen eine richtige Abreibung! Der hat doch angefangen. Seine Mutter ist genauso bekloppt wie der!"*

Tabelle 3: Dritte Konfliktsituation

Reaktion auf unwahre Behauptung oder „Da fehlt etwas!" 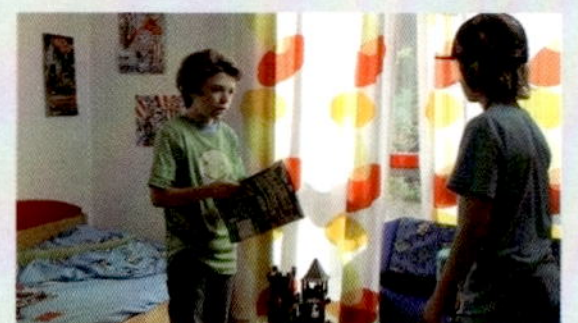			
Ausgangssituation: Till hat Max, einem Jungen aus seiner Klasse, eines seiner schönsten Comics geliehen. Max kommt zu ihm nach Hause und bringt ihm das Comic zurück. Till sieht aber gleich beim Durchblättern, dass ein paar Seiten herausgerissen sind. Er sagt: „Da fehlen Seiten." Max antwortet: „Die haben doch schon gefehlt, als Du mir das Comic gegeben hast."			
Lösungsalternative – sozial kompetent: Till denkt: *„Das finde ich echt nicht nett von Max! Er leiht sich etwas aus und macht es kaputt. Das ärgert mich sehr!"* Till sagt: *„Ich weiß aber ganz genau, dass das Comic noch alle Seiten hatte, als ich es Dir gegeben habe. Ich möchte, dass Du mir ein neues besorgst."*	**Lösungsalternative – sozial unsicher:** Till denkt: *„Das ist so gemein! Ich bin total enttäuscht von Max. Der kriegt nie wieder etwas von mir! Aber das traue ich mich nicht, ihm zu sagen!"* Till sagt gar nichts.	**Lösungsalternative – verbal aggressiv:** Till denkt: *„Das ist voll gemein! Der will mich verarschen! Ich bin total sauer! Der kriegt nie wieder etwas von mir, der Arsch!"* Till sagt: *„Du Scheißlügner, das stimmt gar nicht. Die Seiten waren drin. Du kriegst in Deinem ganzen Leben nichts mehr von mir. Verpiss Dich!"*	**Lösungsalternative – körperlich aggressiv:** Till denkt: *„Der will mich verarschen! Der glaubt, ich bin bescheuert und merke es nicht. Ich könnte explodieren vor Wut! Der kriegt nie wieder etwas von mir, der Arsch! Dem zeig' ich es!"* Till haut Max das Comic kräftig auf den Kopf.
Konsequenz: Max sagt: *„Das mache ich aber nicht."* Till antwortet:	**Konsequenz:** Till legt das Comic traurig auf einen Stapel mit anderen Co-	**Konsequenz:** Max sagt: *„Reg Dich ab, Mann! Das war doch sowieso ein*	**Konsequenz:** Max brüllt: *„Hast Du sie noch alle, Du Blödmann?"*, und tritt nach

Tabelle 3 (Fortsetzung)

„Das war mein Lieblings-Comic und deshalb weiß ich es ganz genau, dass alle Seiten drin waren. Ich erwarte von Dir, dass Du mir ein neues kaufst! Das ist sonst echt total unfair von Dir. Du bist doch mein Freund!“ Max antwortet: *„Mann, na gut. Dann hole ich Dir halt ein neues. Versprochen!“* Max denkt: *„Till hat ja eigentlich recht, ich hab' es halt versucht. War echt etwas uncool!“* Till denkt: *„Gut, dass ich auf mein Recht bestanden habe. Manchmal verhält sich Max echt nicht wie ein Freund!“*	mics. Max sieht ein neues Comic bei Till und sagt: *„Cool, ist das neu? Das hab ich auch noch nicht gelesen.“* Er nimmt sich das Heft und beginnt, darin zu lesen. Max denkt: *„Till ist manchmal echt ein Trottel! Ich würd' mir nichts mehr leihen. Der hat echt coole Comics!“* Till denkt: *„Max ist echt blöd! So etwas macht ein Freund nicht. Scheiße, was mach' ich nur, wenn er sich das nächste Comic auch leihen will?“*	*Scheißcomic. Wer will sich schon von so einem Penner wie Dir nochmal was leihen?“* Till schreit: *„Verpiss Dich und komm ja nie wieder!“* Max brüllt: *„Worauf Du einen lassen kannst, Du Arsch!“* Er stürmt aus dem Kinderzimmer. Max denkt: *„So ein Arschloch! Der hat sowieso nur Scheißcomics!“* Till denkt: *„So ein Scheißtyp! Der kann mich mal! Der bekommt nie wieder was von mir! Der ist nicht mehr mein Freund! So was lass ich mir nicht gefallen. Soll er doch verschwinden!“*	Till. Till schreit: *„Du bist hier der Blödmann!“* Er schubst Max. Die beiden prügeln sich. Till schreit: *„Verschwinde sofort aus meinem Zimmer, Du Arschloch!“* Max stürmt aus dem Kinderzimmer. Max denkt: *„So ein Arschloch! Beim nächsten Mal hau' ich dem voll eine aufs Maul.“* Till denkt: *„So ein Vollidiot! Der kann morgen in der Schule noch was erleben. Das gibt Rache! Dem mach ich seinen Gameboy kaputt. Da kann der mal sehen, wie das ist!“*

Tabelle 4: Vierte Konfliktsituation

Reaktion auf Abwertung oder „So ein blödes Bild!“ 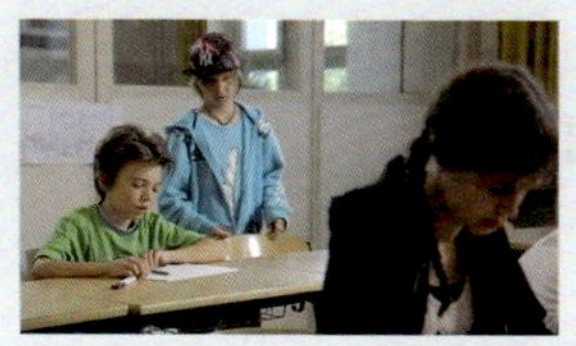			
Ausgangssituation: Till ist in der Schule. Er hat Kunstunterricht und sitzt an seinem Platz und malt ein Bild. Till ist gerade mit seinem Bild fertig, aber es gefällt ihm nicht so richtig. Da kommt Max, ein Junge aus seiner Klasse, zu ihm und sagt: „Das Bild ist aber komisch, ich finde, das ist ein blödes Bild!“			
Lösungsalternative – sozial kompetent: Till denkt: *„Max ist manchmal echt doof. Mit solchen Sprüchen nervt der echt! Das ärgert mich!“* Till sagt: *„Lass mich doch einfach in Ruhe“*, und kümmert sich nicht weiter um ihn.	**Lösungsalternative – sozial unsicher:** Till denkt: *„Das sieht auch total beschissen aus! Ich bin total enttäuscht! Ich kriege nie was hin.“* Till sagt: *„Ich kann halt nicht so gut malen, da bin ich wohl zu doof dazu.“*	**Lösungsalternative – verbal aggressiv:** Till denkt: *„Das macht mich total sauer! So ein Blödmann! Was bildet der sich ein? Seins sieht doch auch kacke aus!“* Till schreit: *„Hau ab, Du Großmaul! Deins ist noch viel beschissener!“*	**Lösungsalternative – körperlich aggressiv:** Till denkt: *„So ein Arsch! Ich bin stinkwütend auf den! Das lass' ich mir doch nicht gefallen. Dem zeig' ich es jetzt!“* Till springt auf und schubst Max.

Tabelle 2 (Fortsetzung)

Konsequenz: Max bleibt kurz vor Tills Tisch stehen und sagt: *„War nicht so gemeint“*, und geht weg. Max denkt: *„Der ist aber heute empfindlich, ich hab's ja gar nicht so gemeint.“* Till denkt: *„Gut, dass er mich jetzt in Ruhe lässt.“*	**Konsequenz:** Max sagt: *„Ja, das sieht man. Dein Bild ist echt total hässlich. Wie kann man nur so schlecht malen können wie Du? Kann man das irgendwo lernen.“* Max ruft zu Denis: *„Komm mal rüber. So ein blödes Bild hast Du noch nie gesehen!“* Till schaut traurig. Max denkt: *„Till ist manchmal echt gut zu ärgern.“* Till denkt: *„Max ist echt blöd! So etwas macht ein Freund nicht!“*	**Konsequenz:** Max brüllt: *„ Ich kann Dir eine auf Dein Großmaul hauen, wenn Du willst.“* Er baut sich vor Till auf und fragt: *„Was ist jetzt? Willst Du Ärger?“* Till schreit zurück: *„Du Arschloch, was willst Du von mir. Dein Bild sieht doch aus, als ob Du es aus dem Klo gezogen hättest.“* Die Lehrerin mischt sich ein: *„Jetzt ist aber Schluss hier!“* Beide bekommen einen Eintrag ins Klassenbuch. Max denkt: *„So ein Arschloch! Was regt der sich gleich so auf? Wegen dem hab ich jetzt 'nen Eintrag im Klassenbuch.“* Till denkt: *„So ein Scheißtyp, der ist nicht mehr mein Freund! So was lass' ich mir nicht gefallen. Wegen dem hab ich jetzt 'nen Eintrag im Klassenbuch.“*	**Konsequenz:** Max brüllt: *„Hast Du sie nicht mehr alle? Du bist ja total irre, Alter!“* Max schubst Till zurück. Die Lehrerin mischt sich ein: *„Till, hör sofort auf! Das hat ein Nachspiel für Dich! Ich bringe Dich jetzt zum Direktor. Der wird Deine Mutter anrufen. Immer musst Du andere verprügeln.“* Till schreit: *„Aber der hat angefangen…!“* Die Lehrerin schreit: *„Das interessiert mich alles nicht. Ich habe Dir schon so oft gesagt, es wird nicht geschubst!“* Sie zieht ihn aus dem Klassenzimmer. Max denkt: *„Bei nächster Gelegenheit kriegt der eins auf die Fresse.“* Till denkt: *„Diese doofe Kuh! Was mischt die sich ein? Immer bin ich an allem schuld. Warte nur, Max, ich werde mich rächen!“*

Tabelle 5: Fünfte Konfliktsituation

Reaktion auf körperliche Aggression oder „Das ist mein Ball“ 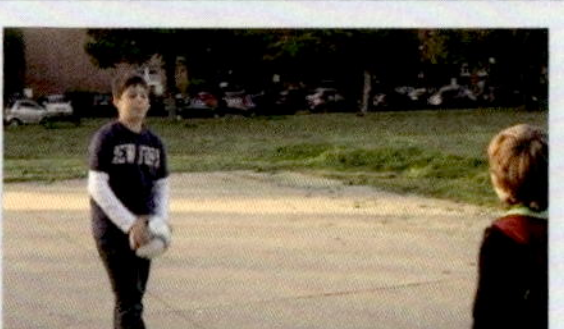
Ausgangssituation: Till kommt gerade mit seinem neuen Fußball auf den Spielplatz. Till will mit einigen Kindern, darunter auch Max, Fußball spielen. Sie warten schon auf ihn. Da kommt ein Nachbarsjunge, der etwa so alt ist wie er, auf ihn zu. Der Junge schubst ihn und nimmt ihm den Ball weg.

Tabelle 5 (Fortsetzung)

Lösungsalternative – sozial kompetent: Till denkt: *„Was soll das denn? Das ist total doof!"* Till geht zu dem Jungen und sagt mit fester Stimme: *„Gib mir sofort den Ball wieder!"*	**Lösungsalternative – sozial unsicher:** Till denkt: *„Das ärgert mich! Immer ärgern mich andere und nehmen mir was weg! Der gibt ihn mir sicher nicht wieder!"* Till rennt zu den anderen Kindern, die auf ihn warten und erzählt ihnen, was passiert ist, und jammert.	**Lösungsalternative – verbal aggressiv:** Till denkt: *„Ich bin total sauer. So ein Blödmann! Was bildet der sich ein?"* Till schreit den Jungen an: *„Du blöder Hund, gib mir sofort den Ball wieder! Sonst bekommst Du was in die Fresse."*	**Lösungsalternative – körperlich aggressiv:** Till denkt: *„So ein Idiot! Ich bin stinkwütend. Dem geb' ich's aber jetzt. Na warte, Du Arsch!"* Till verprügelt den Jungen.
Konsequenz: Der Junge sagt: *„Reg Dich ab, Alter, hier hast Du Deinen Ball."* Till nimmt den Ball und geht damit zu seinen Freunden und sagt: *„Kommt, lasst uns spielen!"* Der Junge denkt: *„Ich dachte, man könnte den besser ärgern."* Till denkt: *„Der dachte wohl, ich lass' mir das gefallen."*	**Konsequenz:** Max sagt: *„Hör doch endlich auf zu jammern!"* Der Junge denkt: *„Jetzt hab ich 'nen tollen Ball, voll cool."* Till denkt: *„Keiner hilft mir."*	**Konsequenz:** Der Junge antwortet: *„Komm doch her, wenn Du Mut hast, Du Idiot."* Der Junge schießt den Ball weg und brüllt: *„Hol ihn Dir doch! Wer will schon mit so einem beschissenen Ball spielen?"* Till rennt, lautstark schimpfend, seinem Ball hinterher. Der Junge denkt: *„So ein Arschloch! War sowieso ein Scheißball."* Till denkt: *„So ein Scheißtyp! So was lass' ich mir nicht gefallen! Wenn der mir noch mal begegnet, sollte der auf sich aufpassen."*	**Konsequenz:** Till prügelt auf den am Boden liegenden Jungen ein. Er sitzt auf seinem Brustkorb. Der Junge schreit: *„Hör auf, ich krieg keine Luft mehr!"* Eine Nachbarin, die vorbeikommt, mischt sich ein und zieht Till von dem Jungen. Sie schimpft mit Till: *„Was macht Du denn da schon wieder, Till? Hör sofort auf damit! Der arme Junge bekommt überhaupt keine Luft mehr. Immer musst Du anderen Kindern wehtun. Was ist bloß los mit Dir? Das erzähle ich gleich Deinen Eltern."* Der Junge denkt: *„So ein Arschloch! Beim nächsten Mal haue ich dem eins aufs Maul."* Till denkt: *„ So ein Vollidiot, der kann nachher noch was erleben! Das gibt Rache! Dem hau' ich gleich nochmal auf die Fresse. Und überhaupt, was mischt die Alte sich da ein? Immer bin ich angeblich schuld. Totale Scheiße!"*

5.4 Programmstart und Hauptmenü

ScouT ist ausschließlich für das Betriebssystem Windows in einer Flash-Version konzipiert worden. Das Programm läuft auf allen aktuellen Windowssystemen (Windows XP, Windows Vista, Windows 7, Windows 8 oder Windows 10 mit installiertem Windows-Media-Player, 2 GHz Prozessor, 2 GB Arbeitsspeicher, 128 MB Grafik). Weitere Software wird nicht benötigt. Für das Abspielen der Videos ist das Vorhandensein eines aktuellen Windows-Media-Players erforderlich, dies ist bei allen Windowssystemen jedoch inklusive.

Benutzer von Apples Mac OSX oder Linux-Distributionen können die Software nur durch die Installation eines Windows Emulatoren benutzen.

- Zusatzsoftware bei Mac OSX: beispielsweise „Parallels Desktop".
- Zusatzsoftware bei Linux: beispielsweise „wine" oder „VirtualBox".

In jedem Fall ist jedoch hier eine zusätzliche Windows-Lizenz erforderlich.

Legen Sie die DVD in das DVD-Laufwerk eines PC oder Laptops ein. Öffnen Sie das Programm (vgl. Abb. 12). Mit dem kleinen „X"-Button oben rechts auf dem Bildschirm können Sie das Programm jederzeit wieder schließen. Über die „Esc"-Taste kommen Sie jederzeit wieder eine Seite oder mehrere zurück und können die Filme abbrechen. Zum Starten des Programms klicken Sie auf den Button „Start".

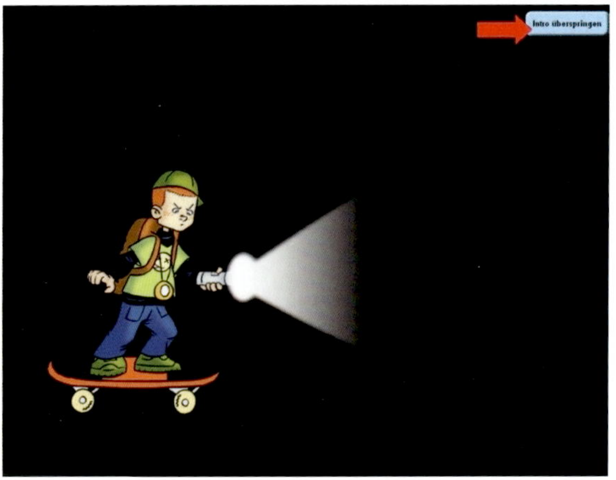

Abbildung 13: Intro

Hiernach startet sofort ein Intro, d. h. ein kurzer Zusammenschnitt einiger Szenen aus der DVD (vgl. Abb. 13), den Sie sich gemeinsam mit dem Kind anschauen können. Wenn Sie das Intro überspringen wollen, klicken Sie auf den Button „Intro überspringen".

In beiden Fällen gelangen Sie automatisch auf die Navigationsoberfläche des Hauptmenüs (vgl. Abb. 14). Hier finden Sie zwei grüne und fünf blaue Buttons. Über die verschiedenen blauen Buttons können Sie verschiedene Funktionen aufrufen, indem Sie auf den jeweiligen Button klicken:

Wie funktioniert das Training: Hier erhalten Sie eine sehr kurze Einführung in ScouT. Diese kann aber nicht das Manual ersetzen.

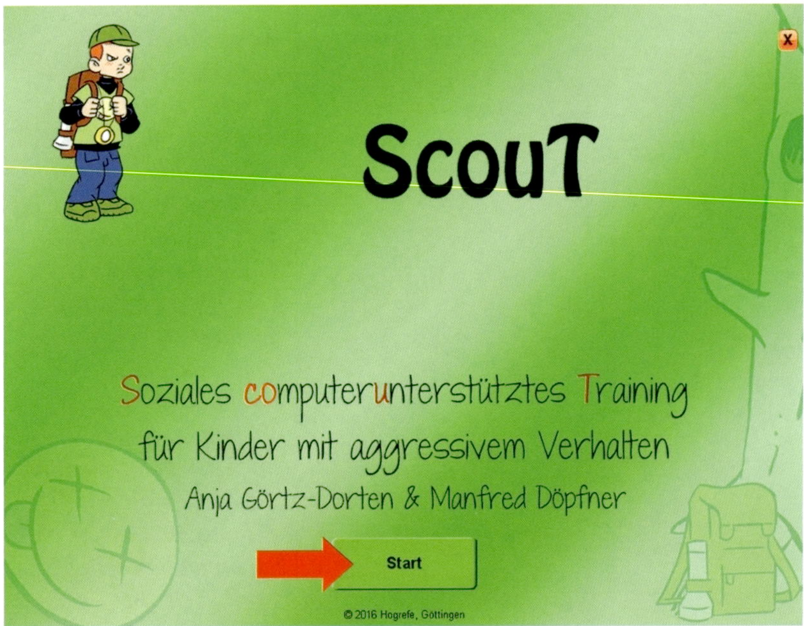

Abbildung 12: Programmstart

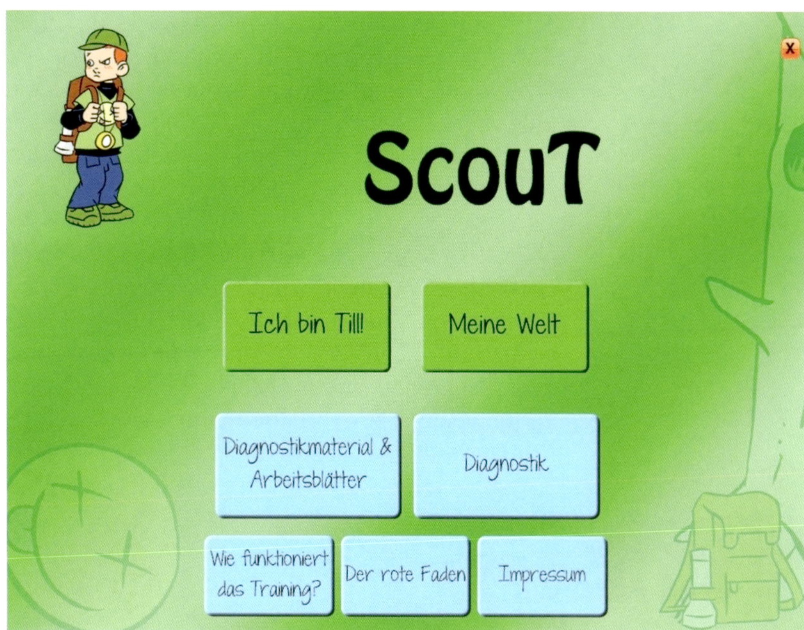

Abbildung 14: Hauptmenü

Der rote Faden: Hier können Sie sich knapp über die Bedienung des Programms und über seine Einsatzmöglichkeiten informieren.

Impressum: Hier finden Sie eine Übersicht über die Entwickler des Programms, die Darsteller und Filmemacher, Musik usw.

Diagnostikmaterial & Arbeitsblätter: Hier öffnet sich eine Seite mit einer Übersicht des gesamten Diagnostik- und Arbeitsmaterials (wird im Folgenden immer wieder ausführlich beschrieben).

Diagnostik: Über diesen Button gelangen Sie zu ScouT als diagnostisches Verfahren (vgl. Kap. 6).

Hinter den grünen Buttons verbirgt sich ScouT als therapeutisches Verfahren, d. h. das eigentliche ScouT-Training (Button „Meine Welt") sowie eine kindgerechte Einführung in das Programm (Button „Ich bin Till!"). ScouT als therapeutisches Verfahren wird in Kapitel 7 näher dargestellt.

Um im Programm mit dem Kind fortzufahren, wählen Sie zunächst den grünen Button „Ich bin

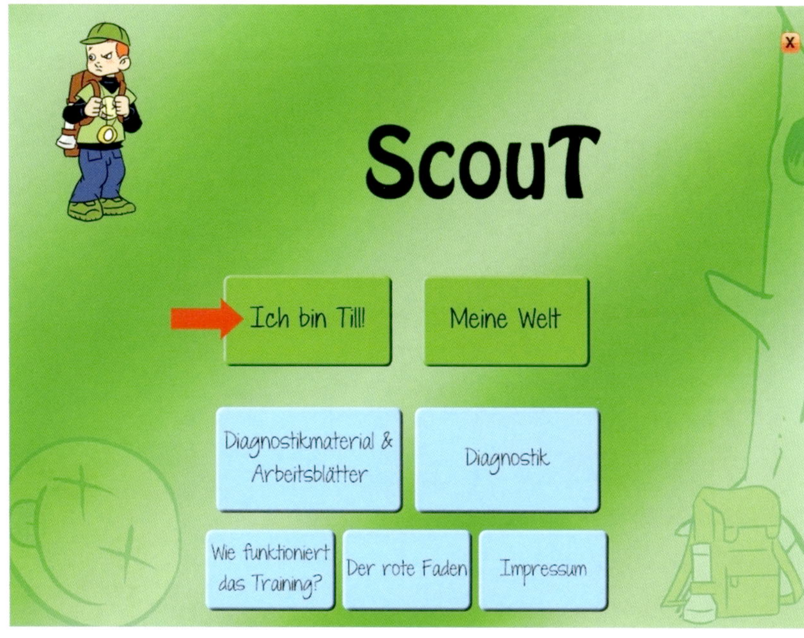

Abbildung 15: Hauptmenü mit Button „Ich bin Till!"

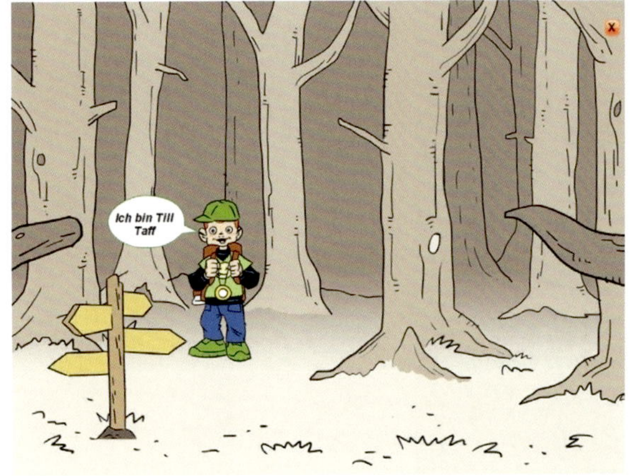

Abbildung 16: Ich bin Till!

Till!“ mit dem Kind aus (vgl. Abb. 15). Es öffnet sich eine weitere Seite. Till stellt sich hier vor und erzählt dem Kind, was ein Scout ist und was ein guter Scout können muss (vgl. Abb. 16). Zudem werden auch alle weiteren Personen, die in den Filmen vorkommen, vorgestellt (vgl. Abb. 17).

Danach gelangen Sie über den Button „Zurück“ (vgl. Abb. 17) wieder zum Hauptmenü. Wählen Sie hier (vgl. Abb. 18) den blauen Button „Diagnostik“ (für ScouT als diagnostisches Instrument) oder den grünen Button „Meine Welt“ (für ScouT als therapeutisches Verfahren), um in die jeweilige Filmauswahl zu gelangen (vgl. Abb. 19 und

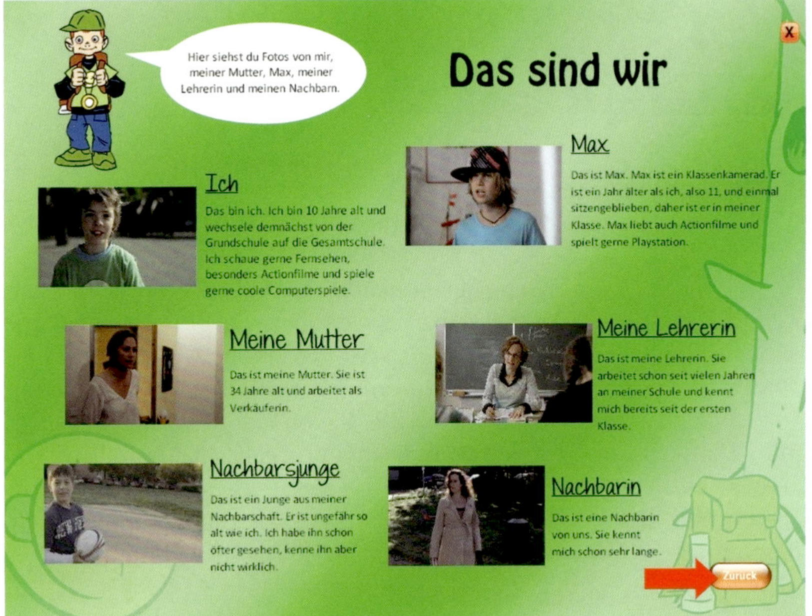

Abbildung 17: Das sind wir

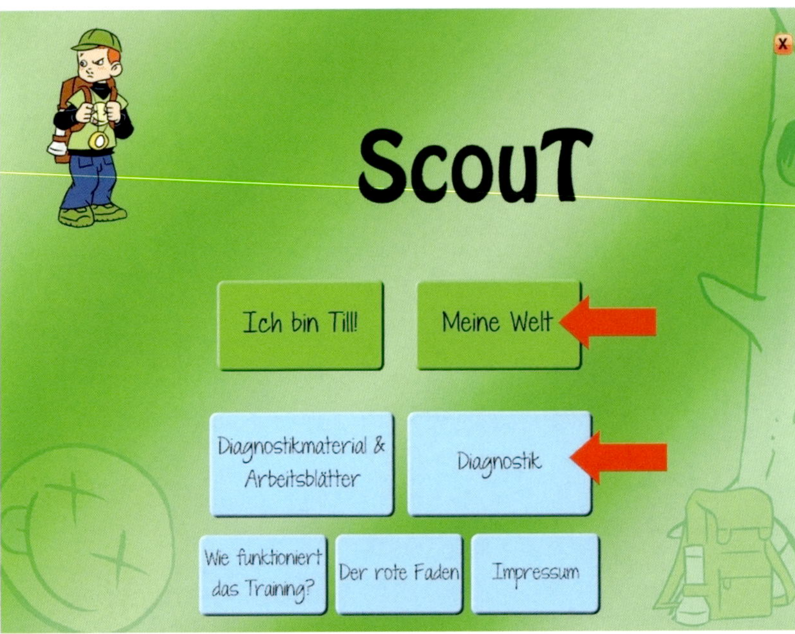

Abbildung 18: Hauptmenü mit Buttons „Meine Welt“ und „Diagnostik“

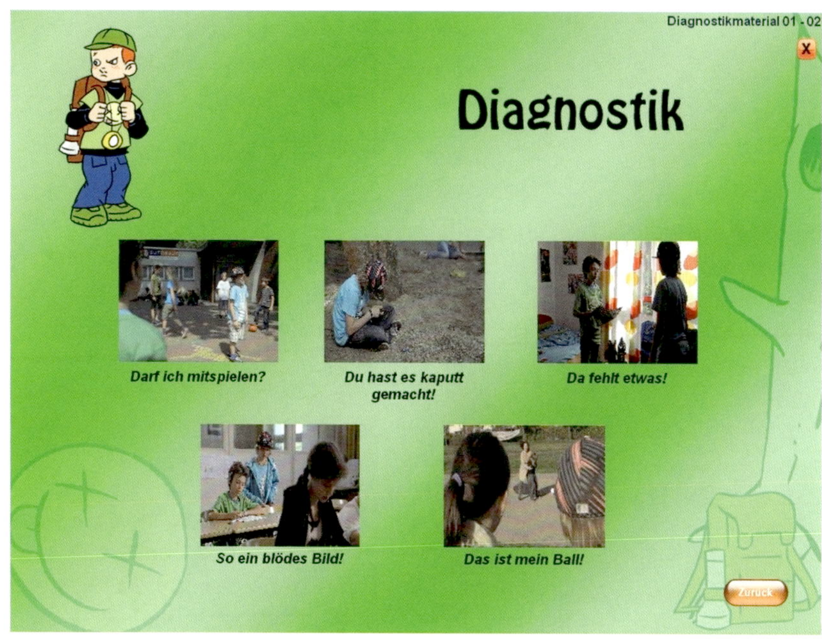

Abbildung 19: Filmauswahl für ScouT als diagnostisches Instrument

Abb. 20). Till begrüßt Sie hier mit den Worten: *„Hier kannst Du sehen, was mir so alles passiert!“*

Sie sehen fünf verschiedene Ausgangssituationen für typische Konflikte von Kindern:

1. Darf ich mitspielen? (Reaktion auf Enttäuschung).
2. Du hast es kaputt gemacht! (Reaktion auf verbale Aggression).
3. Da fehlt etwas! (Reaktion auf unwahre Behauptung).
4. So ein blödes Bild! (Reaktion auf Abwertung).
5. Das ist mein Ball! (Reaktion auf körperliche Aggression).

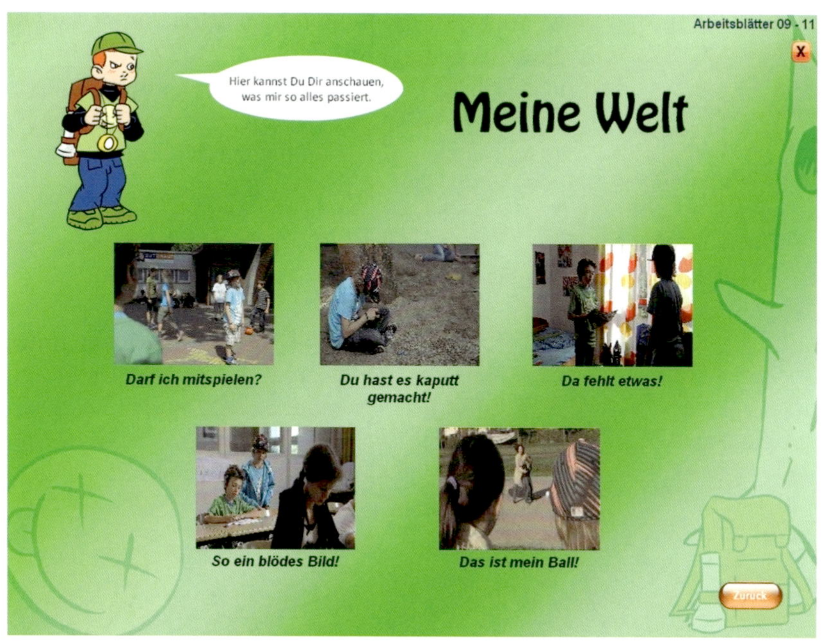

Abbildung 20: Filmauswahl für ScouT als therapeutisches Verfahren

Kapitel 6

ScouT als diagnostisches Verfahren

ScouT kann im Rahmen der störungsspezifischen Diagnostik aggressiven Verhaltens eingesetzt werden, die im Therapieprogramm für Kinder mit aggressivem Verhalten (THAV; Görtz-Dorten & Döpfner, 2010b) ausführlich beschrieben ist. Die ScouT-Diagnostik kann neben dem Fremdbeurteilungsbogen für Störungen des Sozialverhaltens (FBB-SSV) und dem entsprechenden Selbstbeurteilungsbogen (SBB-SSV), die beide aus dem Diagnostik-System für Psychische Störungen im Kindes- und Jugendalter nach ICD-10 und DSM-IV (DISYPS-II, Döpfner et al., 2008) stammen und welche die Symptome von Störungen des Sozialverhaltens nach ICD-10 und DSM-IV erfassen sowie dem Fragebogen zum aggressiven Verhalten von Kindern (FAVK; Görtz-Dorten & Döpfner, 2010a) eingesetzt werden, der störungsaufrechterhaltende Komponenten erfasst. Mithilfe der ScouT-Diagnostik können Sie die Probleme des Kindes auf kognitiver, emotionaler und Verhaltensebene in konkreten sozialen Gleichaltrigensituationen einschließlich ihrer Konsequenzen erfassen und analysieren. Diese Exploration kann die weitere Therapieplanung mit ScouT oder auch THAV wesentlich bestimmen, weil damit erstens die für das Kind typischen Konfliktsituationen herausgearbeitet und zweitens weitere Hinweise auf symptomaufrechterhaltende Faktoren gewonnen werden können, die über eine reine Fragebogendiagnostik hinausgehen.

Im ScouT werden fünf verschiedene soziale Problemsituationen von einem Kind mit Gleichaltrigen per Film vorgegeben. Die Situationen spiegeln typische soziale Konflikte mit Gleichaltrigen wider. Durch die realistische Gestaltung der Filmszenen und durch die Identifikation mit der Hauptfigur Till Taff können sich die Kinder leicht in diese Situationen hineinversetzen. Inhaltlich stellen die Situationen folgende *Anforderungen* an die sozialen Kompetenzen der Kinder:

- Für das eigene Recht gegenüber einem anderen Gleichaltrigen eintreten und eine Wiedergutmachung durchsetzen können.
- Sich einer verbalen Abwertung durch einen Gleichaltrigen erwehren können.
- Sich einer verbalen oder körperlichen Aggression eines Gleichaltrigen erwehren können.
- Sich für ein Versehen (Beschädigung eines fremden Eigentums) entschuldigen und den Schaden wieder gutmachen können.
- Wünsche angemessen formulieren und soziale Ausgrenzung vermeiden können.

Diese Anforderungen an sozial kompetentes Verhalten werden in den fünf Situationen in unterschiedlicher Gewichtung dargestellt:

1. Darf ich mitspielen?
2. Du hast es kaputt gemacht!
3. Da fehlt etwas!
4. So ein blödes Bild!
5. Das ist mein Ball!

6.1 Durchführung der ScouT-Diagnostik

Die Durchführung des diagnostischen Verfahrens mit dem Kind besteht aus drei Teilen, die jeweils in mehrere Schritte untergliedert sind. Für die gesamte ScouT-Diagnostik sind in der Regel zwei bis drei Sitzungen zu etwa 50 Minuten (je nach Alter und kognitivem Entwicklungsstand) notwendig. Wir empfehlen Ihnen, sich zuvor die Diagnostikmaterialien D01 und D02 (vgl. Abb. 21 und Abb. 22) auszudrucken und die Fingerpuppen des Diagnostikmaterials D02 mit dem Kind auszuschneiden und zusammenzukleben.

Zu diesen Materialien gelangen Sie über den Button „Diagnostikmaterial & Arbeitsblätter" im Hauptmenü (vgl. Abb. 23).

Es öffnet sich eine Seite mit einer Übersicht des gesamten Diagnostik- und Arbeitsmaterials (vgl. Abb. 24). Gehen Sie hier auf die beiden Diagnostikmaterialien (D01/D02) und klicken Sie sie an. Sie öffnen sich dann automatisch und Sie können sie ausdrucken.

ScouT-Diagnostik

Name des Therapeuten: ....

Name des Kindes: ....

Datum: ....

A) Anfangssituation „Darf ich mitspielen?" anschauen

Film mit Fingerpuppen zu Ende spielen

Therapeut: „Du bist jetzt Till und ich bin Max. Was würdest Du machen, wenn Du Till wärst? Spiel das mal!"

Teil I: „Darf ich mitspielen?"

A1) Was würdest Du **machen**, wenn Du Till wärst?

....

....

....

Klassifikation:
0-sozial kompetent 1-sozial unsicher 2-verbal aggressiv 3-körperlich aggressiv

A2) Was würdest Du **denken**, wenn Du Till wärst?

....

....

....

Klassifikation:
0-sozial kompetent 1-sozial unsicher 2-verbal aggressiv 3-körperlich aggressiv

A3) Ausmaß des Ärgers:
Wie sehr würdest Du Dich darüber ärgern, wenn Du Till wärst?

....

....

....

Ärgerthermometer:
0 - 10 - 20 - 30 - 40 - 50 - 60 - 70 - 80 - 90 - 100

Zunächst weitere Anfangssituationen (B bis E) anschauen und zugehörige Fragen aus Teil 1 beantworten und dann erst weiter mit Teil 2!

Aus Görtz-Dorten und Döpfner: Soziales computerunterstütztes Training für Kinder mit aggressivem Verhalten (ScouT)

Diagnostikmaterial D01
Seite 1 / 29

Abbildung 21: Diagnostikmaterial D01 (erste Seite, unausgefüllt)

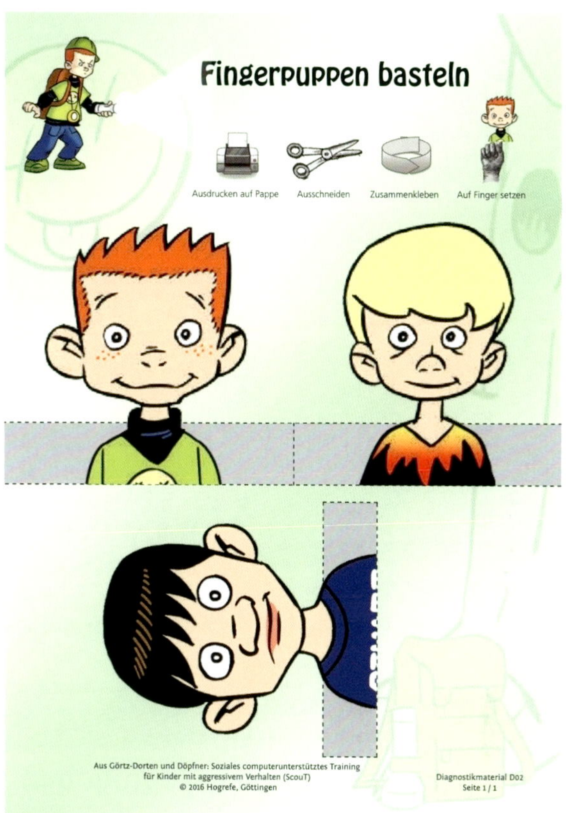

Abbildung 22: Diagnostikmaterial D02 (Fingerpuppen)

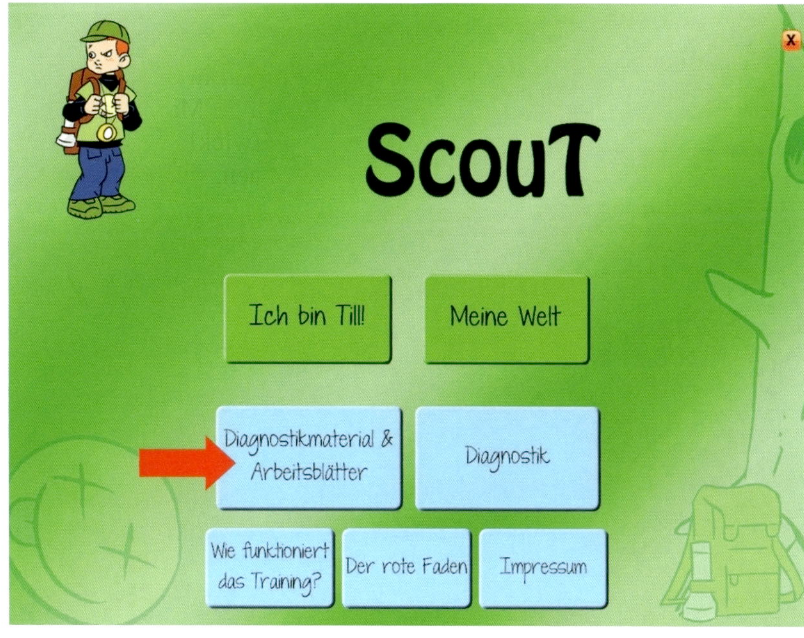

Abbildung 23: Hauptmenü mit Button „Diagnostikmaterial & Arbeitsblätter"

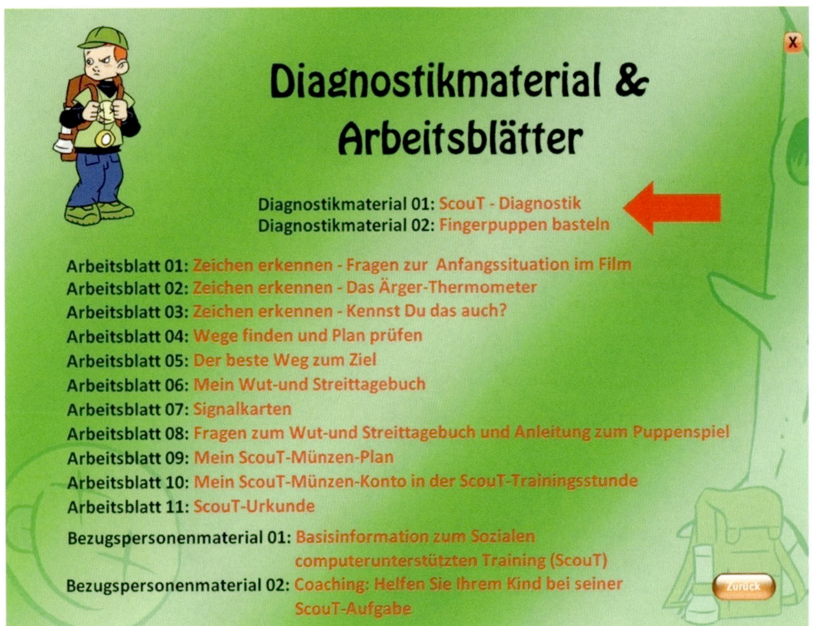

Abbildung 24: Diagnostikmaterial und Arbeitsblätter

6.2 ScouT-Diagnostik Teil 1: Ausgangssituation, Spontanreaktionen, Kognitionen und Emotionen

Für den ersten Teil der ScouT-Diagnostik ist in der Regel eine Sitzung notwendig. Im Folgenden werden drei Schritte besprochen:

1. Starten der ersten Ausgangssituation und Erfassen der Spontanreaktion.
2. Exploration von Kognitionen und Emotionen.
3. Starten weiterer Ausgangssituationen, Erfassen der Spontanreaktionen und Exploration von Kognitionen und Emotionen.

6.3 Starten der ersten Ausgangssituation und Erfassen der Spontanreaktion

Klicken Sie im Hauptmenü auf den Button „Diagnostik“ (vgl. Abb. 25). Sie gelangen automatisch zu einer Filmauswahl, in der Sie die fünf verschiedenen Ausgangssituationen sehen:

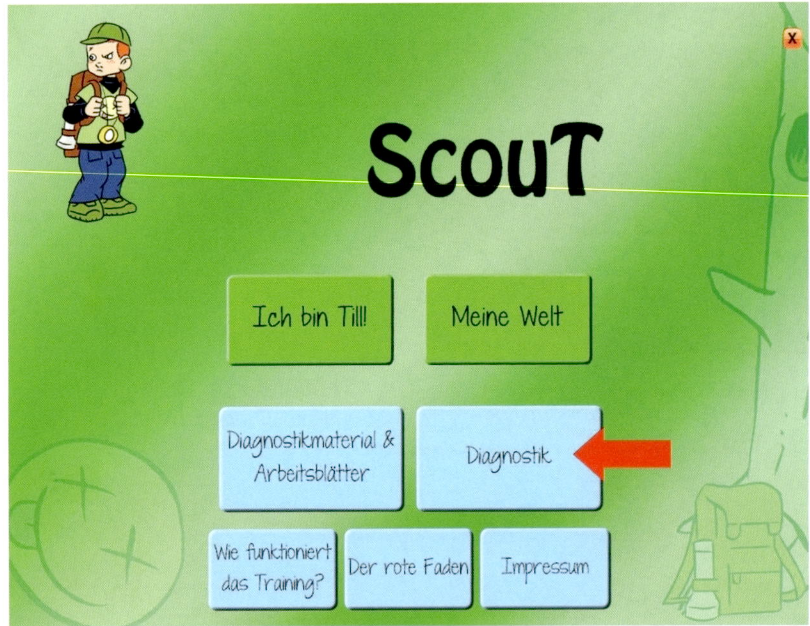

Abbildung 25: Hauptmenü mit Button „Diagnostik“

1. Darf ich mitspielen? (Reaktion auf Enttäuschung).
2. Du hast es kaputt gemacht! (Reaktion auf verbale Aggression).
3. Da fehlt etwas! (Reaktion auf unwahre Behauptung).
4. So ein blödes Bild! (Reaktion auf Abwertung).
5. Das ist mein Ball! (Reaktion auf körperliche Aggression).

Im Folgenden wollen wir Sie nun Schritt für Schritt anhand einer Situation und eines Fallbeispiels damit vertraut machen, wie Sie am besten mit dem Kind die einzelnen Situationen durcharbeiten.

Sagen Sie dem Kind:

„Ich möchte mir nun mit Dir gemeinsam anschauen, was Till so alles erlebt! Wir schauen uns als erstes den Film ‚Darf ich mitspielen?' an."

Klicken Sie die erste Ausgangssituation „Darf ich mitspielen?" (vgl. Abb. 26) an und sehen sich den Film gemeinsam an.

Filminhalt: Einige Kinder, darunter auch Tills Klassenkamerad Max, spielen zusammen Fußball auf dem Schulhof. Till nähert sich den spielenden Kindern. Till geht auf Max zu und fragt: „Darf ich mitspielen?" Max bleibt stehen und antwortet: „Nein, jetzt nicht, wir sind mitten im Spiel."

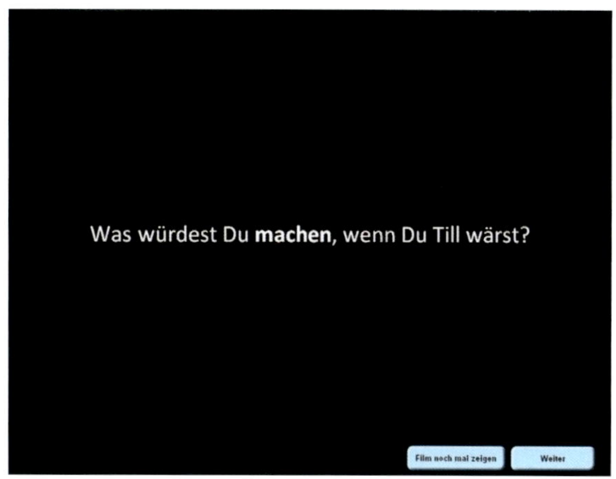

Abbildung 27: Bildschirm mit Frage zur Spontanreaktion

Der Film stoppt automatisch mit der Frage: Was würdest Du machen, wenn Du Till wärst? (vgl. Abb. 27).

Sie können das Kind die Frage direkt beantworten lassen oder noch besser den Film mit den Fingerpuppen oder Handpuppen zu Ende spielen (vgl. Abb. 28 und 29). Der Vorteil von einem Puppenspiel gegenüber einer einfachen verbalen Exploration ist, dass das Kind sein eigenes Verhalten unbefangener wiedergeben kann und seine Spontanreaktion nicht in Worte fassen muss, was vielen, vor allem jüngeren Kindern, schwer fällt und auch zu mehr sozial erwünschten Reaktionen beitragen kann.

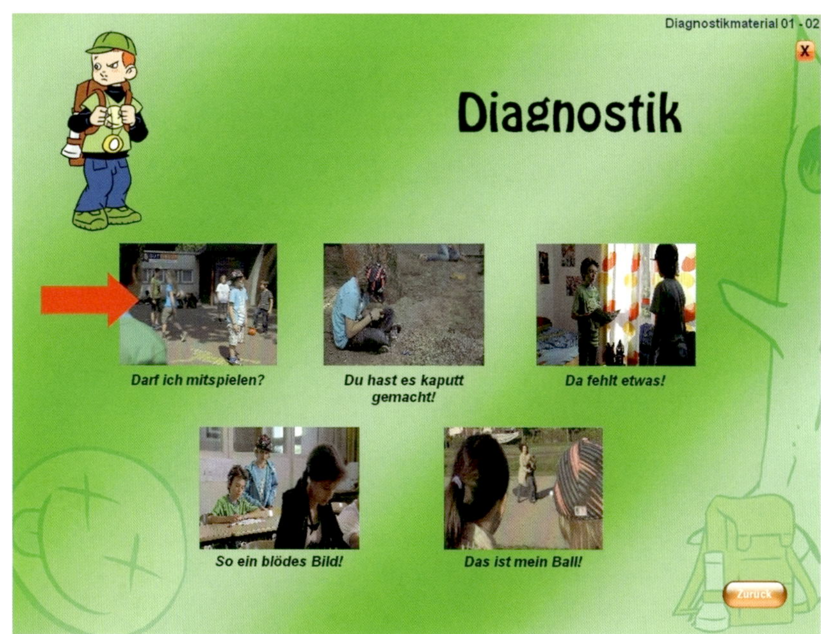

Abbildung 26: Hauptmenü Diagnostik, erste Ausgangssituation

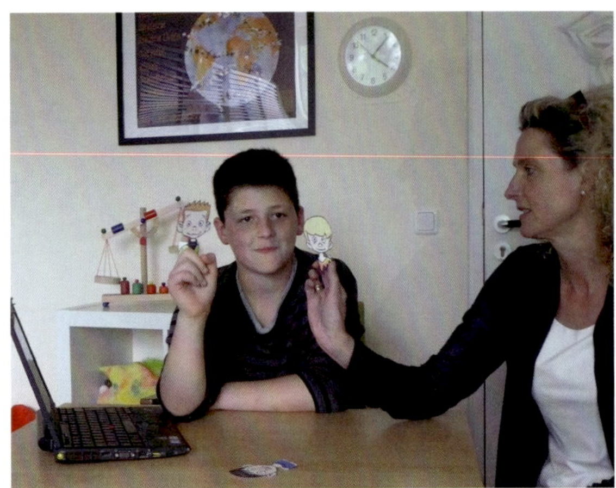

Abbildung 28: Fingerpuppenspiel

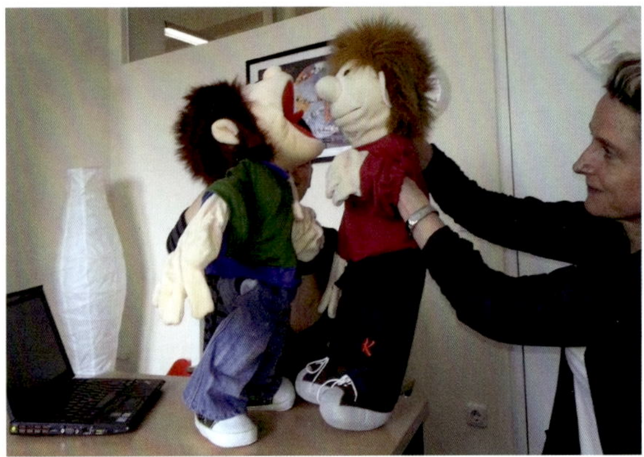

Abbildung 29: Puppenspiel (Till-Handpuppe: Bestandteil des THAV-Therapiematerials, Bezugsquelle: www.testzentrale.de)

Sagen Sie dem Kind:

„Du bist jetzt Till und ich bin Max (oder der Junge). Was würdest Du machen, wenn Du Till wärst? Spiel das mal!“

Möglicherweise schreit das Kind als Till: *„Ihr seid total doof, mit doofen Typen will ich gar nicht spielen.“*

Protokollieren Sie diese Spontanreaktion des Kindes auf die Situation anhand des Diagnostikmaterials D01 (vgl. Abb. 34) und klassifizieren Sie sie (hier als: Kategorie 2, verbal aggressive Spontanreaktion) anhand der vier Grobkategorien (sozial kompetent, sozial unsicher, verbal aggressiv oder körperlich aggressiv). In Tabelle 6 finden Sie einige mögliche Spontanreaktionen und Klassifikationshilfen. Geben Sie keinen bewertenden Kommentar (weder verbal, noch nonverbal) ab, loben Sie das Kind für seine Mitarbeit:

„Ich finde toll, wie gut Du hier mitmachst!“

⚠ Schwierige Diagnostiksituationen:

Manchen Kindern (besonders jüngeren oder Kindern mit ADHS) fällt es schwer, dem Film vom Anfang bis zum Ende aufmerksam zu folgen. Hier empfiehlt sich, den Film noch einmal zu zeigen (klicken Sie hierzu auf den Button „Film noch einmal zeigen“), das Kind auf das Bildmaterial zu fokussieren und nachzufragen, was dort passiert ist.

Einige Kinder zeigen zunächst eine sozial erwünschte Reaktion aus Angst vor Abwertung, obwohl sie sich im Alltag anders verhalten. Nehmen Sie sich daher Zeit und erklären Sie dem Kind, dass es sich so verhalten soll, wie es sich auch auf dem Schulhof verhalten würde. Sprechen Sie die Ängste des Kindes an und erklären Sie ihm, dass es hier nicht um eine richtige oder falsche Antwort geht. Daher ist es besonders wichtig, weder verbal noch nonverbal einen bewertenden Kommentar abzugeben, auch wenn das Kind eine sehr aggressive Reaktion zeigt.

Manche Kinder finden es zunächst „zu kindisch oder peinlich“, mit Puppen zu spielen. Hier

Tabelle 6: Klassifikationshilfen zu möglichen Spontanreaktionen zur Ausgangssituation „Darf ich mitspielen?“

Ausgangssituation „Darf ich mitspielen?“			
Kategorie 0: sozial kompetente Spontanreaktion: Kind spielt: *Till sagt: „Ach komm, kann ich nicht trotzdem mitspielen?“*	**Kategorie 1: sozial unsichere Spontanreaktion** Kind spielt: *Till geht einfach weg und ist traurig.*	**Kategorie 2: verbal aggressive Spontanreaktion** Kind spielt: *Till schreit: „Ihr seid total doof, mit doofen Typen will ich gar nicht spielen.“*	**Kategorie 3: körperlich aggressive Spontanreaktion** Kind spielt: *Till schubst Max, damit er hinfällt.*

kommt es häufig darauf an, mit wie viel Selbstverständlichkeit und Spaß Sie selbst mit den Puppen umgehen und diese einführen. Will das Kind auf gar keinen Fall mit den Puppen spielen, können Sie dem Kind auch ein Rollenspiel vorschlagen oder es auffordern, seine Reaktion genau zu beschreiben.

6.4 Exploration von Kognitionen und Emotionen

Anhand der nachfolgenden Fragen können Kognitionen und Emotionen exploriert werden, welche die Handlung begleiten oder ihr vorausgehen. Mithilfe der Identifikationsfigur Till Taff soll sich das Kind mit dessen Problemen auseinandersetzen und zunächst die Gedanken und Gefühle und später auch die Konsequenzen erkennen und beschreiben. Klicken Sie bitte zunächst auf den Button „Weiter" (vgl. Abb. 30).

Es öffnet sich eine neue Seite zur Diagnostik von Kognitionen und Gefühlen (vgl. Abb. 31).

Thematisieren Sie an dieser Stelle zunächst mit dem Kind, was es denken würde, wenn es Till wäre. Sie können z. B. sagen:

„Stell Dir vor, Du bist Till und Max sagt: ‚Nein, jetzt nicht, wir sind mitten im Spiel.' Was würdest Du da denken?"

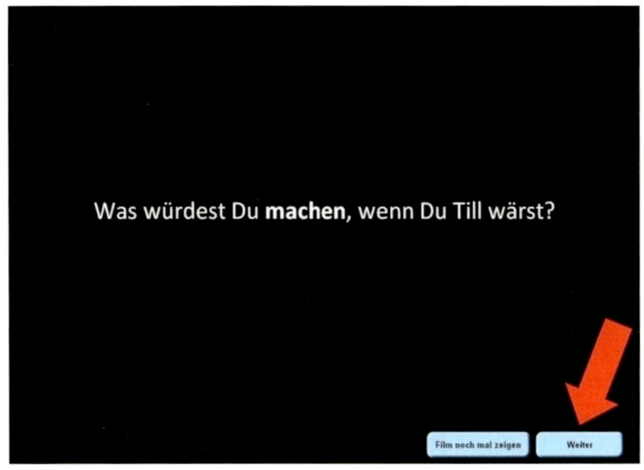

Abbildung 30: Bildschirm mit Frage zur Spontanreaktion und Button „Weiter"

Möglicherweise antwortet das Kind: *„Ich würde denken: Mit den Blödmännern will ich gar nicht spielen."*

Protokollieren Sie diese Antwort und ordnen Sie diese einer der vier Grobkategorien (sozial kompetent, sozial unsicher, verbal aggressiv oder körperlich aggressiv) auf dem Diagnostikmaterial D01 (hier als: Kategorie 2, verbal aggressive Kognition) zu (vgl. Abb. 34). In Tabelle 7 finden Sie dazu wieder einige mögliche Kognitionen und Klassifikationshilfen. Geben Sie auch hier keine bewertenden Kommentare (weder verbal, noch über Gestik oder Mimik) gegenüber dem Kind ab. Vielmehr loben Sie das Kind für seine Mitarbeit:

„Ich finde toll, wie gut Du hier mitmachst und genau überlegst!"

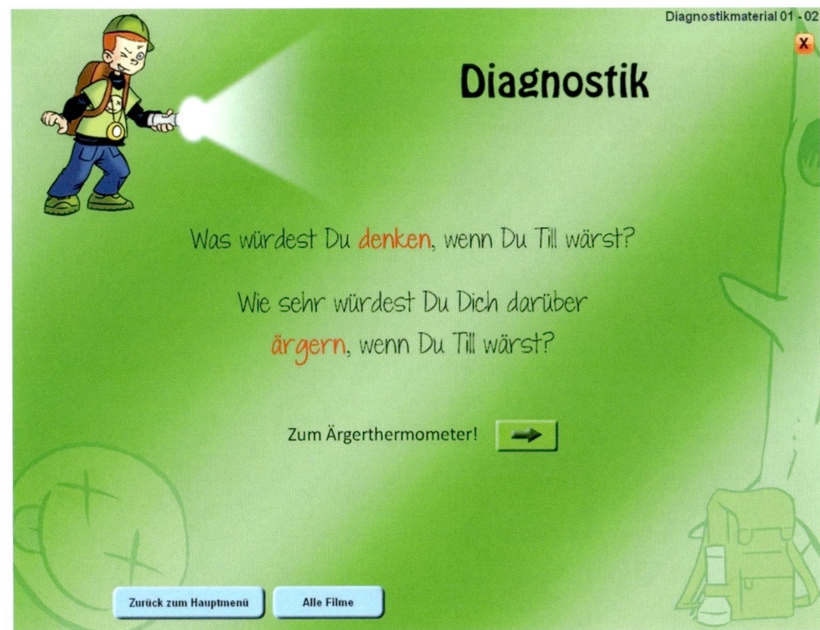

Abbildung 31: Diagnostik von Kognitionen und Gefühlen

Tabelle 7: Klassifikationshilfen zu möglichen Kognitionen zur Ausgangssituation „Darf ich mitspielen?"

Ausgangssituation „Darf ich mitspielen?"			
Kategorie 0: sozial kompetente Kognition *„Ich würde denken: Das ist aber doof! Wäre aber doch schön, wenn ich mitspielen könnte. Ich versuch's noch mal."*	**Kategorie 1: sozial unsichere Kognition** *„Ich würde denken: Das ist doof! Die lassen mich nie mitspielen."*	**Kategorie 2: verbal aggressive Kognition** *„Ich würde denken: Mit den Blödmännern will ich gar nicht spielen."*	**Kategorie 3: körperlich aggressive Kognition** *„Ich würde denken: So ein Idiot! Dem geb' ich's aber!"*

Die Klassifikationen der Spontanreaktion (vgl. Tab. 6) und der Kognition (vgl. Tab. 7) müssen nicht zwangsläufig übereinstimmen.

Im nächsten Schritt können Sie explorieren, wie sehr sich das Kind darüber ärgern würde, wenn es Till wäre. Klicken Sie auf den Pfeil-Button (vgl.

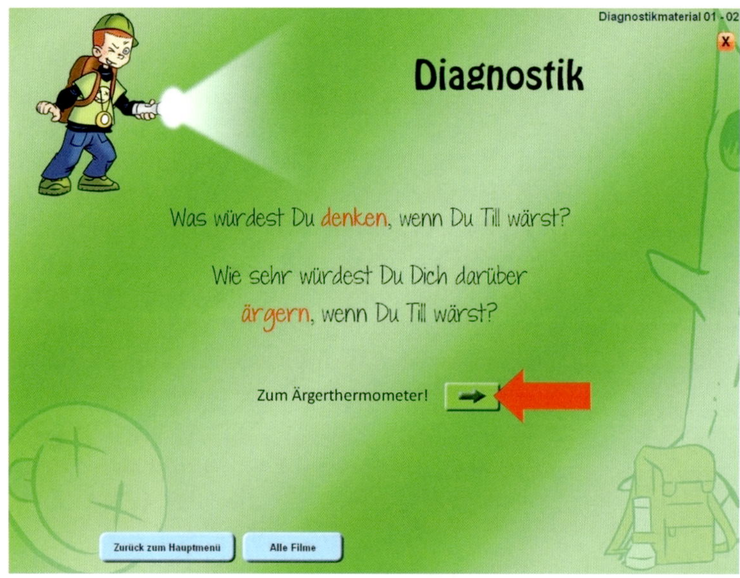

Abbildung 32: Diagnostik von Kognitionen und Gefühlen mit Pfeil-Button

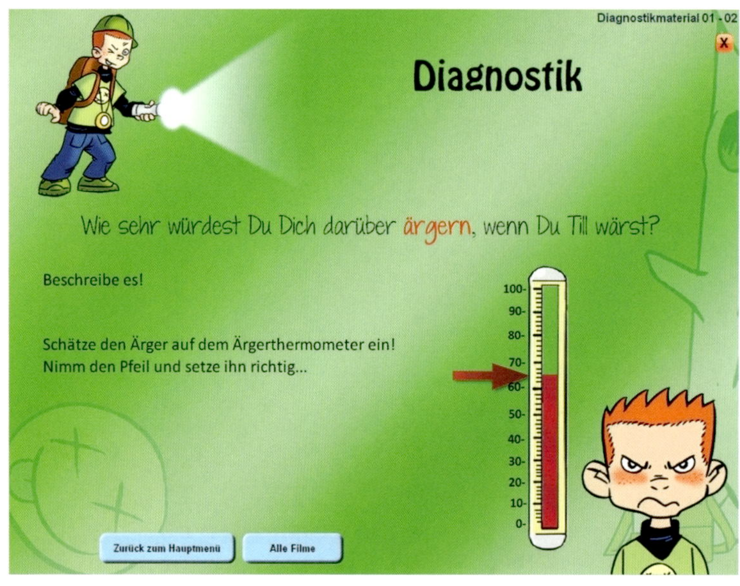

Abbildung 33: Diagnostik-Ärgerthermometer

Abb. 32). Danach öffnet sich automatisch das Ärgerthermometer (vgl. Abb. 33).

An dieser Stelle können Sie zunächst frei den Ärger des Kindes explorieren:

„Wie sehr würdest Du Dich darüber ärgern, wenn Du Till wärst und wenn Max sagt, dass Du jetzt nicht mitspielen darfst? Versuche das mal zu beschreiben."

Vielleicht sagt das Kind: *„Ich wäre stinkwütend auf den und voll enttäuscht von dem!"*

Je nach Alter und kognitivem Entwicklungsstand fällt es manchen Kindern schwer, ihren Ärger zu beschreiben. Zum Beispiel antworten sie auf die Frage *„Wie sehr würdest Du Dich darüber ärgern, wenn Du Till wärst und wenn Max sagt, dass Du jetzt nicht mitspielen darfst?"* mit *„Weiß nicht!"* oder *„Blöd!"*.

Hier kann es hilfreich sein, einige Beschreibungen vorzugeben und das Kind auswählen zu lassen, z. B.:

„Wärst Du wütend oder sauer auf Max, dass Du nicht mitspielen darfst…?"

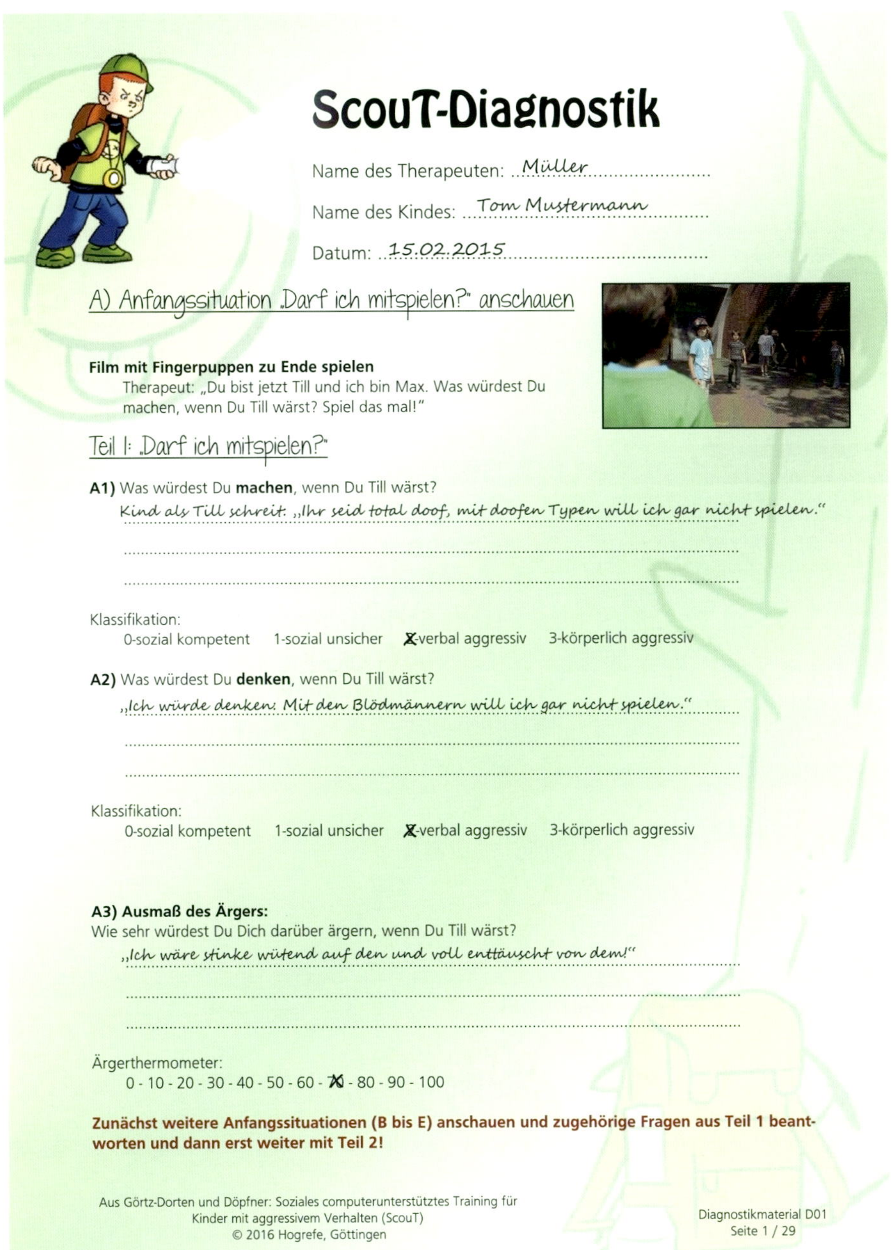

ScouT-Diagnostik

Name des Therapeuten: Müller

Name des Kindes: Tom Mustermann

Datum: 15.02.2015

A) Anfangssituation „Darf ich mitspielen?" anschauen

Film mit Fingerpuppen zu Ende spielen

Therapeut: „Du bist jetzt Till und ich bin Max. Was würdest Du machen, wenn Du Till wärst? Spiel das mal!"

Teil I: „Darf ich mitspielen?"

A1) Was würdest Du **machen**, wenn Du Till wärst?

Kind als Till schreit: „Ihr seid total doof, mit doofen Typen will ich gar nicht spielen."

Klassifikation:

0-sozial kompetent 1-sozial unsicher X-verbal aggressiv 3-körperlich aggressiv

A2) Was würdest Du **denken**, wenn Du Till wärst?

„Ich würde denken: Mit den Blödmännern will ich gar nicht spielen."

Klassifikation:

0-sozial kompetent 1-sozial unsicher X-verbal aggressiv 3-körperlich aggressiv

A3) Ausmaß des Ärgers:

Wie sehr würdest Du Dich darüber ärgern, wenn Du Till wärst?

„Ich wäre stinke wütend auf den und voll enttäuscht von dem!"

Ärgerthermometer:

0 - 10 - 20 - 30 - 40 - 50 - 60 - X - 80 - 90 - 100

Zunächst weitere Anfangssituationen (B bis E) anschauen und zugehörige Fragen aus Teil 1 beantworten und dann erst weiter mit Teil 2!

Diagnostikmaterial D01
Seite 1 / 29

Abbildung 34:
Diagnostikmaterial D01, Teil 1, Seite 1 (ausgefüllt)

Die Intensität des Ärgers kann mithilfe des Reglers auf dem von 0 bis 100 reichenden Ärgerthermometer eingestellt werden. Analog zu einem Thermometer zur Temperaturbestimmung können Sie dem Kind erklären, dass das Ärgerthermometer messen soll, wie stark sein Ärger in dieser Situation wäre. Sie können z. B. sagen:

„Null bedeutet gar kein Ärger und 100 bedeutet der stärkste Ärger, den Du je in einer Situation mit anderen Kindern erlebt hast. Stell Dir vor, Du bist Till und Max sagt: ‚Nein, jetzt nicht, wir sind mitten im Spiel.' Wie sehr würdest Du Dich darüber ärgern?"

Das Kind kann mit der gedrückten Maustaste den Pfeil am Ärgerthermometer auf dem Bildschirm bewegen. Sie können dann den Wert (z. B. 70) auf Ihr Diagnostikmaterial D01 (vgl. Abb. 34) übertragen und sagen:

„Du hast das Thermometer auf 70 gestellt. Das heißt, Du würdest Dich schon sehr stark ärgern. Richtig?"

Damit vergewissern Sie sich, dass das Kind das Prinzip verstanden hat.

Schwierige Diagnostiksituationen:

- Je nach Alter und kognitivem Entwicklungsstand fällt es manchen Kindern schwer, Kognitionen zu benennen. Zum Beispiel antworten sie auf die Frage „Was würdest Du denken, wenn Du Till wärst?" mit „Doof!" oder „Gar nichts!" oder „Weiß nicht!". Hier kann es hilfreich sein, verschiedene Kognitionen zu den vier Grobkategorien (sozial kompetent, sozial unsicher, verbal aggressiv oder körperlich aggressiv) vorzugeben und das Kind auswählen zu lassen. Sie können also sagen: „Manchmal kann es einem schwerfallen, Gedanken überhaupt zu erkennen oder in Worte zu fassen." Oder Sie fragen: „Was meinst Du genau mit ‚doof'? Würdest Du eher … denken oder eher …?" usw. Für die Situation „Darf ich mitspielen?" können das zum Beispiel folgende mögliche Kognitionen sein:
  - Das ist aber doof! Wäre aber doch schön, wenn ich mitspielen könnte. Ich versuch's noch mal.
  - Das ist doof! Die lassen mich nie mitspielen.
  - Mit den Blödmännern will ich gar nicht spielen.
  - So ein Idiot! Dem geb' ich's aber!
- Andere Kinder antworten aber auch aus Lustlosigkeit nicht. Hier gilt es, die Lustlosigkeit der Kinder zu thematisieren und sie zu motivieren, mitzumachen. Eventuell kann es bereits an dieser Stelle nötig sein, ein Punktesystem zu installieren (vgl. Kapitel 7.2).

6.5 Starten weiterer Ausgangssituationen, Erfassen der Spontanreaktionen und Exploration von Kognitionen und Emotionen

Bearbeiten Sie nun in gleicher Weise (wie in den vorigen Kapiteln beschrieben) alle weiteren Aus-

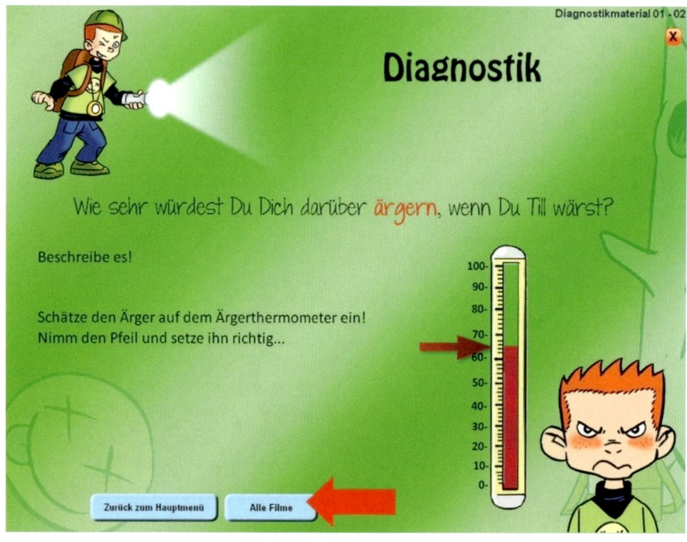

Abbildung 35: Diagnostik-Ärgerthermometer mit Button „Alle Filme"

Tabelle 8: Klassifikationshilfen zu möglichen Spontanreaktionen auf Handlungsebene zu den weiteren Ausgangssituationen

Ausgangssituation: „Du hast es kaputt gemacht!"			
Kategorie 0: sozial kompetente Spontanreaktion Kind spielt: *Till sagt: „Entschuldige, ich hab' es wirklich nicht absichtlich gemacht."*	**Kategorie 1: sozial unsichere Spontanreaktion** Kind spielt: *Till geht nach Hause.*	**Kategorie 2: verbal aggressive Spontanreaktion** Kind spielt: *Till schreit: „Wegen dem blöden Auto brauchst Du mich nicht gleich so anzuschreien, Du Blödmann!"*	**Kategorie 3: körperlich aggressive Spontanreaktion** Kind spielt: *Till tritt noch einmal absichtlich auf das Auto.*
Ausgangssituation: „Da fehlt etwas!"			
Kategorie 0: sozial kompetente Spontanreaktion Kind spielt: *Till sagt: „Ich weiß aber ganz genau, dass das Comic noch alle Seiten hatte, als ich es Dir gegeben habe. Ich möchte, dass Du mir ein neues besorgst."*	**Kategorie 1: sozial unsichere Spontanreaktion** Kind spielt: *Till sagt gar nichts.*	**Kategorie 2: verbal aggressive Spontanreaktion** Kind spielt: *Till sagt: „Du Scheißlügner, das stimmt gar nicht! Die Seiten waren drin. Du kriegst in Deinem ganzen Leben nichts mehr von mir. Verpiss Dich!"*	**Kategorie 3: körperlich aggressive Spontanreaktion** Kind spielt: *Till haut Max das Comic kräftig auf den Kopf.*
Ausgangssituation: „So ein blödes Bild!"			
Kategorie 0: sozial kompetente Spontanreaktion Kind spielt: *Till sagt: „Lass mich doch einfach in Ruhe!", und kümmert sich nicht weiter um ihn.*	**Kategorie 1: sozial unsichere Spontanreaktion** Kind spielt: *Till sagt: „Ich kann halt nicht so gut malen, da bin ich wohl zu doof dazu."*	**Kategorie 2: verbal aggressive Spontanreaktion** Kind spielt: *Till schreit: „Hau ab, Du Großmaul! Deins ist noch viel beschissener!"*	**Kategorie 3: körperlich aggressive Spontanreaktion** Kind spielt: *Till springt auf und schubst Max.*
Ausgangssituation: „Das ist mein Ball"			
Kategorie 0: sozial kompetente Spontanreaktion Kind spielt: *Till geht zu dem Jungen und sagt mit fester Stimme: „Gib mir sofort den Ball wieder!"*	**Kategorie 1: sozial unsichere Spontanreaktion** Kind spielt: *Till rennt zu den anderen Kindern, die auf ihn warten, und erzählt ihnen, was passiert ist, und jammert.*	**Kategorie 2: verbal aggressive Spontanreaktion** Kind spielt: *Till geht zu dem Jungen und sagt: „Du Arschloch, gib mir sofort den Ball wieder!"*	**Kategorie 3: körperlich aggressive Spontanreaktion** Kind spielt: *Till verprügelt den Jungen.*

gangssituationen mit dem Kind, zu denen Sie an dieser Stelle über den Button „Alle Filme“ (vgl. Abb. 35) immer wieder gelangen und protokollieren Sie die Ergebnisse im Diagnostikmaterial D01 jeweils zunächst in Teil 1 der entsprechenden Situationen. Damit haben Sie dann die in der jeweiligen Situation ausgelösten Spontanreaktionen auf der kognitiven, der emotionalen und der Handlungsebene erfasst. In den folgenden Tabellen finden Sie dazu wieder einige Beispiele und Klassifikationshilfen für mögliche Spontanreaktionen auf Handlungsebene (vgl. Tabelle 8) und kognitiver Ebene (vgl. Tabelle 9) zu den vier weiteren Ausgangssituationen.

Tabelle 9: Klassifikationshilfen zu möglichen Spontanreaktionen auf kognitiver Ebene zu den weiteren Ausgangssituationen

Ausgangssituation: „Du hast es kaputt gemacht!“			
Kategorie 0: sozial kompetente Kognition *„Ich würde denken: Mist, ich hab' es gar nicht gesehen. Jetzt ist das schöne Auto kaputt und Max ist voll sauer. Ich finde es aber nicht gut, dass er mich gleich beleidigen muss.“*	**Kategorie 1: sozial unsichere Kognition** *„Ich würde denken: Mist, ich hab' es gar nicht gesehen. Jetzt ist das schöne Auto kaputt, aber ich weiß jetzt auch nicht, was ich daran machen soll, wenn Max so sauer ist.“*	**Kategorie 2: verbal aggressive Kognition** *„Ich würde denken: Was brüllt der blöde Typ mich so an? Ich hab' das Auto doch gar nicht gesehen, war doch nicht meine Schuld.“*	**Kategorie 3: körperlich aggressive Kognition** *„Ich würde denken: Was brüllt der blöde Typ mich so an? Ich hab' das Scheißauto doch gar nicht gesehen, war doch nicht meine Schuld. Das lass' ich mir von dem nicht gefallen. Na warte!“*
Ausgangssituation: „Da fehlt etwas!“			
Kategorie 0: sozial kompetente Kognition *„Ich würde denken: Das finde ich echt nicht nett von Max. Er leiht sich etwas aus und macht es kaputt.“*	**Kategorie 1: sozial unsichere Kognition** *„Ich würde denken: Das ist so gemein! Der kriegt nie wieder etwas von mir. Aber das traue ich mich nicht, ihm zu sagen.“*	**Kategorie 2: verbal aggressive Kognition** *„Ich würde denken: Das ist voll gemein! Der will mich verarschen. Der kriegt nie wieder etwas von mir, der Arsch!“*	**Kategorie 3: körperlich aggressive Kognition** *„Ich würde denken: Der will mich verarschen! Der glaubt, ich bin bescheuert und merke es nicht. Der kriegt nie wieder etwas von mir, der Arsch! Dem zeig' ich es!“*
Ausgangssituation: „So ein blödes Bild!“			
Kategorie 0: sozial kompetente Kognition *„Ich würde denken: Max ist manchmal echt doof. Mit solchen Sprüchen nervt der echt.“*	**Kategorie 1: sozial unsichere Kognition** *„Ich würde denken: Das sieht auch total beschissen aus. Ich kriege nie was hin.“*	**Kategorie 2: verbal aggressive Kognition** *„Ich würde denken: So ein Blödmann, was bildet der sich ein? Seins sieht doch auch kacke aus.“*	**Kategorie 3: körperlich aggressive Kognition** *„Ich würde denken: So ein Arsch! Das lass' ich mir doch nicht gefallen. Dem zeig ich es jetzt.“*

Tabelle 9: (Fortsetzung)

Ausgangssituation: „Das ist mein Ball“			
Kategorie 0: sozial kompetente Kognition *„Ich würde denken: Was soll das denn? Das ist mein Ball.“*	**Kategorie 1: sozial unsichere Kognition** *„Ich würde denken: Das ist total doof. Immer ärgern mich andere und nehmen mir was weg. Der gibt ihn mir sicher nicht wieder.“*	**Kategorie 2: verbal aggressive Kognition** *„Ich würde denken: So ein Blödmann, was bildet der sich ein?“*	**Kategorie 3: körperlich aggressive Kognition** *„Ich würde denken: So ein Idiot! Dem geb' ich's aber jetzt. Na warte, Du Arsch!“*

⚠ Schwierige Diagnostiksituationen:

Manchen Kindern (besonders jüngeren oder Kindern mit ADHS) fällt es schwer, alle Situationen hintereinander zu bearbeiten. Hier empfiehlt es sich, die Diagnostik auf weitere Sitzungen zu verteilen.

6.6 ScouT-Diagnostik Teil 2: Exploration von Problemlöseprozessen

Für den zweiten Teil der ScouT-Diagnostik zur Exploration von Problemlöseprozessen in den einzelnen Situationen ist in der Regel eine Sitzung notwendig. Folgende Komponenten und deren Codierung werden besprochen:

1. Exploration von Handlungsalternativen,
2. Erfassung der Handlungsentscheidung,
3. Erfragen der Kompetenzerwartung für die gewählte Handlungsalternative,
4. Erhebung der vom Kind antizipierten Handlungskonsequenzen.

6.7 Erfassung des Problemlöseprozesses

Da die Erfassung des Problemlöseprozesses für jede einzelne Situation die Spontanreaktionen in den nachfolgenden Situationen beeinflussen kann, werden diese Spontanreaktionen in der ScouT-Diagnostik zunächst für alle Situationen hintereinander erhoben. Nachfolgend werden nun pro Situation die einzelnen Problemlöseprozesse exploriert und erfasst und in Teil 2 des Diagnostikmaterials D01 protokolliert (vgl. Abb. 37 und Abb. 38).

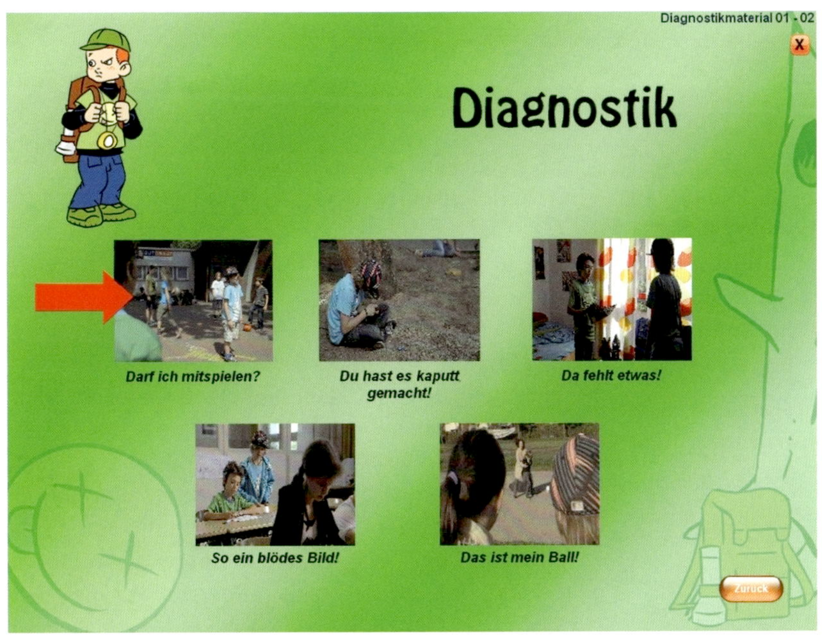

Abbildung 36: Hauptmenü Diagnostik mit erster Ausgangssituation

Teil 2: „Darf ich mitspielen?"

Alternativen erfragen:

A4) Was könntest Du sonst noch sagen oder machen, wenn Du Till wärst? Anzahl: ...1....

a) Sagen: „Ach komm, kann ich nicht trotzdem mitspielen?" Klassifikation: ..0...
b) .... Klassifikation: ....
c) .... Klassifikation: ....
d) .... Klassifikation: ....

Klassifikation:
0-sozial kompetent 1-sozial unsicher 2-verbal aggressiv 3-körperlich aggressiv

Aus allen Bereichen der Klassifikation (0-3) Alternativen vorgeben: *
0-Du könntest sagen: „Kann ich nachher mitspielen?"
1-Du könntest einfach weg gehen.
2-Du könntest sagen: „Ihr seid total doof, mit doofen Leuten will ich gar nicht spielen."
3-Du könntest Max schubsen, damit er hinfällt.

A5) Entscheidung:
Was wäre am besten?

„Ihr seid total doof, mit doofen Leuten will ich gar nicht spielen."

A6) Kompetenzerwartung:
Wie gut würdest Du das fertig bringen?

Klassifikation:
0-überhaupt nicht 1-schlecht 2-ziemlich gut X-sehr gut

A7) Erwartung von Konsequenzen:
Was würde passieren, wenn Du das tun würdest? Glaubst Du die anderen Kinder würden Dich so mitspielen lassen?

Ja, wenn ich das machen würde, würden die mich mitspielen lassen, weil die Angst vor mir hätten .... Klassifikation: ..1....

Klassifikation:
0-Ziel nicht erreicht, negative Konsequenz
1-Ziel erreicht, positive Konsequenz

A8) Was könnte noch passieren? Anzahl: ...1.......

Die Kinder fänden mich cool .... Klassifikation: ...1...
.... Klassifikation: ....
.... Klassifikation: ....
.... Klassifikation: ....

Klassifikation:
0-Ziel nicht erreicht, negative Konsequenz
1-Ziel erreicht, positive Konsequenz

Aus Görtz-Dorten und Döpfner: Soziales computerunterstütztes Training für Kinder mit aggressivem Verhalten (ScouT)

Diagnostikmaterial D01
Seite 2 / 29

Abbildung 37: Diagnostikmaterial D01, Teil 2, 2. Seite (ausgefüllt)

Gehen Sie dazu auf das Hauptmenü Diagnostik (vgl. Abb. 36) und spielen Sie dem Kind die erste Situation noch einmal vor, bevor Sie mithilfe von Teil 2 des Diagnostikbogens D01den Problemlöseprozess explorieren und protokollieren (vgl. Abb. 37 und Abb. 38).

Erfragen Sie, nachdem das Kind den Film noch einmal gesehen hat, weitere *Handlungsalternativen*:

„Was könntest Du sonst noch sagen oder machen, wenn Du Till wärst?"

Möglicherweise sagt das Kind bei Situation 1 (Darf ich mitspielen?): „*Wenn ich Till wäre, könnte ich sagen: ‚Ach komm, kann ich nicht trotzdem mitspielen?'*"

Versuchen Sie, auch diese Antworten den vier Grobkategorien (sozial kompetent, sozial unsicher, verbal aggressiv oder körperlich aggressiv) auf dem Diagnostikmaterial D01 (hier als Kategorie 0: sozial kompetente Alternative) zuzuordnen. In Tabelle 10 finden Sie dazu wieder einige mögliche Beispiele und Klassifikationshilfen für mögliche Handlungsalternativen zu allen fünf Ausgangssituationen. Geben Sie auch hier keine bewertenden Kommentare gegenüber dem Kind ab.

Tabelle 10: Klassifikationshilfen zu möglichen Handlungsalternativen

<table>
<tr><th colspan="4">Ausgangssituation „Darf ich mitspielen?“</th></tr>
<tr><td>Kategorie 0: sozial kompetente Handlungsalternative
Ich könnte sagen: „Ach komm, kann ich nicht trotzdem mitspielen?“</td><td>Kategorie 1: sozial unsichere Handlungsalternative
Ich könnte einfach weggehen.</td><td>Kategorie 2: verbal aggressive Handlungsalternative
Ich könnte schreien: „Ihr seid total doof, mit doofen Typen will ich gar nicht spielen.“</td><td>Kategorie 3: körperlich aggressive Handlungsalternative
Ich könnte Max schubsen, damit er hinfällt.</td></tr>
<tr><th colspan="4">Ausgangssituation: „Du hast es kaputt gemacht!“</th></tr>
<tr><td>Kategorie 0: sozial kompetente Handlungsalternative
Ich könnte sagen: „Entschuldige, ich hab es wirklich nicht absichtlich gemacht.“</td><td>Kategorie 1: sozial unsichere Handlungsalternative
Ich könnte nach Hause gehen.</td><td>Kategorie 2: verbal aggressive Handlungsalternative
Ich könnte schreien: „Wegen dem blöden Auto brauchst Du mich nicht gleich so anzuschreien, Du Blödmann!“</td><td>Kategorie 3: körperlich aggressive Handlungsalternative
Ich könnte noch einmal absichtlich auf das Auto treten.</td></tr>
<tr><th colspan="4">Ausgangssituation: „Da fehlt etwas!“</th></tr>
<tr><td>Kategorie 0: sozial kompetente Handlungsalternative
Ich könnte sagen: „Ich weiß aber ganz genau, dass das Comic noch alle Seiten hatte, als ich es Dir gegeben habe. Ich möchte, dass Du mir ein neues besorgst.“</td><td>Kategorie 1: sozial unsichere Handlungsalternative
Ich könnte gar nichts sagen.</td><td>Kategorie 2: verbal aggressive Handlungsalternative
Ich könnte sagen: „Du Scheißlügner, das stimmt gar nicht! Die Seiten waren drin. Du kriegst in Deinem ganzen Leben nichts mehr von mir. Verpiss Dich!“</td><td>Kategorie 3: körperlich aggressive Handlungsalternative
Ich könnte Max das Comic kräftig auf den Kopf hauen.</td></tr>
<tr><th colspan="4">Ausgangssituation: „So ein blödes Bild!“</th></tr>
<tr><td>Kategorie 0: sozial kompetente Handlungsalternative
Ich könnte sagen: „Lass mich doch einfach in Ruhe!“, und kümmere mich nicht weiter um ihn.</td><td>Kategorie 1: sozial unsichere Handlungsalternative
Ich könnte sagen: „Ich kann halt nicht so gut malen, da bin ich wohl zu doof dazu.“</td><td>Kategorie 2: verbal aggressive Handlungsalternative
Ich könnte schreien: „Hau ab, Du Großmaul! Deins ist noch viel beschissener!“</td><td>Kategorie 3: körperlich aggressive Handlungsalternative
Ich könnte aufspringen und Max schubsen.</td></tr>
<tr><th colspan="4">Ausgangssituation: „Das ist mein Ball“</th></tr>
<tr><td>Kategorie 0: sozial kompetente Handlungsalternative
Ich könnte zu dem Jungen gehen und mit fester Stimme sagen: „Gib mir sofort den Ball wieder!“</td><td>Kategorie 1: sozial unsichere Handlungsalternative
Ich könnte zu den anderen Kindern rennen, die auf mich warten, und ihnen erzählen, was passiert ist, und jammern.</td><td>Kategorie 2: verbal aggressive Handlungsalternative
Ich könnte zu dem Jungen gehen und sagen: „Du Arschloch, gib mir sofort den Ball wieder!“</td><td>Kategorie 3: körperlich aggressive Handlungsalternative
Ich könnte den Jungen verprügeln.</td></tr>
</table>

Zudem wird die Anzahl der Handlungsalternativen, die das Kind benennt, auf dem Diagnostikbogen notiert.

Nun können Sie als Therapeut fragen:

„Fällt Dir sonst noch etwas ein?"

Zur Erfassung der *Handlungsentscheidung* nennen Sie danach dem Kind aus allen Bereichen (sozial kompetent, sozial unsicher, verbal aggressiv oder körperlich aggressiv) eine Handlungsalternative (vgl. Beispiele und Kodierungshinweise zu allen Situationen auf dem Diagnostikmaterial D01 und Beispiele und Klassifikationen zur Ausgangssituation „Darf ich mitspielen?" im nachfolgenden Kasten) und fragen Sie das Kind, welche Handlungsmöglichkeit seiner Meinung nach am besten wäre. Notieren Sie die Entscheidung des Kindes auf dem Diagnostikbogen D01 und klassifizieren Sie diese.

Beispiele und Klassifikationen zur Handlungsentscheidung für die Ausgangssituation „Darf ich mitspielen?"

0 sozial kompetent: Du könntest sagen: „Ach komm, kann ich nicht trotzdem mitspielen?"

1 sozial unsicher: Du könntest einfach weggehen.

2 verbal aggressiv: Du könntest schreien: „Ihr seid total doof, mit doofen Typen will ich gar nicht spielen!"

3 körperlich aggressiv: Du könntest Max schubsen, damit er hinfällt.

Hiernach können Sie die *Kompetenzerwartung* für die gewählte Handlungsalternative erfragen (*Wie gut würdest Du das fertigbringen?*) und diese auf dem Diagnostikmaterial D01 klassifizieren (von 0 – überhaupt nicht, 1 – schlecht, 2 – ziemlich gut bis 3 – sehr gut). An dieser Stelle empfiehlt es sich oftmals, nachzufragen, warum das Kind diese Überzeugung hat, z. B.:

„Warum glaubst Du, dass Du Max bzw. ein Kind gut anschreien könntest? Hast Du das schon mal gemacht? Kannst Du laut schreien und schimpfen? Kennst Du viele Schimpfworte?"

Danach erheben Sie die vom Kind *antizipierte Handlungskonsequenz*:

„Was würde passieren, wenn Du das tun würdest?"

Stellen Sie ergänzend die konkrete Frage, die Sie auf dem Diagnostikmaterial D01 finden (vgl. hierzu auch Tab. 11), z. B.:

„Glaubst Du, die anderen Kinder würden Dich so mitspielen lassen?"

Diese antizipierte Handlungskonsequenz können Sie auf dem Diagnostikmaterial D01 protokollieren und danach klassifizieren, ob das Kind glaubt, sein Ziel so nicht zu erreichen (d. h. eine negative Konsequenz eintreten wird: 0) oder ob es glaubt, dass es sein Ziel so erreicht (d. h. eine positive Konsequenz eintreten wird: 1). An dieser Stelle empfiehlt es sich nachzufragen, warum das Kind glaubt, dass es sein Ziel so erreicht, z. B.:

„Warum glaubst Du, dass Du mitspielen darfst, wenn Du Max schubst? Hat das schon mal funktioniert bei Dir, um etwas durchzusetzen?"

In Tabelle 11 finden Sie mögliche Beispielantworten und zugehörige Klassifikationen zu allen Situationen.

Im letzten Schritt überprüfen Sie, ob das Kind noch *weitere potenzielle Handlungskonsequenzen* antizipieren kann. Sie fragen das Kind, was seiner Meinung nach noch passieren könnte. Und auch hier können Sie eine Klassifikation vornehmen: Ziel nicht erreicht/negative Konsequenz oder Ziel erreicht/positive Konsequenz.

Gehen Sie danach noch weitere Alternativen durch, die Sie dem Kind genannt haben (sozial kompetent und/oder verbal aggressiv; vgl. Beispiele auf dem Diagnostikmaterial D01). Hat das Kind bei der Entscheidung (*Was wäre am besten?*) sich bereits für die sozial kompetente Alternative entschieden, dann gehen Sie mit ihm nur noch die verbal aggressive Alternative durch. Hat sich das Kind für die verbal oder körperlich aggressive Variante entschieden, dann gehen Sie mit ihm nur noch die sozial kompetente Alternative durch. Hat sich das Kind jedoch für die sozial unsichere Alternative entschieden, dann gehen Sie mit ihm

Tabelle 11: Beispiele zu möglichen Fragen und Antworten zu antizipierten Handlungskonsequenzen für alle Situationen

Ausgangssituation	Mögliche Frage	Mögliche Antworten
„Darf ich mitspielen?“	Glaubst Du, die anderen Kinder würden Dich so mitspielen lassen?	0 – Nein, ich glaube, die würden mich nicht mitspielen lassen und mich doof finden. 1 – Ja, wenn ich das machen würde, würden die mich mitspielen lassen, weil die Angst vor mir hätten.
„Du hast es kaputt gemacht!“	Glaubst Du, Du könntest Deinen Freund so trösten?	0 – Nein, ich glaube, mein Freund wäre sauer auf mich. 1 – Ja, wenn ich das machen würde, wäre er nicht mehr so wütend und traurig.
„Da fehlt etwas!“	Glaubst Du, Dein Freund würde Dir daraufhin ein neues Comic kaufen?	0 – Nein, ich glaube nicht, dass er das machen würde. 1 – Ja, wenn ich das machen würde, würde der mir ein Neues kaufen, weil der Angst vor mir hätte.
„So ein blödes Bild!“	Glaubst Du, Max würde Dich danach in Ruhe lassen?	0 – Nein, ich glaube nicht, dass der mich in Ruhe lassen würde. Der würde noch mehr weiter machen. 1 – Ja, wenn ich das machen würde, würde der mich in Ruhe lassen, weil ich es dem ordentlich gezeigt hätte, wer der Stärkere ist.
„Das ist mein Ball!“	Glaubst Du, der Junge würde Dir so Deinen Ball wiedergeben?	0 – Nein, ich glaube nicht, dass der mir den Ball zurückgeben würde, der würde über mich lachen. 1 – Ja, wenn ich das machen würde, würde der mir den Ball sofort wiedergeben und mir in Zukunft aus dem Weg gehen.

noch zwei Alternativen durch – sowohl die sozial kompetente als auch die verbal aggressive und tragen die Ergebnisse in das Diagnostikmaterial D01 ein (vgl. Abb. 38).

Schwierige Diagnostiksituationen:

- Je nach Alter und kognitivem Entwicklungsstand fällt es manchen Kindern schwer, Handlungsalternativen und antizipierte Handlungskonsequenzen zu benennen. Zum Beispiel antworten sie auf die Frage „Was könntest Du sonst noch sagen oder machen?“ mit „Weiß nicht!“, weil ihnen andere Lösungsmöglichkeiten in ihrem Verhaltensrepertoire nicht zur Verfügung stehen. Dies ist eine wichtige diagnostische Information.
- Andere Kinder antworten aber auch aus Lustlosigkeit nicht oder weil sie wollen, dass der Test schneller vorbeigeht. Hier gilt es, die Lustlosigkeit der Kinder zu thematisieren und sie zu motivieren, mitzumachen. Dies kann über das in Kapitel 7.2 näher beschriebene Punktesystem geschehen.
- Wenn es den Kindern schwerfällt, antizipierte Handlungskonsequenzen (Was würde passieren, wenn Du das tun würdest?) zu benennen, dann helfen Sie dem Kind durch die jeweils konkrete Frage (z.B. „Glaubst Du, die anderen Kinder würden Dich so mitspielen lassen?“), die Sie auf dem Diagnostikmaterial D01 finden und durch eine kurze Zusammenfassung der Situation: „Überlege noch einmal. Da spielen einige Kinder und Max zusammen Fußball. Du fragst, ob Du mitspielen darfst und Max sagt: ‚Nein, jetzt nicht.‘ Jetzt schubst Du ihn. Was glaubst Du – lassen Dich die Kinder und Max danach mitspielen oder nicht?“

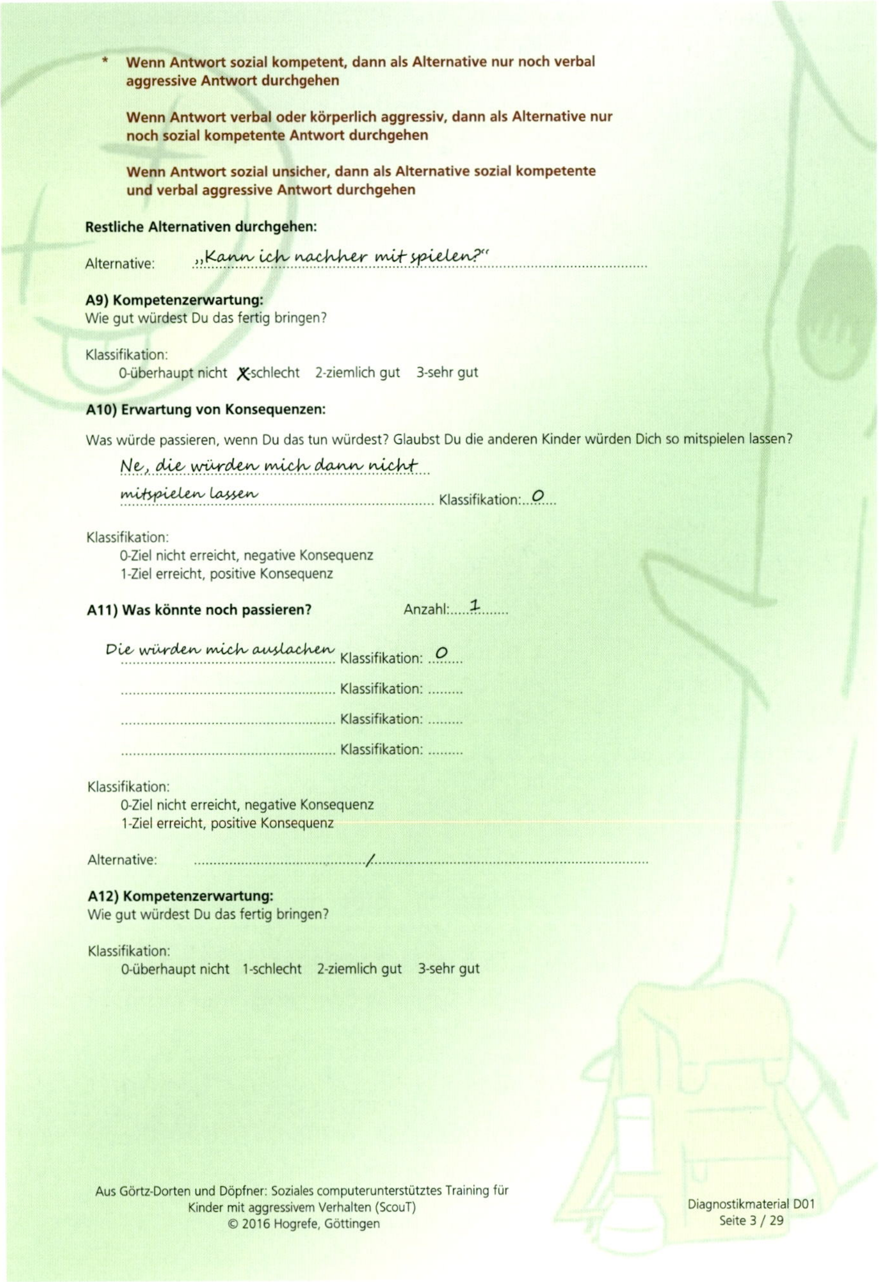

* Wenn Antwort sozial kompetent, dann als Alternative nur noch verbal aggressive Antwort durchgehen

Wenn Antwort verbal oder körperlich aggressiv, dann als Alternative nur noch sozial kompetente Antwort durchgehen

Wenn Antwort sozial unsicher, dann als Alternative sozial kompetente und verbal aggressive Antwort durchgehen

Restliche Alternativen durchgehen:

Alternative: „Kann ich nachher mit spielen?"

A9) Kompetenzerwartung:
Wie gut würdest Du das fertig bringen?

Klassifikation:
0-überhaupt nicht X-schlecht 2-ziemlich gut 3-sehr gut

A10) Erwartung von Konsequenzen:

Was würde passieren, wenn Du das tun würdest? Glaubst Du die anderen Kinder würden Dich so mitspielen lassen?

Ne, die würden mich dann nicht mitspielen lassen .... Klassifikation: 0

Klassifikation:
0-Ziel nicht erreicht, negative Konsequenz
1-Ziel erreicht, positive Konsequenz

A11) Was könnte noch passieren? Anzahl: 1

Die würden mich auslachen .... Klassifikation: 0
.... Klassifikation: ......
.... Klassifikation: ......
.... Klassifikation: ......

Klassifikation:
0-Ziel nicht erreicht, negative Konsequenz
1-Ziel erreicht, positive Konsequenz

Alternative: .... / ....

A12) Kompetenzerwartung:
Wie gut würdest Du das fertig bringen?

Klassifikation:
0-überhaupt nicht 1-schlecht 2-ziemlich gut 3-sehr gut

Aus Görtz-Dorten und Döpfner: Soziales computerunterstütztes Training für Kinder mit aggressivem Verhalten (ScouT)
© 2016 Hogrefe, Göttingen

Diagnostikmaterial D01
Seite 3 / 29

Abbildung 38: Diagnostikmaterial D01, Teil 2, Seite 3 (ausgefüllt)

6.8 Scout-Diagnostik Teil 3: Weitere kognitive Mechanismen

Der dritte Teil der Diagnostik ist optional. Wenn Sie ihn durchführen wollen, wird er für jede einzelne Situation zusätzlich nach dem zugehörigen Teil 2 erhoben. Durch diese Zusatzexploration verlängert sich die Diagnostik (Kombination von Teil 2 und 3) in der Regel um eine weitere Sitzung. Hier können weitere kognitive Mechanismen erfasst bzw. vertieft werden. Folgende Informationen werden erfasst:

1. Hinweisinterpretationen (böswillige Absicht, Unbeliebtheit, Respekt),
2. Handlungsziele (Rache, Dominanz oder prosoziales Ergebnis),
3. Weitere Reaktionen (Aggression, Dominanz, Relationale Aggression, Vergebung),
4. Moralakzeptanz,
5. Empathie.

Bei der Auswahl der Fragen zur Erfassung dieser kognitiven Mechanismen wurde sich an dem von Kupersmidt, Stelter und Dodge (2011) entwickelten und validierten internetbasierten Messinstrument zur Erfassung sozialer Informationsprozesse, der Social Information Processing Application (SIP-AP), orientiert.

6.9 Erfassung weiterer kognitiver Mechanismen

Pro Situation können unmittelbar im Anschluss an Teil 2 (Problemlöseprozesse) nun weitere kognitive Mechanismen erhoben und in Teil 3 des Diagnostikmaterials D01 protokolliert werden (vgl. Abb. 39 und Abb. 40). Dies wird beispielhaft im Folgenden für die Situation „Darf ich mitspielen?" dargestellt. Für alle anderen Situationen finden Sie die zugehörigen Hauptfragen zu den nachfolgend beschriebenen Bereichen auf dem Diagnostikmaterial D01 (jeweils in Teil 3).

Hinweisinterpretationen

Eine effektive Informationsverarbeitung setzt zunächst die adäquate Wahrnehmung aller relevanten und das Ausfiltern der unbedeutenden Signale voraus. Diese wahrgenommenen Hinweisreize bedürfen im nächsten Schritt einer angemessenen Interpretation. Nicht oder nur rudimentär wahrnehmbare externe Ursachen einer Handlung des Interaktionspartners und auch dessen Gefühle, Motive und Gedanken müssen aus den wahrgenommenen Stimuli erschlossen, beziehungsweise attribuiert werden. Dies setzt die Fähigkeit zur Rollenübernahme voraus, das Sichhineinversetzen in die Situation des Interaktionspartners (vgl. Kap. 1).

Erfragen Sie diese Hinweisinterpretationen wie folgt:

1. Absicht:

„Als Till den Max fragt, ob er mitspielen darf, sagt Max: ‚Nein, jetzt nicht, wir sind mitten im Spiel.' Meinst Du, er hat das mit Absicht gemacht, um Till zu ärgern? ... Wie sehr hat er das mit Absicht gemacht: gar nicht – ein wenig – ziemlich oder besonders? ... Warum glaubst Du das?"

Versuchen Sie, die Antwort den vier Antwortkategorien (0 – gar nicht, 1 – ein wenig, 2 – weitgehend, 3 – besonders) auf dem Diagnostikmaterial D01 zuzuordnen.

Mit den nächsten Fragen und Codierungen zu diesem Bereich verfahren Sie ähnlich.

2. Ablehnung:

„Wie unbeliebt oder abgelehnt würdest Du Dich fühlen, wenn Du Till wärst und Max zu Dir gesagt hätte: ‚Nein, jetzt nicht, wir sind mitten im Spiel!'? Wie sehr würdest Du Dich abgelehnt oder auch unbeliebt fühlen: gar nicht – ein wenig – ziemlich oder besonders? ... Warum würdest Du Dich so fühlen?"

3. Mangelnder Respekt:

„Wie unrespektiert würdest Du Dich fühlen, wenn Du Till wärst und Max zu Dir gesagt hätte: ‚Nein, jetzt nicht, wir sind mitten im Spiel!'? Wie sehr würdest Du Dich unrespektiert fühlen: gar nicht – ein wenig – ziemlich oder besonders? ... Warum würdest Du Dich so fühlen?"

Handlungsziele

Für aggressive Kinder sind (1) Vergeltung und Rache oder (2) Dominanz und Kontrolle oft wichtiger als prosoziale Ziele. Erfragen Sie diese Ziele:

1. Rache:

„Als Till Max fragt, ob er mitspielen darf, sagt Max: ‚Nein, jetzt nicht, wir sind mitten im Spiel.' Würdest Du es Max heimzahlen oder ihn in Schwierigkeiten bringen wollen, wenn Dir das passieren würde? Wie sehr würdest Du das machen wollen: gar nicht – ein wenig – ziemlich oder besonders? ... Warum würdest Du Dich rächen wollen?"

Versuchen Sie, die Antwort den vier Antwortkategorien (0 – gar nicht, 1 – ein wenig, 2 – weitgehend, 3 – besonders) auf dem Diagnostikmaterial D01 zuzuordnen.

Mit den nächsten Fragen und Codierungen zu diesem Bereich verfahren Sie ähnlich:

2. Dominanz:

„Würdest Du sichergehen wollen, dass Max weiß, dass Du der Boss bist und er Dich nicht ärgern kann? Wie wichtig wäre Dir das: gar nicht – ein wenig – ziemlich oder besonders? … Warum würdest Du das so wollen?"

3. Prosoziales Ergebnis:

Würdest Du mit Max auskommen wollen? Wie wichtig wäre Dir das: gar nicht – ein wenig – ziemlich oder besonders? … Warum würdest Du das so wollen?"

Reaktionen

Da aggressiven Kindern die oben erfassten Ziele wie Vergeltung, Dominanz und Kontrolle oft wichtiger sind als prosoziale Ziele, entwickeln sie im Rahmen der Problemlösung sehr häufig aggressive oder dominante Handlungsalternativen. Sie gehen davon aus, dass Aggressionen zu Anerkennung und einem höheren Selbstwertgefühl führen. Berücksichtigt ein Kind überwiegend aggressive Handlungsmöglichkeiten, dann wird es sich auch eher für aggressive Lösungen entscheiden und aggressive Reaktionen zeigen. Explorieren Sie diese Reaktionen:

1. Aggression:

„Als Till Max fragt, ob er mitspielen darf, sagt Max: ‚Nein, jetzt nicht, wir sind mitten im Spiel.' Würdest Du Max daraufhin schubsen, schlagen oder beschimpfen oder ihm anders wehtun? Wie sehr würdest Du das machen wollen: gar nicht – ein wenig – ziemlich oder besonders? ... Warum würdest Du ihm wehtun wollen?

Versuchen Sie, die Antwort den vier Antwortkategorien (0 – gar nicht, 1 – ein wenig, 2 – weitgehend, 3 – besonders) auf dem Diagnostikmaterial D01 zuzuordnen. (Diese Exploration überschneidet sich teilweise mit den Rollenspielen und Explorationen zur Spontanreaktion in Teil 1 von ScouT-Diagnostik und mit den Explorationen zu aggressiven Handlungsalternativen in Teil 2. Es ist dennoch sinnvoll, dies hier noch einmal mit etwas anderer Zielrichtung und im Kontext der anderen Fragen zu explorieren).

Mit den nächsten Fragen und Codierungen zu diesem Bereich verfahren Sie ähnlich.

2. Dominanz:

„Würdest Du Max bedrohen, ihn herumkommandieren oder ihm anders zeigen, dass Du der Boss bist, wenn er Dich nicht mitspielen lassen würde? Wie sehr würdest Du das machen wollen: gar nicht – ein wenig – ziemlich oder besonders? ... Warum würdest Du ihm gerne zeigen, dass Du der Boss bist?"

3. Relationale Aggression:

„Würdest Du hinter dem Rücken von Max über ihn reden oder versuchen, andere Kinder dazu zu bekommen, nicht mit ihm zu spielen, wenn er Dich nicht mit Fußball spielen lassen würde? Wie sehr würdest Du das machen wollen: gar nicht – ein wenig – ziemlich oder besonders? ... Warum würdest Du das gerne hinter seinem Rücken machen wollen?"

4. Vergebung:

„Würdest Du Max vergeben, wenn er sich entschuldigen würde? Wie sehr würdest Du das machen wollen: gar nicht – ein wenig – ziemlich oder besonders? ... Warum würdest Du das machen wollen?"

Moralakzeptanz

Aggressive Kinder zeigen häufig eine mangelnde moralische Entwicklung, die sich in der mangelnden Fähigkeit zur Verantwortungsübernahme und zur Entwicklung von Schuldgefühlen manifestieren kann. Die Kinder sind häufig auf eigene Vor- und Nachteile einer Handlung fokussiert und beachten Konsequenzen der Handlung für andere nicht. Es fällt ihnen oftmals schwer, Prinzipien der Fairness und der Verhältnismäßigkeit der Mittel zu erkennen und zu beachten.

Explorieren Sie das Kind hierzu:

„Wie richtig oder falsch wäre es, es Max heimzuzahlen, wenn er Dich nicht mitspielen lassen würde? Fändest Du das genau richtig, nicht ganz so richtig, eher falsch oder ganz falsch, es ihm heimzuzahlen? Warum findest Du das so?"

Versuchen Sie, die Antwort den vier Antwortkategorien (0 – genau richtig, 1 – eher richtig, 2 – eher falsch, 3 – ganz falsch) auf dem Diagnostikmaterial D01 zuzuordnen.

Empathie

Kinder mit aggressivem Verhalten zeigen häufig eine eingeschränkte Fähigkeit zur Rollenübernahme und zur Entwicklung von Empathie. Aggressive Kinder können oftmals nicht die Perspektive des Interaktionspartners einnehmen und vermuten aus diesem Grund nicht, dass ihre Opfer unter ihrem feindseligen Verhalten leiden, d. h. sie haben häufig große Probleme, sich in die Lage ihrer Opfer einzufühlen und die Konsequenzen ihres Handelns abzuschätzen.

Explorieren Sie das Kind hierzu:

> „Wie sehr würdest Du Dich sorgen, wenn Du es Max heimzahlen würdest, weil er Dich nicht hat mitspielen lassen und er gekränkt oder verletzt wäre? Würdest Du Dich gar nicht sorgen oder ein wenig oder ziemlich oder würdest Du Dich besonders stark sorgen? Warum wäre das so?"

Versuchen Sie, die Antwort den vier Antwortkategorien (0 – gar nicht, 1 – ein wenig, 2 – weitgehend, 3 – besonders) auf dem Diagnostikmaterial D01 zuzuordnen.

A13) Erwartung von Konsequenzen:

Was würde passieren, wenn Du das tun würdest? Glaubst Du die anderen Kinder würden Dich so mitspielen lassen?

....

.... Klassifikation:.........

Klassifikation:
0-Ziel nicht erreicht, negative Konsequenz
1-Ziel erreicht, positive Konsequenz

A14) Was könnte noch passieren? Anzahl:..............

.... Klassifikation: ....

.... Klassifikation: ....

.... Klassifikation: ....

.... Klassifikation: ....

Klassifikation:
0-Ziel nicht erreicht, negative Konsequenz
1-Ziel erreicht, positive Konsequenz

Teil 3: „Darf ich mitspielen?"

Optional können Sie auch noch zusätzliche Fragen mit dem Kind bearbeiten:

A15) Hinweisinterpretationen

a) Böswillige Absicht: Meinst Du, Max hat das mit Absicht gemacht, um Till zu ärgern?
0-gar nicht 1-ein wenig 2-weitgehend X-besonders

b) Unbeliebtheit: Wie unbeliebt oder abgelehnt würdest Du Dich fühlen, wenn Du Till wärst und Dir das passieren würde?
0-gar nicht 1-ein wenig 2-weitgehend X-besonders

c) Respekt: Wie unrespektiert würdest Du Dich fühlen, wenn Du Till wärst und Dir das passieren würde?
0-gar nicht 1-ein wenig 2-weitgehend X-besonders

A16) Handlungsziele

a) Rache: Würdest Du es Max heimzahlen oder ihn in Schwierigkeiten bringen wollen, wenn Dir das passieren würde?
0-gar nicht 1-ein wenig X-weitgehend 3-besonders

b) Dominanz: Würdest Du sicher gehen wollen, dass Max weiß, dass Du der Boss bist und er Dich nicht ärgern kann?
0-gar nicht 1-ein wenig X-weitgehend 3-besonders

c) Prosoziales Ergebnis: Würdest Du mit Max auskommen wollen?
0-gar nicht X-ein wenig 2-weitgehend 3-besonders

Aus Görtz-Dorten und Döpfner: Soziales computerunterstütztes Training für Kinder mit aggressivem Verhalten (ScouT)

Diagnostikmaterial D01
Seite 4 / 29

Abbildung 39: Diagnostikmaterial D 01, dritter Teil, Seite 4: Fragen zu Hinweisinterpretation und Zielen (ausgefüllt)

⚠ Schwierige Diagnostiksituationen:

Je nach Alter und kognitivem Entwicklungsstand fällt es manchen Kindern schwer, die oben beschriebenen kognitiven Mechanismen zu benennen oder die Fragen zu verstehen. Es kann auch passieren, dass die Konzentration der Kinder aufgrund der Länge des Tests stark abnimmt. Da Teil 3 optionale Fragen beinhaltet, können Sie diesen Teil ganz überspringen, nur einzelne Bereiche oder alle Bereiche zu nur einer Situation explorieren oder die Exploration zu einem anderen Zeitpunkt durchführen. Helfen Sie dem Kind durch die jeweils konkreten Fragen oder zusätzliche Erklärungen.

Andere Kinder antworten aber auch aus Lustlosigkeit oder aufgrund von oppositionellem Verhalten nicht. Hier gilt es, die Lustlosigkeit oder Verweigerungstendenzen des Kindes zu thematisieren und es zu motivieren, mitzumachen. Dies kann über das bereits erwähnte und in Kapitel 7.2 näher beschriebene Punktesystem geschehen. Möglicherweise antworten Kinder auch aus Lustlosigkeit mit irgendeiner der vorgegebenen Antworten ohne zu überlegen, weil sie wollen, dass der Test schneller vorbeigeht. Hier ist es sinnvoll, Zusatzfragen, wie: *„Warum glaubst Du das?"* oder *„Warum würdest Du Dich so fühlen?"* zu stellen.

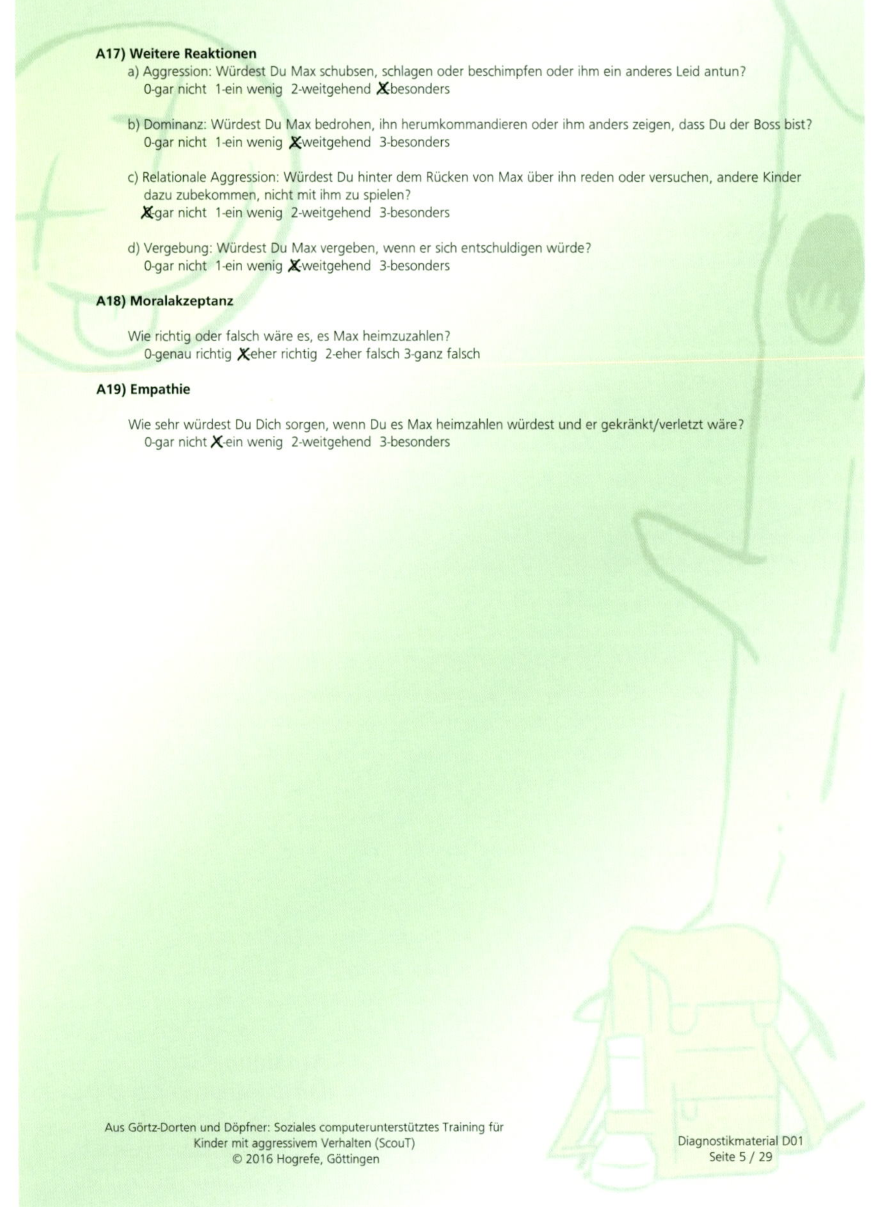

A17) Weitere Reaktionen

a) Aggression: Würdest Du Max schubsen, schlagen oder beschimpfen oder ihm ein anderes Leid antun?
0-gar nicht 1-ein wenig 2-weitgehend X-besonders

b) Dominanz: Würdest Du Max bedrohen, ihn herumkommandieren oder ihm anders zeigen, dass Du der Boss bist?
0-gar nicht 1-ein wenig X-weitgehend 3-besonders

c) Relationale Aggression: Würdest Du hinter dem Rücken von Max über ihn reden oder versuchen, andere Kinder dazu zubekommen, nicht mit ihm zu spielen?
X-gar nicht 1-ein wenig 2-weitgehend 3-besonders

d) Vergebung: Würdest Du Max vergeben, wenn er sich entschuldigen würde?
0-gar nicht 1-ein wenig X-weitgehend 3-besonders

A18) Moralakzeptanz

Wie richtig oder falsch wäre es, es Max heimzuzahlen?
0-genau richtig X-eher richtig 2-eher falsch 3-ganz falsch

A19) Empathie

Wie sehr würdest Du Dich sorgen, wenn Du es Max heimzahlen würdest und er gekränkt/verletzt wäre?
0-gar nicht X-ein wenig 2-weitgehend 3-besonders

Diagnostikmaterial D01
Seite 5 / 29

Abbildung 40: Diagnostikmaterial D01, dritter Teil, Seite 5, weitere Fragen zu kognitiven Mechanismen (ausgefüllt)

6.10 Psychometrische Qualität, Auswertung und Interpretation

Mithilfe der ScouT-Diagnostik können Sie die Probleme des Kindes auf kognitiver, emotionaler und Verhaltensebene in konkreten sozialen Gleichaltrigensituationen einschließlich ihrer Konsequenzen erfassen und analysieren. Diese Exploration kann die weitere Therapieplanung mit ScouT oder auch THAV wesentlich bestimmen, weil damit erstens die Konfliktsituationen herausgearbeitet und zweitens weitere Hinweise auf symptomaufrechterhaltende Faktoren gewonnen werden können.

Da im Rahmen der Konstruktion der ScouT-Diagnostik sehr viel Wert auf die spezifische Ausgestaltung der Situationen gelegt wurde, ist es nicht sinnvoll, die gewonnenen Informationen durch einen globalen Gesamtwert abzubilden. Möglicherweise können bereits einzelne Situationen mit konsistent auftretendem Antwortverhalten eine ausreichende Information für die Therapieplanung liefern. Ein Summenwert alleine wäre für eine detaillierte Therapieplanung ein viel zu grobes Maß. Das Reaktionsprofil pro Situation auf den jeweiligen Einzelitems bietet die genaueste Information. Über alle fünf Situationen kann jedoch auch ein Kennwert gebildet werden, der die generelle

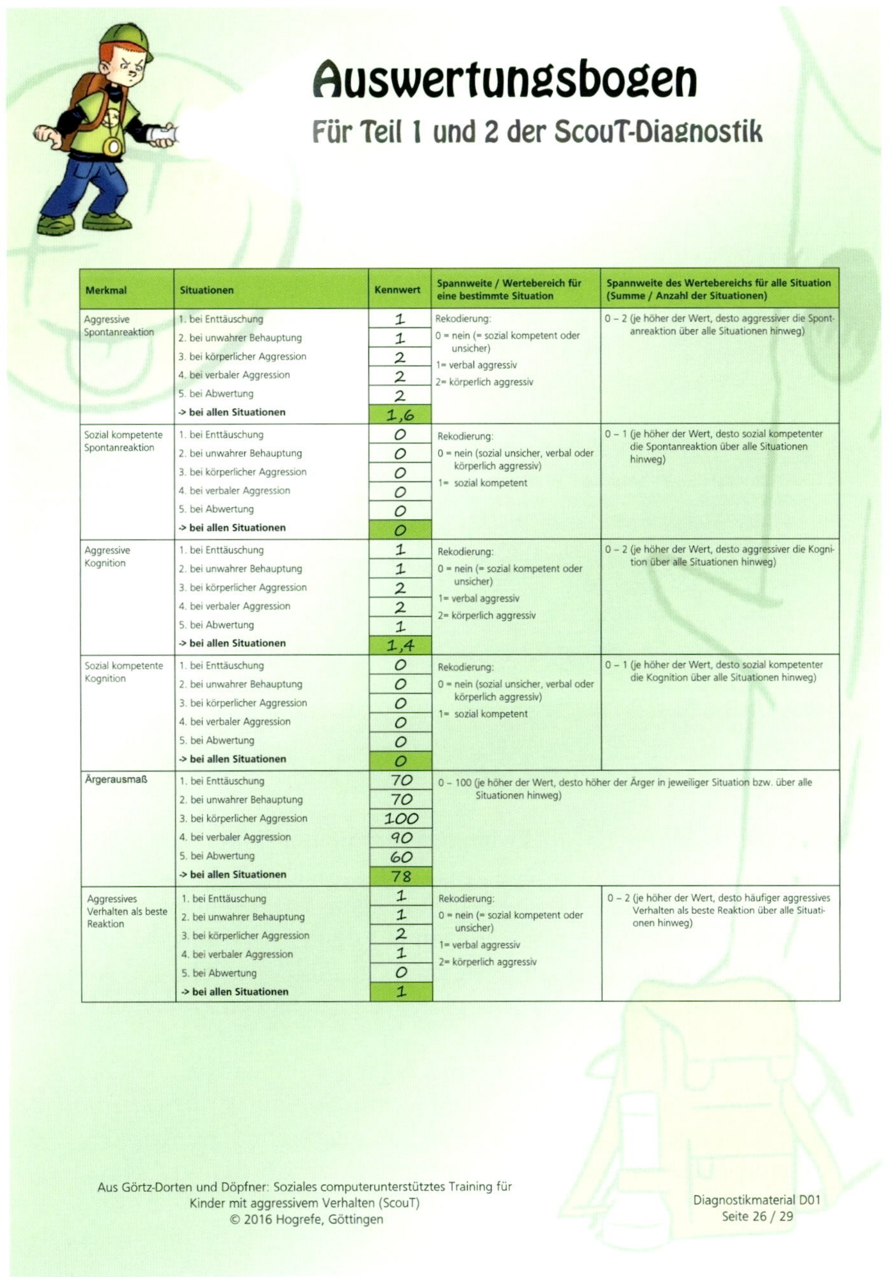

Auswertungsbogen

Für Teil 1 und 2 der ScouT-Diagnostik

Merkmal	Situationen	Kennwert	Spannweite / Wertebereich für eine bestimmte Situation	Spannweite des Wertebereichs für alle Situation (Summe / Anzahl der Situationen)
Aggressive Spontanreaktion	1. bei Enttäuschung	1	Rekodierung: 0 = nein (= sozial kompetent oder unsicher) 1= verbal aggressiv 2= körperlich aggressiv	0 – 2 (je höher der Wert, desto aggressiver die Spontanreaktion über alle Situationen hinweg)
	2. bei unwahrer Behauptung	1		
	3. bei körperlicher Aggression	2		
	4. bei verbaler Aggression	2		
	5. bei Abwertung	2		
	-> bei allen Situationen	1,6		
Sozial kompetente Spontanreaktion	1. bei Enttäuschung	0	Rekodierung: 0 = nein (sozial unsicher, verbal oder körperlich aggressiv) 1= sozial kompetent	0 – 1 (je höher der Wert, desto sozial kompetenter die Spontanreaktion über alle Situationen hinweg)
	2. bei unwahrer Behauptung	0		
	3. bei körperlicher Aggression	0		
	4. bei verbaler Aggression	0		
	5. bei Abwertung	0		
	-> bei allen Situationen	0		
Aggressive Kognition	1. bei Enttäuschung	1	Rekodierung: 0 = nein (= sozial kompetent oder unsicher) 1= verbal aggressiv 2= körperlich aggressiv	0 – 2 (je höher der Wert, desto aggressiver die Kognition über alle Situationen hinweg)
	2. bei unwahrer Behauptung	1		
	3. bei körperlicher Aggression	2		
	4. bei verbaler Aggression	2		
	5. bei Abwertung	1		
	-> bei allen Situationen	1,4		
Sozial kompetente Kognition	1. bei Enttäuschung	0	Rekodierung: 0 = nein (sozial unsicher, verbal oder körperlich aggressiv) 1= sozial kompetent	0 – 1 (je höher der Wert, desto sozial kompetenter die Kognition über alle Situationen hinweg)
	2. bei unwahrer Behauptung	0		
	3. bei körperlicher Aggression	0		
	4. bei verbaler Aggression	0		
	5. bei Abwertung	0		
	-> bei allen Situationen	0		
Ärgerausmaß	1. bei Enttäuschung	70	0 – 100 (je höher der Wert, desto höher der Ärger in jeweiliger Situation bzw. über alle Situationen hinweg)	
	2. bei unwahrer Behauptung	70		
	3. bei körperlicher Aggression	100		
	4. bei verbaler Aggression	90		
	5. bei Abwertung	60		
	-> bei allen Situationen	78		
Aggressives Verhalten als beste Reaktion	1. bei Enttäuschung	1	Rekodierung: 0 = nein (= sozial kompetent oder unsicher) 1= verbal aggressiv 2= körperlich aggressiv	0 – 2 (je höher der Wert, desto häufiger aggressives Verhalten als beste Reaktion über alle Situationen hinweg)
	2. bei unwahrer Behauptung	1		
	3. bei körperlicher Aggression	2		
	4. bei verbaler Aggression	1		
	5. bei Abwertung	0		
	-> bei allen Situationen	1		

Aus Görtz-Dorten und Döpfner: Soziales computerunterstütztes Training für Kinder mit aggressivem Verhalten (ScouT)

Diagnostikmaterial D01
Seite 26 / 29

Abbildung 41a: Auswertungsbogen für Teil 1 und 2, Seite 26 (ausgefüllt)

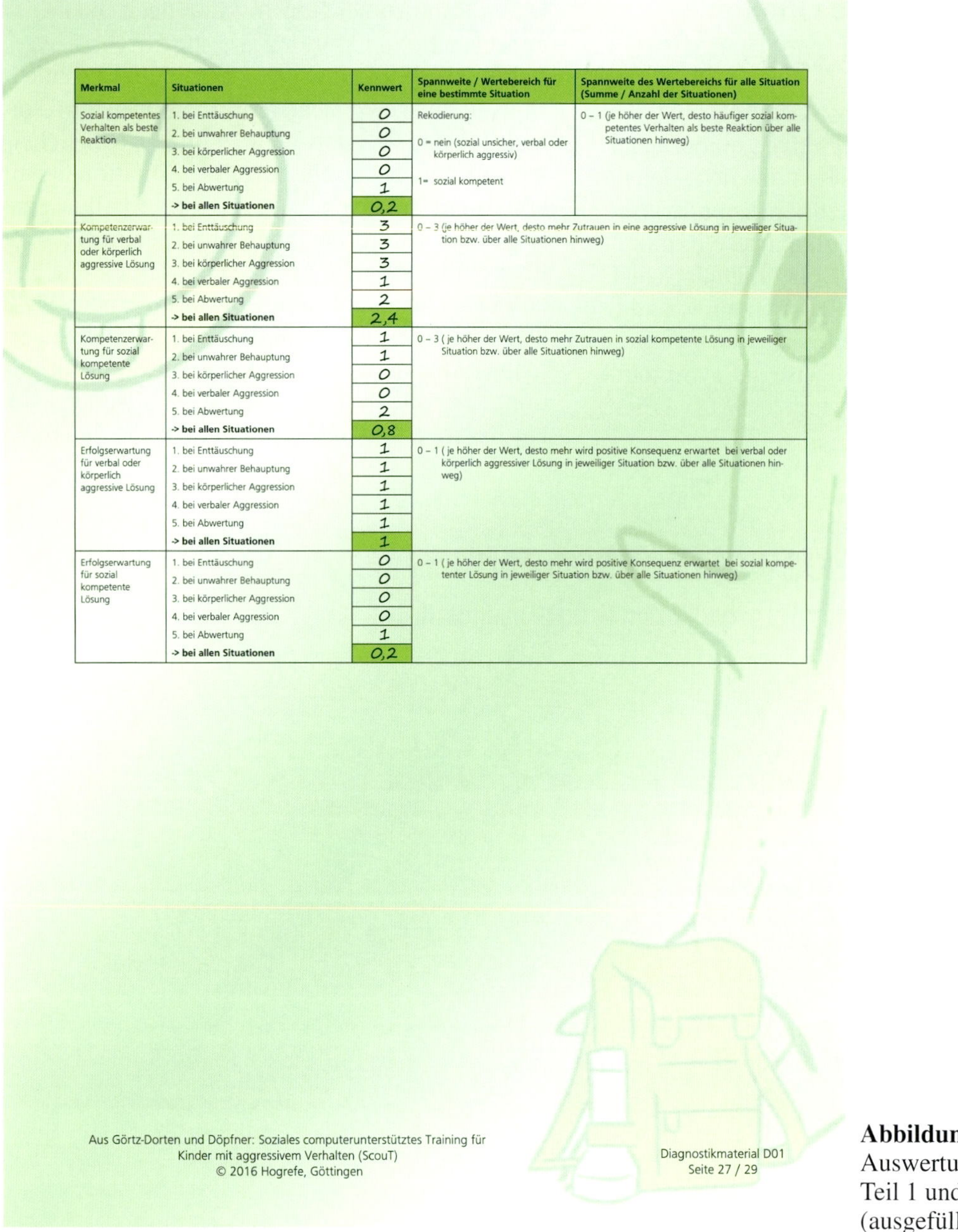

Merkmal	Situationen	Kennwert	Spannweite / Wertebereich für eine bestimmte Situation	Spannweite des Wertebereichs für alle Situation (Summe / Anzahl der Situationen)
Sozial kompetentes Verhalten als beste Reaktion	1. bei Enttäuschung	0	Rekodierung: 0 = nein (sozial unsicher, verbal oder körperlich aggressiv) 1= sozial kompetent	0 – 1 (je höher der Wert, desto häufiger sozial kompetentes Verhalten als beste Reaktion über alle Situationen hinweg)
	2. bei unwahrer Behauptung	0		
	3. bei körperlicher Aggression	0		
	4. bei verbaler Aggression	0		
	5. bei Abwertung	1		
	-> bei allen Situationen	0,2		
Kompetenzerwartung für verbal oder körperlich aggressive Lösung	1. bei Enttäuschung	3	0 – 3 (je höher der Wert, desto mehr Zutrauen in eine aggressive Lösung in jeweiliger Situation bzw. über alle Situationen hinweg)	
	2. bei unwahrer Behauptung	3		
	3. bei körperlicher Aggression	3		
	4. bei verbaler Aggression	1		
	5. bei Abwertung	2		
	-> bei allen Situationen	2,4		
Kompetenzerwartung für sozial kompetente Lösung	1. bei Enttäuschung	1	0 – 3 (je höher der Wert, desto mehr Zutrauen in sozial kompetente Lösung in jeweiliger Situation bzw. über alle Situationen hinweg)	
	2. bei unwahrer Behauptung	1		
	3. bei körperlicher Aggression	0		
	4. bei verbaler Aggression	0		
	5. bei Abwertung	2		
	-> bei allen Situationen	0,8		
Erfolgserwartung für verbal oder körperlich aggressive Lösung	1. bei Enttäuschung	1	0 – 1 (je höher der Wert, desto mehr wird positive Konsequenz erwartet bei verbal oder körperlich aggressiver Lösung in jeweiliger Situation bzw. über alle Situationen hinweg)	
	2. bei unwahrer Behauptung	1		
	3. bei körperlicher Aggression	1		
	4. bei verbaler Aggression	1		
	5. bei Abwertung	1		
	-> bei allen Situationen	1		
Erfolgserwartung für sozial kompetente Lösung	1. bei Enttäuschung	0	0 – 1 (je höher der Wert, desto mehr wird positive Konsequenz erwartet bei sozial kompetenter Lösung in jeweiliger Situation bzw. über alle Situationen hinweg)	
	2. bei unwahrer Behauptung	0		
	3. bei körperlicher Aggression	0		
	4. bei verbaler Aggression	0		
	5. bei Abwertung	1		
	-> bei allen Situationen	0,2		

Diagnostikmaterial D01
Seite 27 / 29

Abbildung 41b: Auswertungsbogen für Teil 1 und 2, Seite 27 (ausgefüllt)

Tendenz (z. B. zur aggressiven Spontanreaktion) über alle Konfliktsituationen hinweg erfasst. Dieser Kennwert wird gebildet, indem die entsprechenden Items (z. B. für die aggressive Spontanreaktion) für jede Situation summiert und durch 5 (= Anzahl der Situationen) dividiert wird. Für diese Aggregation muss bei den Merkmalen *aggressive bzw. sozial kompetente Spontanreaktion, aggressive bzw. sozial kompetente Kognition und aggressives bzw. sozial kompetentes Verhalten als beste Reaktion* eine Rekodierung erfolgen. Diese und weitere Interpretationshilfen finden Sie in den Tabellen 12 und 13. Die auf den Seiten 1 bis 29 des Diagnostikbogens D01 protokollierten Ergebnisse können auf den Auswertungsbogen (letzte Seite von D01, vgl. Abb. 41a, 41b und Abb. 42a, 42b) übertragen und zu Skalen aggregiert werden.

Es liegen noch keine Normen vor, allerdings können die Kennwerte (Summe der Items/Anzahl der Items) inhaltlich interpretiert werden, da sie die gleiche Spannweite wie die Items umfassen (z. B.

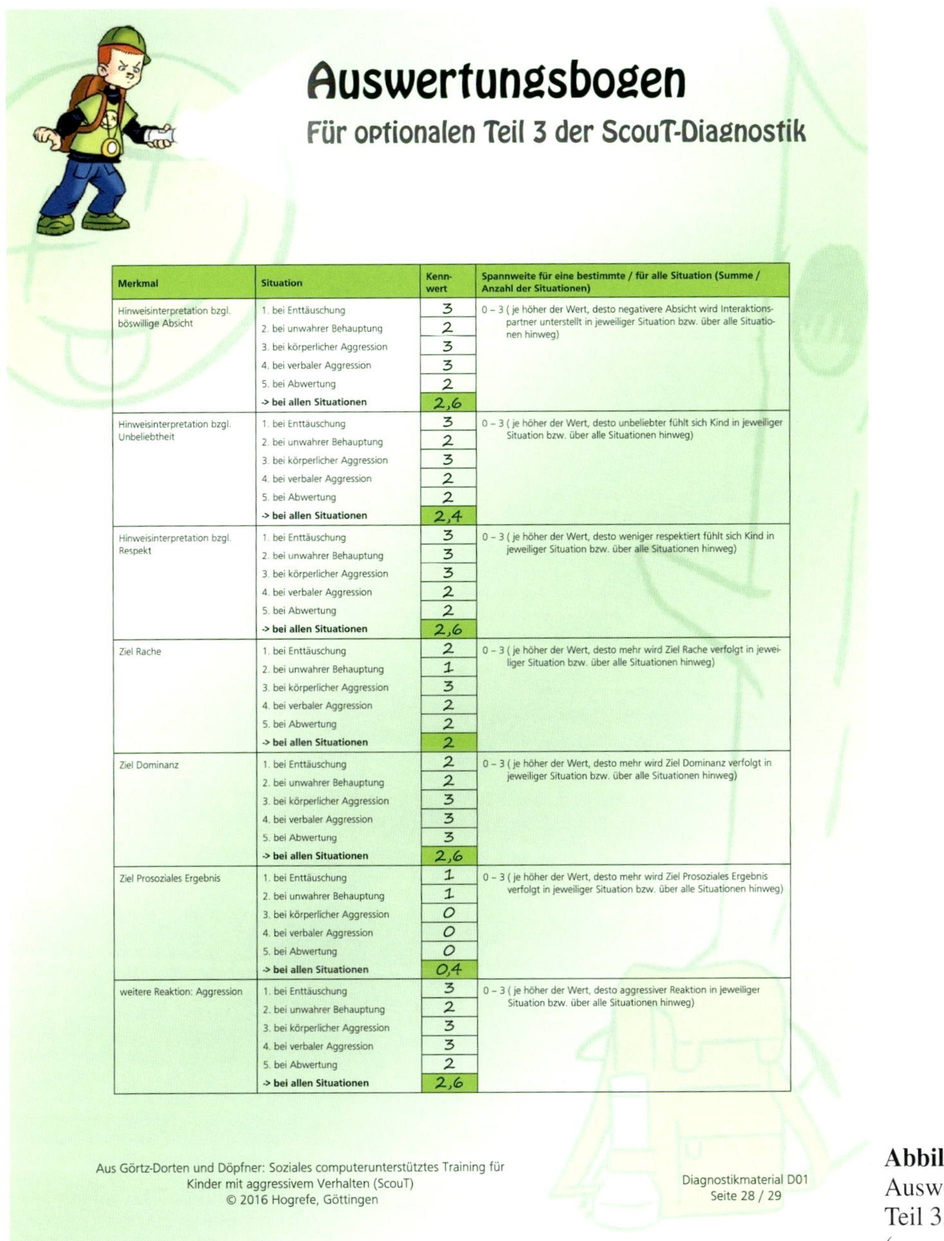

Auswertungsbogen

Für optionalen Teil 3 der ScouT-Diagnostik

Merkmal	Situation	Kennwert	Spannweite für eine bestimmte / für alle Situation (Summe / Anzahl der Situationen)
Hinweisinterpretation bzgl. böswillige Absicht	1. bei Enttäuschung	3	0 – 3 (je höher der Wert, desto negativere Absicht wird Interaktionspartner unterstellt in jeweiliger Situation bzw. über alle Situationen hinweg)
	2. bei unwahrer Behauptung	2	
	3. bei körperlicher Aggression	3	
	4. bei verbaler Aggression	3	
	5. bei Abwertung	2	
	-> bei allen Situationen	2,6	
Hinweisinterpretation bzgl. Unbeliebtheit	1. bei Enttäuschung	3	0 – 3 (je höher der Wert, desto unbeliebter fühlt sich Kind in jeweiliger Situation bzw. über alle Situationen hinweg)
	2. bei unwahrer Behauptung	2	
	3. bei körperlicher Aggression	3	
	4. bei verbaler Aggression	2	
	5. bei Abwertung	2	
	-> bei allen Situationen	2,4	
Hinweisinterpretation bzgl. Respekt	1. bei Enttäuschung	3	0 – 3 (je höher der Wert, desto weniger respektiert fühlt sich Kind in jeweiliger Situation bzw. über alle Situationen hinweg)
	2. bei unwahrer Behauptung	3	
	3. bei körperlicher Aggression	3	
	4. bei verbaler Aggression	2	
	5. bei Abwertung	2	
	-> bei allen Situationen	2,6	
Ziel Rache	1. bei Enttäuschung	2	0 – 3 (je höher der Wert, desto mehr wird Ziel Rache verfolgt in jeweiliger Situation bzw. über alle Situationen hinweg)
	2. bei unwahrer Behauptung	1	
	3. bei körperlicher Aggression	3	
	4. bei verbaler Aggression	2	
	5. bei Abwertung	2	
	-> bei allen Situationen	2	
Ziel Dominanz	1. bei Enttäuschung	2	0 – 3 (je höher der Wert, desto mehr wird Ziel Dominanz verfolgt in jeweiliger Situation bzw. über alle Situationen hinweg)
	2. bei unwahrer Behauptung	2	
	3. bei körperlicher Aggression	3	
	4. bei verbaler Aggression	3	
	5. bei Abwertung	3	
	-> bei allen Situationen	2,6	
Ziel Prosoziales Ergebnis	1. bei Enttäuschung	1	0 – 3 (je höher der Wert, desto mehr wird Ziel Prosoziales Ergebnis verfolgt in jeweiliger Situation bzw. über alle Situationen hinweg)
	2. bei unwahrer Behauptung	1	
	3. bei körperlicher Aggression	0	
	4. bei verbaler Aggression	0	
	5. bei Abwertung	0	
	-> bei allen Situationen	0,4	
weitere Reaktion: Aggression	1. bei Enttäuschung	3	0 – 3 (je höher der Wert, desto aggressiver Reaktion in jeweiliger Situation bzw. über alle Situationen hinweg)
	2. bei unwahrer Behauptung	2	
	3. bei körperlicher Aggression	3	
	4. bei verbaler Aggression	3	
	5. bei Abwertung	2	
	-> bei allen Situationen	2,6	

Aus Görtz-Dorten und Döpfner: Soziales computerunterstütztes Training für Kinder mit aggressivem Verhalten (ScouT)

Diagnostikmaterial D01
Seite 28 / 29

Abbildung 42a: Auswertungsbogen für Teil 3, Seite 28 (ausgefüllt)

Skalenkennwert für Kompetenzerwartung über alle Situationen = 2,4 würde entsprechend der Benennung auf Itemebene als etwa „ziemlich gute Kompetenzerwartung“ auf einer Skala von 0 bis 3 interpretiert werden können). Darüber hinaus können die Skalenkennwerte zu den Itemwerten in Beziehung gesetzt werden (z. B. Itemwert von 1 für Kompetenzerwartung in Situation 4 = bei verbaler Aggression kann zu dem Skalenkennwert für Kompetenzerwartung über alle Situationen = 2,4 in Beziehung gesetzt werden. Dadurch wird deutlich, dass in Situation 4 eine geringere Kompetenzerwartung im Vergleich zur durchschnittlichen Kompetenzerwartung über alle Situationen hinweg vorliegt). Nach bisherigen Analysen liegen die Reliabilitäten der einzelnen Skalen im sehr guten bis zufriedenstellenden Bereich. Genauere Angaben dazu sollen in einer geplanten Publikation gemacht werden.

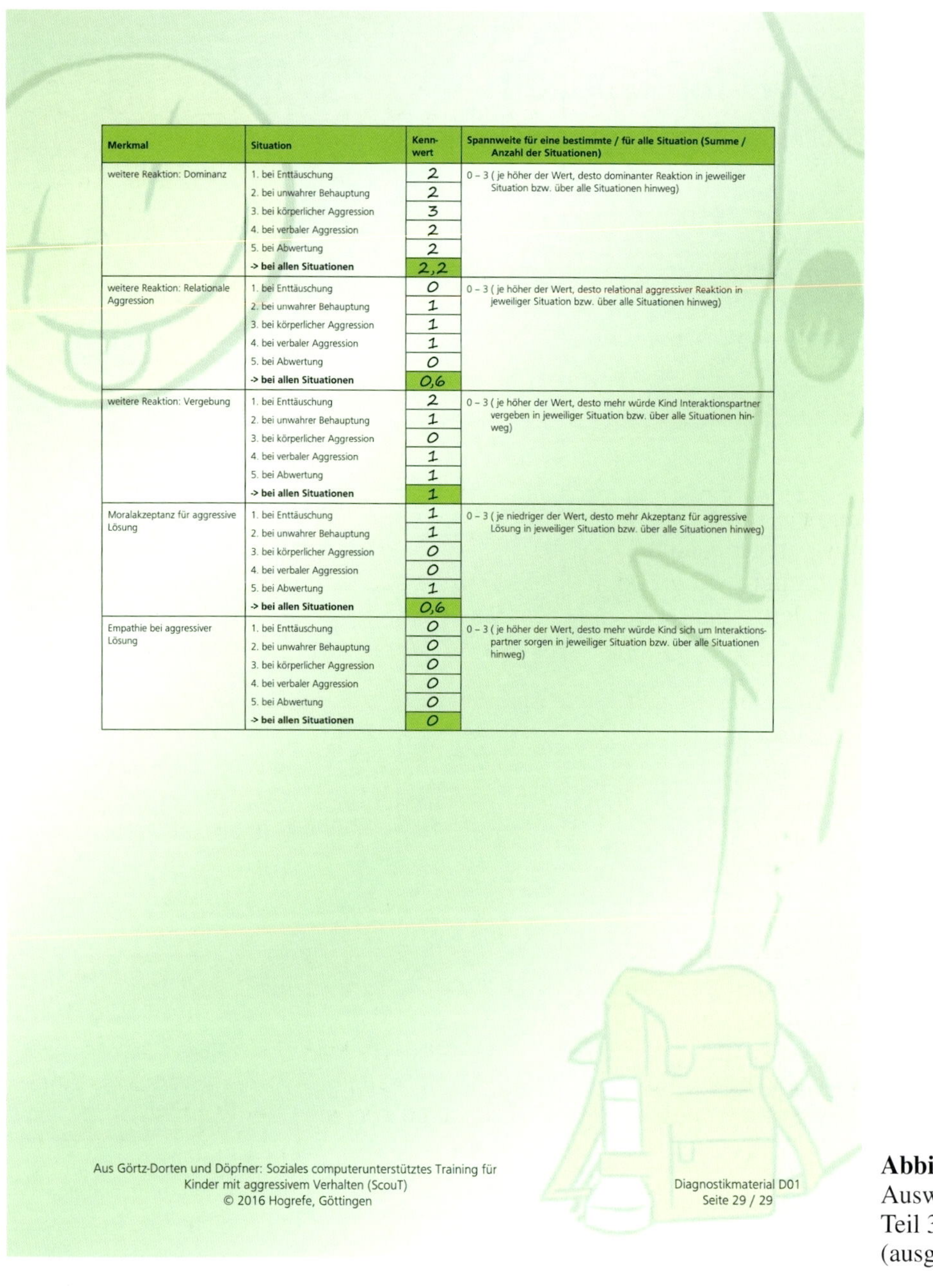

Merkmal	Situation	Kennwert	Spannweite für eine bestimmte / für alle Situation (Summe / Anzahl der Situationen)
weitere Reaktion: Dominanz	1. bei Enttäuschung	2	0 – 3 (je höher der Wert, desto dominanter Reaktion in jeweiliger Situation bzw. über alle Situationen hinweg)
	2. bei unwahrer Behauptung	2	
	3. bei körperlicher Aggression	3	
	4. bei verbaler Aggression	2	
	5. bei Abwertung	2	
	-> bei allen Situationen	2,2	
weitere Reaktion: Relationale Aggression	1. bei Enttäuschung	0	0 – 3 (je höher der Wert, desto relational aggressiver Reaktion in jeweiliger Situation bzw. über alle Situationen hinweg)
	2. bei unwahrer Behauptung	1	
	3. bei körperlicher Aggression	1	
	4. bei verbaler Aggression	1	
	5. bei Abwertung	0	
	-> bei allen Situationen	0,6	
weitere Reaktion: Vergebung	1. bei Enttäuschung	2	0 – 3 (je höher der Wert, desto mehr würde Kind Interaktionspartner vergeben in jeweiliger Situation bzw. über alle Situationen hinweg)
	2. bei unwahrer Behauptung	1	
	3. bei körperlicher Aggression	0	
	4. bei verbaler Aggression	1	
	5. bei Abwertung	1	
	-> bei allen Situationen	1	
Moralakzeptanz für aggressive Lösung	1. bei Enttäuschung	1	0 – 3 (je niedriger der Wert, desto mehr Akzeptanz für aggressive Lösung in jeweiliger Situation bzw. über alle Situationen hinweg)
	2. bei unwahrer Behauptung	1	
	3. bei körperlicher Aggression	0	
	4. bei verbaler Aggression	0	
	5. bei Abwertung	1	
	-> bei allen Situationen	0,6	
Empathie bei aggressiver Lösung	1. bei Enttäuschung	0	0 – 3 (je höher der Wert, desto mehr würde Kind sich um Interaktionspartner sorgen in jeweiliger Situation bzw. über alle Situationen hinweg)
	2. bei unwahrer Behauptung	0	
	3. bei körperlicher Aggression	0	
	4. bei verbaler Aggression	0	
	5. bei Abwertung	0	
	-> bei allen Situationen	0	

Diagnostikmaterial D01
Seite 29 / 29

Abbildung 42b: Auswertungsbogen für Teil 3, Seite 29 (ausgefüllt)

Tabelle 12: Interpretationshilfen für Teil 1 und 2 der ScouT-Diagnostik

Merkmal	Situationen	Spannweite/Wertebereich für eine bestimmte Situation	Spannweite des Wertebereichs für alle Situationen (Summe/Anzahl der Situationen)
Aggressive Spontanreaktion	1. bei Enttäuschung 2. bei unwahrer Behauptung 3. bei körperlicher Aggression 4. bei verbaler Aggression 5. bei Abwertung	Rekodierung: 0 = nein (= sozial kompetent oder unsicher) 1 = verbal aggressiv 2 = körperlich aggressiv	0 – 2 (je höher der Wert, desto aggressiver die Spontanreaktion über alle Situationen hinweg)
Sozial kompetente Spontanreaktion	1. bei Enttäuschung 2. bei unwahrer Behauptung 3. bei körperlicher Aggression 4. bei verbaler Aggression 5. bei Abwertung	Rekodierung: 0 = nein (sozial unsicher, verbal oder körperlich aggressiv) 1 = sozial kompetent	0 – 1 (je höher der Wert, desto sozial kompetenter die Spontanreaktion über alle Situationen hinweg)
Aggressive Kognition	1. bei Enttäuschung 2. bei unwahrer Behauptung 3. bei körperlicher Aggression 4. bei verbaler Aggression 5. bei Abwertung	Rekodierung: 0 = nein (= sozial kompetent oder unsicher) 1 = verbal aggressiv 2 = körperlich aggressiv	0 – 2 (je höher der Wert, desto aggressiver die Kognition über alle Situationen hinweg)
Sozial kompetente Kognition	1. bei Enttäuschung 2. bei unwahrer Behauptung 3. bei körperlicher Aggression 4. bei verbaler Aggression 5. bei Abwertung	Rekodierung: 0 = nein (sozial unsicher, verbal oder körperlich aggressiv) 1 = sozial kompetent	0 – 1 (je höher der Wert, desto sozial kompetenter die Kognition über alle Situationen hinweg)
Ärgerausmaß	1. bei Enttäuschung 2. bei unwahrer Behauptung 3. bei körperlicher Aggression 4. bei verbaler Aggression 5. bei Abwertung	0 – 100 (je höher der Wert, desto höher der Ärger in jeweiliger Situation bzw. über alle Situationen hinweg)	
Aggressives Verhalten als beste Reaktion	1. bei Enttäuschung 2. bei unwahrer Behauptung 3. bei körperlicher Aggression 4. bei verbaler Aggression 5. bei Abwertung	Rekodierung: 0 = nein (= sozial kompetent oder unsicher) 1 = verbal aggressiv 2 = körperlich aggressiv	0 – 2 (je höher der Wert, desto häufiger aggressives Verhalten als beste Reaktion über alle Situationen hinweg)
Sozial kompetentes Verhalten als beste Reaktion	1. bei Enttäuschung 2. bei unwahrer Behauptung 3. bei körperlicher Aggression 4. bei verbaler Aggression 5. bei Abwertung	Rekodierung: 0 = nein (sozial unsicher, verbal oder körperlich aggressiv) 1 = sozial kompetent	0 – 1 (je höher der Wert, desto häufiger sozial kompetentes Verhalten als beste Reaktion über alle Situationen hinweg)

Tabelle 12: (Fortsetzung)

Kompetenzerwartung für verbal oder körperlich aggressive Lösung	1. bei Enttäuschung 2. bei unwahrer Behauptung 3. bei körperlicher Aggression 4. bei verbaler Aggression 5. bei Abwertung	0 – 3 (je höher der Wert, desto mehr Zutrauen in eine aggressive Lösung in jeweiliger Situation bzw. über alle Situationen hinweg)
Kompetenzerwartung für sozial kompetente Lösung	1. bei Enttäuschung 2. bei unwahrer Behauptung 3. bei körperlicher Aggression 4. bei verbaler Aggression 5. bei Abwertung	0 – 3 (je höher der Wert, desto mehr Zutrauen in sozial kompetente Lösung in jeweiliger Situation bzw. über alle Situationen hinweg)
Erfolgserwartung für verbal oder körperlich aggressive Lösung	1. bei Enttäuschung 2. bei unwahrer Behauptung 3. bei körperlicher Aggression 4. bei verbaler Aggression 5. bei Abwertung	0 – 1 (je höher der Wert, desto mehr wird positive Konsequenz erwartet bei verbal oder körperlich aggressiver Lösung in jeweiliger Situation bzw. über alle Situationen hinweg)
Erfolgserwartung für sozial kompetente Lösung	1. bei Enttäuschung 2. bei unwahrer Behauptung 3. bei körperlicher Aggression 4. bei verbaler Aggression 5. bei Abwertung	0 – 1 (je höher der Wert, desto mehr wird positive Konsequenz erwartet bei sozial kompetenter Lösung in jeweiliger Situation bzw. über alle Situationen hinweg)

Tabelle 13: Interpretationshilfe für optionalen Teil 3 der ScouT-Diagnostik

Merkmal	Situation	Spannweite für eine bestimmte/für alle Situationen (Summe/Anzahl der Situationen)
Hinweisinterpretation bzgl. böswilliger Absicht	1. bei Enttäuschung 2. bei unwahrer Behauptung 3. bei körperlicher Aggression 4. bei verbaler Aggression 5. bei Abwertung	0 – 3 (je höher der Wert, desto negativere Absicht wird Interaktionspartner unterstellt in jeweiliger Situation bzw. über alle Situationen hinweg)
Hinweisinterpretation bzgl. Unbeliebtheit	1. bei Enttäuschung 2. bei unwahrer Behauptung 3. bei körperlicher Aggression 4. bei verbaler Aggression 5. bei Abwertung	0 – 3 (je höher der Wert, desto unbeliebter fühlt sich Kind in jeweiliger Situation bzw. über alle Situationen hinweg)
Hinweisinterpretation bzgl. Respekt	1. bei Enttäuschung 2. bei unwahrer Behauptung 3. bei körperlicher Aggression 4. bei verbaler Aggression 5. bei Abwertung	0 – 3 (je höher der Wert, desto weniger respektiert fühlt sich Kind in jeweiliger Situation bzw. über alle Situationen hinweg)
Ziel Rache	1. bei Enttäuschung 2. bei unwahrer Behauptung 3. bei körperlicher Aggression 4. bei verbaler Aggression 5. bei Abwertung	0 – 3 (je höher der Wert, desto mehr wird Ziel Rache verfolgt in jeweiliger Situation bzw. über alle Situationen hinweg)

Tabelle 13: (Fortsetzung)

Ziel Dominanz	1. bei Enttäuschung 2. bei unwahrer Behauptung 3. bei körperlicher Aggression 4. bei verbaler Aggression 5. bei Abwertung	0 – 3 (je höher der Wert, desto mehr wird Ziel Dominanz verfolgt in jeweiliger Situation bzw. über alle Situationen hinweg)
Ziel Prosoziales Ergebnis	1. bei Enttäuschung 2. bei unwahrer Behauptung 3. bei körperlicher Aggression 4. bei verbaler Aggression 5. bei Abwertung	0 – 3 (je höher der Wert, desto mehr wird Ziel Prosoziales Ergebnis verfolgt in jeweiliger Situation bzw. über alle Situationen hinweg)
weitere Reaktion: Aggression	1. bei Enttäuschung 2. bei unwahrer Behauptung 3. bei körperlicher Aggression 4. bei verbaler Aggression 5. bei Abwertung	0 – 3 (je höher der Wert, desto aggressiver Reaktion in jeweiliger Situation bzw. über alle Situationen hinweg)
weitere Reaktion: Dominanz	1. bei Enttäuschung 2. bei unwahrer Behauptung 3. bei körperlicher Aggression 4. bei verbaler Aggression 5. bei Abwertung	0 – 3 (je höher der Wert, desto dominanter Reaktion in jeweiliger Situation bzw. über alle Situationen hinweg)
weitere Reaktion: Relationale Aggression	1. bei Enttäuschung 2. bei unwahrer Behauptung 3. bei körperlicher Aggression 4. bei verbaler Aggression 5. bei Abwertung	0 – 3 (je höher der Wert, desto relational aggressiver Reaktion in jeweiliger Situation bzw. über alle Situationen hinweg)
weitere Reaktion: Vergebung	1. bei Enttäuschung 2. bei unwahrer Behauptung 3. bei körperlicher Aggression 4. bei verbaler Aggression 5. bei Abwertung	0 – 3 (je höher der Wert, desto mehr würde Kind Interaktionspartner vergeben in jeweiliger Situation bzw. über alle Situationen hinweg)
Moralakzeptanz für aggressive Lösung	1. bei Enttäuschung 2. bei unwahrer Behauptung 3. bei körperlicher Aggression 4. bei verbaler Aggression 5. bei Abwertung	0 – 3 (je niedriger der Wert, desto mehr Akzeptanz für aggressive Lösung in jeweiliger Situation bzw. über alle Situationen hinweg)
Empathie bei aggressiver Lösung	1. bei Enttäuschung 2. bei unwahrer Behauptung 3. bei körperlicher Aggression 4. bei verbaler Aggression 5. bei Abwertung	0 – 3 (je höher der Wert, desto mehr würde Kind sich um Interaktionspartner sorgen in jeweiliger Situation bzw. über alle Situationen hinweg)

Kapitel 7

ScouT als therapeutisches Verfahren

Im Folgenden wollen wir Sie nun Schritt für Schritt anhand eines Fallbeispiels damit vertraut machen, wie Sie am besten mit dem Kind die einzelnen Situationen durcharbeiten, wenn Sie ScouT als therapeutisches Verfahren anwenden wollen (vgl. Tab. 14).

Tabelle 14: ScouT-Trainingsablauf

Schritte (Kapitel im Manual)	ScouT (Programm und Arbeitsblätter)	Therapeut /Patient / Eltern
1. Basisinformationen für Bezugspersonen (Kap. 7.1)	Bezugspersonenmaterial B01	Therapeut erklärt Bezugspersonen Basisinformationen zum Programm anhand von Arbeitsblatt B01
2. Installation eines Verstärkersystems (Kap. 7.2)	Einführung Punkteplan	Therapeut erklärt Patienten Ablauf und Spielregeln anhand des Punkteplans und formuliert Eintauschverstärkungen (Arbeitsblätter AB09, AB10)
3. Auswählen, Starten und Analysieren der Ausgangssituation (Kap. 7.3)	Film: Ausgangssituation anschauen	
	Film-Situation interpretieren anhand der Fragen auf dem Bildschirm (unter Zuhilfenahme von AB01: *Zeichen erkennen – Fragen zur Anfangssituation* inklusive AB02: *Ärgerthermometer*)	
4. Transfer auf eigene Erfahrungen mit ähnlichen Situationen (Kap. 7.4)	Generalisieren anhand der Fragen auf dem Bildschirm (unter Zuhilfenahme AB03: *Zeichen erkennen – Kennst Du das auch*)	Therapeut exploriert zur entsprechenden Situationsklasse (z. B. Enttäuschung) eigene Erfahrungen des Kindes
5. Entwicklung der Handlungsalternativen und Handlungskonsequenzen für die Ausgangssituation (Kap. 7.5)	Film: Nacheinander alle vier Lösungsalternativen anschauen	
	Film-Lösungen interpretieren, Konsequenzen antizipieren, Lösungen bewerten (unter Zuhilfenahme von AB04: *Wege finden*)	
6. Betrachten der Handlungskonsequenzen im Film (Kap. 7.6)	Film: Handlung und Konsequenzen anschauen	

Tabelle 14: (Fortsetzung)

7. Identifikation der sozial kompetenten Reaktion als beste Handlungsalternative (Kap. 7.7) 8. Einübung sozial kompetenter Reaktionen in eigenen kritischen Situationen (Kap. 7.8)	Generalisieren: Eigene Problemlösungen und Handlungen anhand der Fragen auf dem Bildschirm (unter Zuhilfenahme von AB05: *Der beste Weg zum Ziel*)	Für individuelle Situation: Problemlösung erarbeiten und Verhalten in „Generalprobe" einüben (evtl. unter Einsatz der *Signalkarten;* AB07). Therapieaufgabe stellen und Patient für Mitarbeit verstärken
9. Therapieaufgabe: Wut- und Streittagebuch führen und in Konflikten kompetentes Verhalten zeigen (Kap. 7.9) 10. Integration von Bezugspersonen: Anleitung zum Coaching (Kap. 7.10)	Selbstbeobachtung (AB06: *Wut- & Streittagebuch*): Dokumentation der Therapieaufgabe und anderer Streitsituationen Einführung/Einübung des Coaching (unter Zuhilfenahme B02: *Coaching*)	Patient führt Therapieaufgaben durch (evtl. unter Anwendung von Signalkarten). Bezugspersonen ermuntern Patient, an Therapieaufgaben und Streittagebuch zu denken und verstärken ihn für die Führung des Tagebuchs.
11. Besprechung der Therapieaufgaben in der nächsten Sitzung (Kap. 7.11)		Therapeut bespricht Therapieaufgabe unter Zuhilfenahme von *AB08: Fragen zu Wut- und Streittagebuch* und spielt bei Bedarf im Rollenspiel Situationen durch. Verstärkung der Durchführung anhand von AB09 /AB10: *Punkteplan*
12. Abschluss (Kap. 7.12)	Ausfüllen der Urkunde (AB11)	Therapeut verleiht dem Kind Urkunde

Starten Sie ScouT, wie in Kapitel 5.4 (Programmstart und Hauptmenü) ausführlich beschrieben, bis Sie zum Hauptmenü gelangen (vgl. Abb. 43).

Bevor Sie das Training mit dem Kind starten, sollten Sie sich alle Arbeitsblätter (AB01 bis AB11) und die Bezugspersonenmaterialien (B01 und B02) ausdrucken. Klicken Sie hierzu auf den Button „Diagnostikmaterial & Arbeitsblätter" im Hauptmenü (vgl. Abb. 44).

Es öffnet sich eine Seite mit einer Übersicht über das gesamte Diagnostikmaterial und die Arbeits-

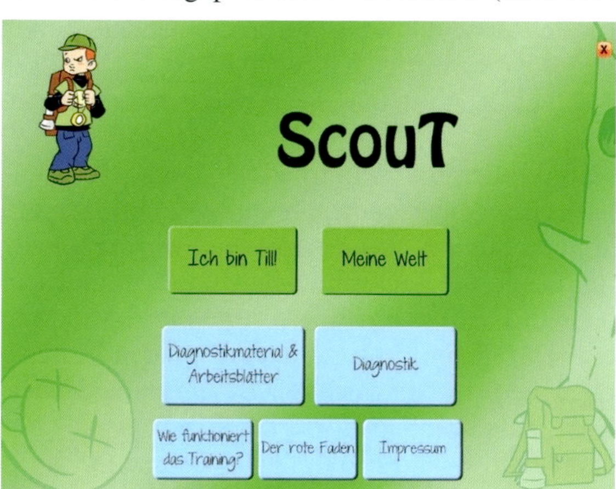

Abbildung 43: Hauptmenü

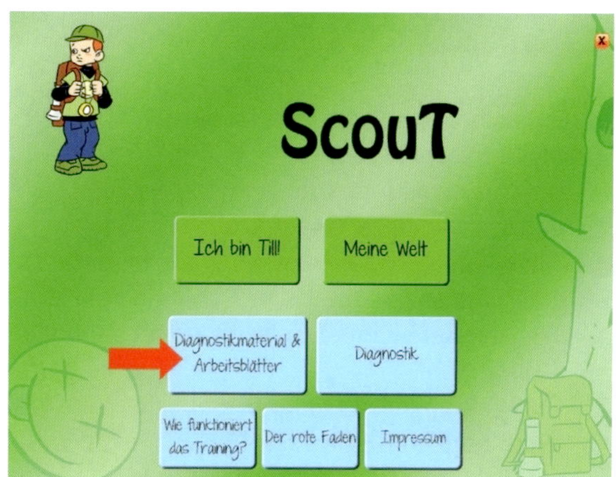

Abbildung 44: Hauptmenü mit Button „Diagnostikmaterial & Arbeitsblätter"

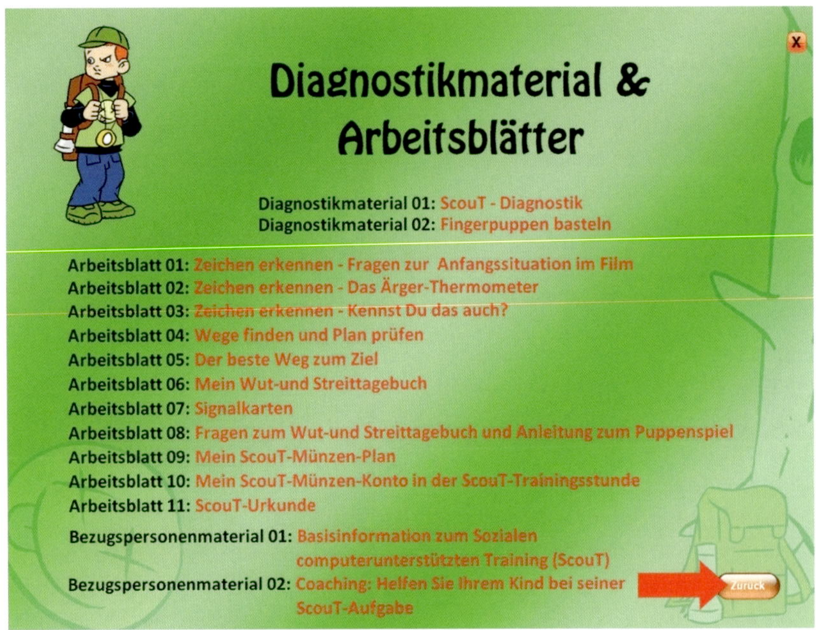

Abbildung 45: Diagnostikmaterial & Arbeitsblätter

blätter, die im Rahmen der Therapie verwendet werden (vgl. Abb. 45). Gehen Sie mit dem Cursor auf die Arbeitsblätter und klicken Sie sie nacheinander an. Die Arbeitsblätter öffnen sich dann und Sie können sie ausdrucken. Wann sie eingesetzt werden, wird im Folgenden beschrieben und Sie finden dazu auch jeweils eine Angabe im Programm selbst. Es erscheint dann oben rechts ein Hinweis in der Ecke des Bildschirms. Über den Button „Zurück" (vgl. Abb. 45) gelangen Sie wieder ins Hauptmenü.

Die Durchführung mit dem Kind und den Bezugspersonen besteht aus mehreren Schritten (vgl. Tab. 14). Für das gesamte ScouT-Training sind in der Regel 10 bis 15 Sitzungen (je nach Alter und kognitivem Entwicklungsstand des Kindes) notwendig. Pro Situation werden in der Regel 2 bis 3 Sitzungen benötigt.

In den nachfolgenden Kapiteln werden 12 Therapieschritte besprochen:

1. Basisinformationen für Bezugspersonen.
2. Installation eines Verstärkersystems.
3. Auswählen, Starten und Analysieren der Ausgangssituation.
4. Transfer auf eigene Erfahrungen mit ähnlichen Situationen.
5. Entwicklung der Handlungsalternativen und Handlungskonsequenzen für die Ausgangssituation.
6. Betrachten der Handlungskonsequenzen im Film.
7. Identifikation der sozial kompetenten Reaktion als beste Handlungsalternative.
8. Einübung sozial kompetenter Reaktionen in eigenen kritischen Situationen.
9. Therapieaufgabe: Wut- und Streittagebuch führen und in Konflikten kompetentes Verhalten zeigen.
10. Integration von Bezugspersonen: Anleitung zum Coaching.
11. Besprechung der Therapieaufgaben in der nächsten Sitzung.
12. Abschluss.

7.1 Basisinformationen für Bezugspersonen

Obwohl es sich bei ScouT primär um ein kindzentriertes therapeutisches Verfahren handelt, beziehen Sie die Bezugspersonen (Eltern, Lehrer, Erzieher) soweit wie möglich in die Therapie mit ein.

Mithilfe der Basisinformation zum ScouT-Training (Bezugspersonenmaterial B01; vgl. Abb. 46) können Sie die Bezugspersonen über die Inhalte und Ziele der kindzentrierten Interventionen in Kenntnis setzen, um eine bestmögliche Mitarbeit und Transparenz in der Therapie mit dem Kind zu erreichen. Dabei wird den Bezugspersonen erklärt, dass das ScouT ein computerunterstütztes Problemlöse- und soziales Kompetenztraining für Kinder im Alter von 6 bis 12 Jahren ist, durch das mit vielen Filmsequenzen ein moderner und kindgerechter Zugang hergestellt wird. Erklären Sie den Bezugspersonen, dass die Filmbeispiele typische Konfliktsituationen zwischen Gleichaltrigen enthalten und verschiedene Lösungsmöglichkeiten für die dargestellten Konflikte anbieten. Vermitteln Sie ihnen, dass das Kind hier Alternativen zu aggressiven, nämlich sozial kompetente Lösungen für Gleichaltrigenkonflikte erlernen kann. Im Einzelnen wird mit dem Kind daran gearbeitet:

- Konfliktsituationen genauer wahrzunehmen,
- eigene Gedanken und Gefühle zu identifizieren,
- die Absichten und Erwartungen anderer Kinder genauer zu erkennen,
- eigene Handlungen besser zu planen
- sowie die Konsequenzen der eigenen Handlungen besser abschätzen zu lernen.

Zeigen Sie den Bezugspersonen ausschnittweise Teile des ScouT-Programms auf dem Bildschirm. Erklären Sie ihnen, dass Sie ihre Mithilfe (z. B. bei der Durchführung künftiger Therapieaufgaben im Alltag) brauchen, um diese Ziele erreichen zu können, und dass durch ihre Unterstützung die Therapie wesentlich erfolgreicher sein kann, da die Umsetzung für das Kind alleine nur schwer zu bewältigen ist.

Besprechen Sie zusammen mit den Bezugspersonen ausführlich die Probleme des Kindes in Gleichaltrigensituationen und die daraus resultierenden Ziele, die für das Kind besonders wichtig sind. Nehmen Sie hier Bezug auf die durchgeführte ScouT-Diagnostik:

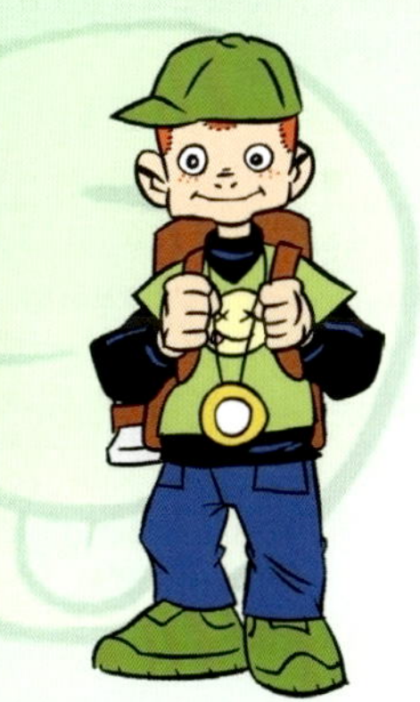

Basisinformation

zum Sozialen computerunterstützten Training (ScouT)

ScouT ist ein computerunterstütztes Problemlöse- und soziales Kompetenztraining für Kinder im Alter von 6 bis 12 Jahren.

Durch dieses computerunterstützte Training mit vielen Filmsequenzen soll ein moderner und kindgerechter Zugang hergestellt werden. Die Filmbeispiele beinhalten typische Konfliktsituationen zwischen Gleichaltrigen und bieten verschiedene Lösungsmöglichkeiten für die dargestellten Konflikte an. Hier kann Ihr Kind nicht aggressive und kompetente Lösungen für Gleichaltrigenkonflikte erlernen. Mit Ihrem Kind wird daran gearbeitet:

* Konfliktsituationen genauer wahrzunehmen,
* eigene Gedanken und Gefühle zu identifizieren,
* die Intentionen und Erwartungen anderer Kinder genauer zu erkennen,
* eigene Handlungen besser zu planen
* sowie die Konsequenzen der eigenen Handlungen besser abschätzen zu lernen.

Ihre Therapeutin/Ihr Therapeut wird mit Ihnen zusammen die Ziele auswählen, die für Ihr Kind besonders wichtig sind. Sie/Er wird dann intensiv mit dem Kind arbeiten, aber sie/er braucht auch Ihre Mithilfe, um diese Ziele zu erreichen. Ohne Ihre Unterstützung wird die Therapie kaum erfolgreich sein können. Aggressive Verhaltensweisen machen betroffen und erfordern eine Reaktion und verpflichten uns, dem Kind eine neue Orientierung zu geben. Um diese schwierige Aufgabe bewältigen zu können, sind Hinweise und Strategien nötig, die die Therapeutin/der Therapeut mit Ihnen erarbeiten kann.

Aus Görtz-Dorten und Döpfner: Soziales computerunterstütztes Training für Kinder mit aggressivem Verhalten (ScouT) © 2016 Hogrefe, Göttingen

Bezugspersonenmaterial 01
Seite 1 / 1

Abbildung 46: Bezugspersonenmaterial B01 Basisinformation

„In der ScouT-Diagnostik mit Ihrem Kind hat sich gezeigt, dass es ihm schwerfällt, Konflikte mit Gleichaltrigen gut zu lösen und nicht sofort in Streit zu geraten. Wir haben bei unseren Untersuchungen festgestellt, dass Ihr Kind sich schnell provoziert fühlt und seinem Gegenüber häufig feindselige Absichten unterstellt. Beispielsweise hat es schnell den Eindruck, dass ein anderes Kind es absichtlich ärgern wollte. Daher neigt es dazu, Dinge zu tun, die den Konflikt noch anheizen und nicht zu einer guten Lösung führen, beispielsweise indem es dann zuschlägt oder tritt. Es geht fälschlicherweise davon aus, dass Aggressionen zu Anerkennung bei anderen Kindern führen und dass es Konflikte auf diese Weise lösen kann. Daher scheint es für Ihr Kind wichtig zu sein, mit ihm in der nächsten Zeit daran zu arbeiten, dass es lernt, die Absichten und Erwartungen anderer Kinder genauer zu erkennen, seine eigenen Handlungen besser zu planen, sowie die Konsequenzen seiner Handlungen besser abschätzen zu lernen."

Schwierige Therapiesituationen:

Manche Bezugspersonen sind zunächst überrascht, dass sie in die Therapie mit einbezogen werden sollen, da ihre Vorstellung von einer Kindertherapie häufig eine andere ist – vielleicht sogar verständlicherweise, wenn Sie z.B. an Kinderarztbesuche denken, bei denen der Arzt das Kind und nicht die Mutter behandelt, wenn es Windpocken hat. Solche Erwartungen sollten Sie zu Beginn der Therapie unbedingt klären. Sie sollten den Bezugspersonen vermitteln, dass es für das Kind viel Anstrengung und Arbeit bedeutet, sein teilweise schon viele Jahre bestehendes Verhalten zu verändern, und dass es deshalb jemanden braucht, der ihm im Alltag außerhalb der Therapiestunde dabei hilft, das neu erworbene Wissen und neu erlernte Verhalten umzusetzen und einzuüben. Das Einüben von Verhalten im Puppenspiel während der Therapiestunde einmal in der Woche kann immer nur eine Art „Generalprobe" darstellen, die in natürlichen Situationen mit echten Interaktionspartnern weiter trainiert werden muss. Nur so kann ein Transfer auf ähnliche Situationen in den Alltag des Kindes erreicht und eine Generalisierung auf andere Konfliktsituationen ermöglicht werden.

7.2 Installation eines Verstärkersystems

Bevor Sie das Training mit dem Kind starten, empfehlen wir Ihnen, zunächst den Punkteplan für das ScouT-Training (Arbeitsblätter AB09 und AB10; vgl. Abb. 47 und Abb. 48) einzuführen.

Hierbei handelt es sich um ein Tokensystem, mit dessen Hilfe das Kind zur Mitarbeit während der Sitzung motiviert werden soll. Das Kind erhält immer dann die vereinbarte Punktzahl (oder Münzen, vgl. Abb. 49, nicht Bestandteil des Programms), wenn es ihm gelingt, sich an spezifische Vereinbarungen/Verhaltensregeln zu halten, *z. B. Fragen zu beantworten oder sitzen zu bleiben.* Wenn eine Regel besonders schwierig für das Kind ist, sollte die Einhaltung dieser Regel mit einer höheren Punkteanzahl verbunden sein. Die Punkte können auf dem *Punkte-Konto* (vgl. Abb. 48) gesammelt und später in der Therapiestunde in zuvor vereinbarte Verstärker eingetauscht werden (*z. B. am Ende der Stunde gemeinsam mit dem Therapeuten ein Spiel spielen).* Das Kind kann dann entsprechende Spielminuten bekommen. Sie können auch eine Schatzkiste mit kleinen Verstärkern zusammenstellen oder die Punkte in Lego-Steine für ein Lego-Objekt eintauschen. Besonders beliebt ist aber, auf eine Stunde Geocaching mit dem Therapeuten zu sparen. Geocaching (von griechisch geo, „Erde", und englisch cache, „geheimes Lager"), auch GPS-Schnitzeljagd genannt, ist eine elektronische Schatzsuche oder Schnitzeljagd.

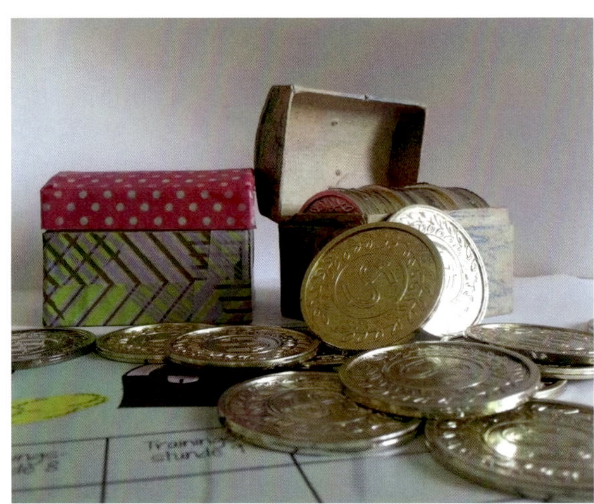

Abbildung 49: Münzen
(nicht Bestandteil des Programms)

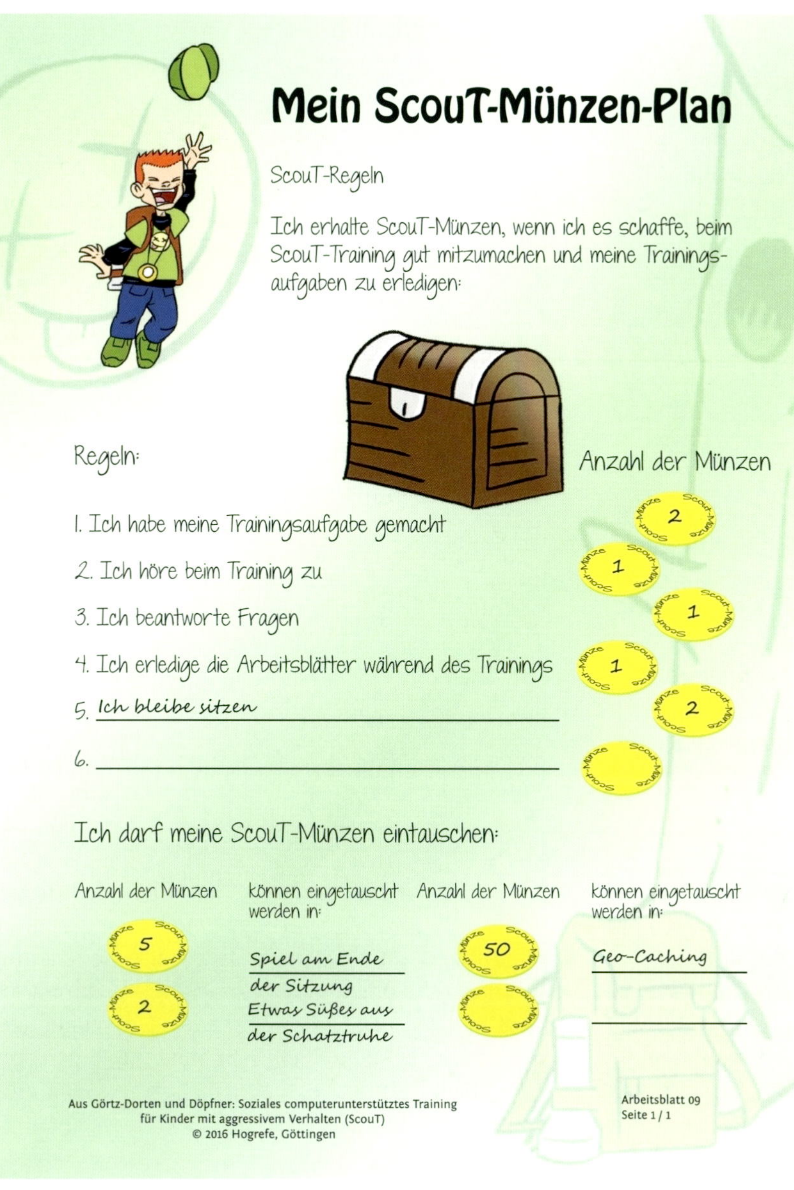

Mein ScouT-Münzen-Plan

ScouT-Regeln

Ich erhalte ScouT-Münzen, wenn ich es schaffe, beim ScouT-Training gut mitzumachen und meine Trainingsaufgaben zu erledigen:

Regeln:	Anzahl der Münzen
1. Ich habe meine Trainingsaufgabe gemacht	2
2. Ich höre beim Training zu	1
3. Ich beantworte Fragen	1
4. Ich erledige die Arbeitsblätter während des Trainings	1
5. Ich bleibe sitzen	2
6.	

Ich darf meine ScouT-Münzen eintauschen:

Anzahl der Münzen	können eingetauscht werden in:	Anzahl der Münzen	können eingetauscht werden in:
5	Spiel am Ende der Sitzung	50	Geo-Caching
2	Etwas Süßes aus der Schatztruhe		

Aus Görtz-Dorten und Döpfner: Soziales computerunterstütztes Training für Kinder mit aggressivem Verhalten (ScouT)
© 2016 Hogrefe, Göttingen

Arbeitsblatt 09
Seite 1 / 1

Abbildung 47:
Arbeitsblatt AB09, Mein ScouT-Münzen-Plan (ausgefüllt)

Mein ScouT-Münzen-Konto

in der ScouT-Trainingsstunde

Regel	Trainingsstunde 1	Trainingsstunde 2	Trainingsstunde 3	Trainingsstunde 4	Trainingsstunde 5	Trainingsstunde 6	Trainingsstunde 7	Trainingsstunde 8	Trainingsstunde 9	Trainingsstunde 10
1	0									
2	1									
3	1									
4	1									
5	2									
6										

Aus Görtz-Dorten und Döpfner: Soziales computerunterstütztes Training für Kinder mit aggressivem Verhalten (ScouT), © 2016 Hogrefe, Göttingen Arbeitsblatt 10 Seite 1 / 1

Abbildung 48:
Arbeitsblatt AB10: Mein ScouT-Münzen-Konto (ausgefüllt)

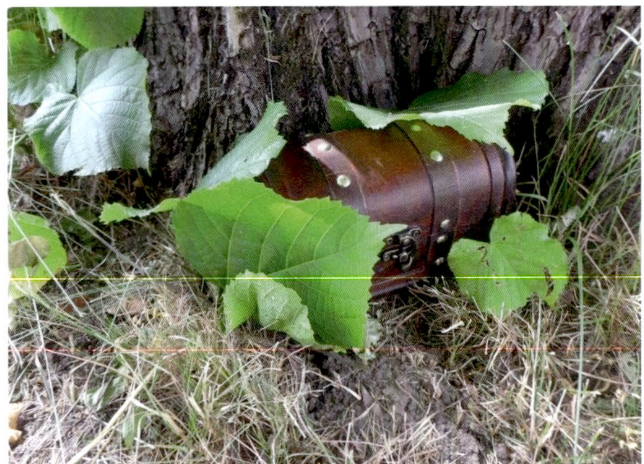

Abbildung 50: Versteck: Geocache

Die Verstecke („Geocaches“ kurz „Caches“, vgl. Abb. 50) werden anhand geografischer Koordinaten im World Wide Web *www.geocaching.com* veröffentlicht und können anschließend mithilfe eines GPS-Empfängers (vgl. Abb. 51) gesucht werden. Mit genauen Landkarten ist auch die Suche ohne GPS-Empfänger möglich. Besonders für jüngere Kinder bietet es sich manchmal an, gemalte Schatzkarten (vgl. Abb. 51) und Kreidezeichen zum Ziel zu verwenden.

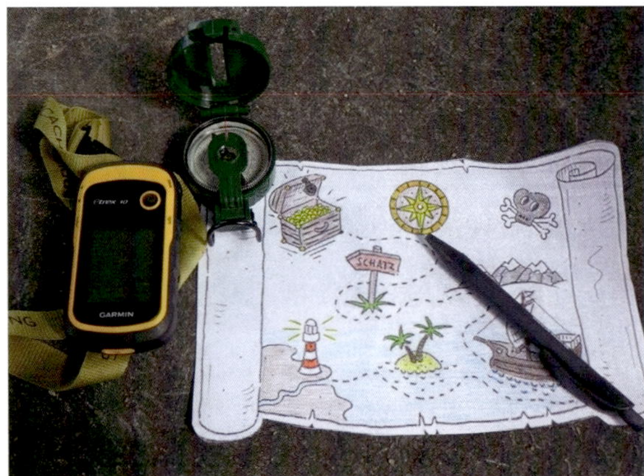

Abbildung 51: GPS-Empfänger und Schatzkarte (nicht Bestandteil des Programms)

Ein Geocache ist in der Regel ein wasserdichter Behälter (vgl. Abb. 52), in dem sich ein Logbuch sowie verschiedene kleine Tauschgegenstände (vgl. Abb. 53) befinden.

Jeder Besucher trägt sich in das Logbuch ein, um seine erfolgreiche Suche zu dokumentieren. Anschließend wird der Geocache wieder an der Stelle versteckt, an der er zuvor gefunden wurde. Der Fund wird im Internet auf der zugehörigen Seite vermerkt und gegebenenfalls durch Fotos ergänzt. So können auch andere Personen – insbesondere

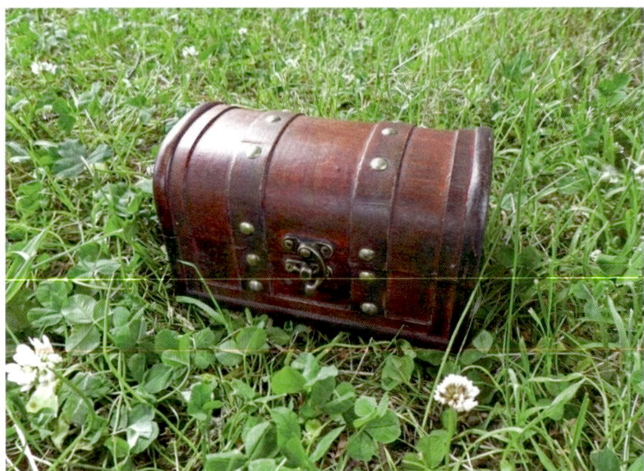

Abbildung 52: Möglicher Geocache-Behälter (nicht Bestandteil des Programms)

der Verstecker oder „Owner“ (englisch für „Eigentümer“) – die Geschehnisse rund um den Geocache verfolgen. Wesentlich beim gesamten Such- und Tauschvorgang ist, dass von anderen anwesenden Personen das Vorhaben nicht erkannt wird und so der Cache Uneingeweihten verborgen bleibt.

Besonders jüngere Kinder mögen es, zusätzlich auf die Schatzsuche beispielsweise eine Taschenlampe, einen Kompass, ein Fernglas oder eine Lupe (vgl. Abb. 54) mitzunehmen.

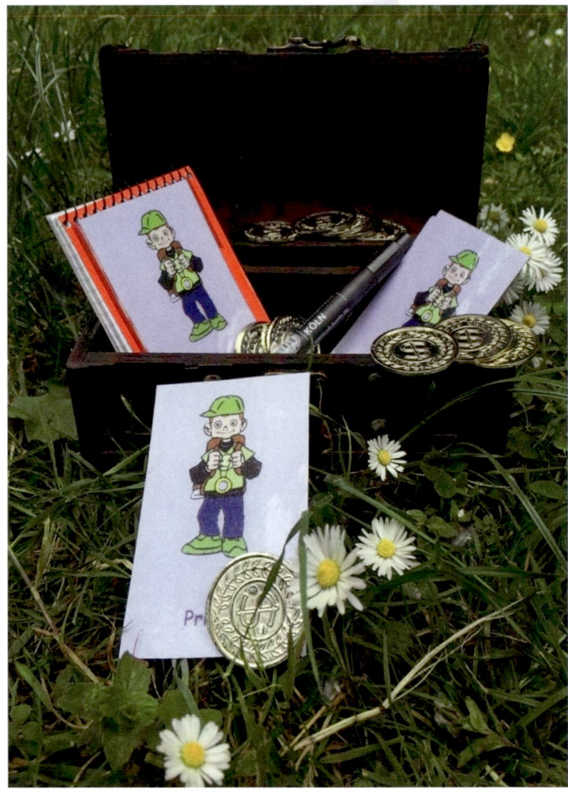

Abbildung 53: Beispielhafter Geocache-Inhalt (nicht Bestandteil des Programms)

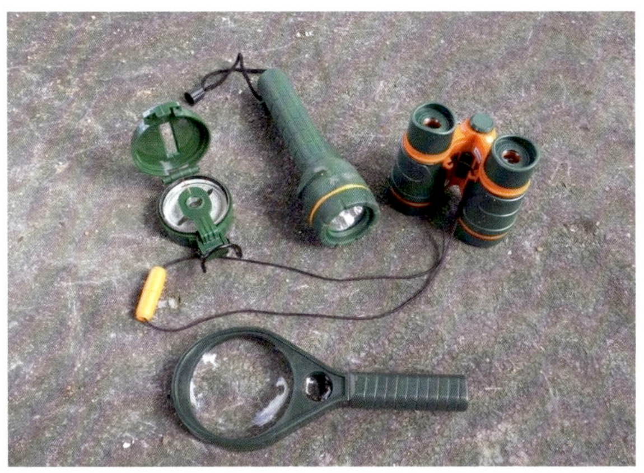

Abbildung 54: Taschenlampe, Kompass, Fernglas, Lupe (nicht Bestandteil des Programms)

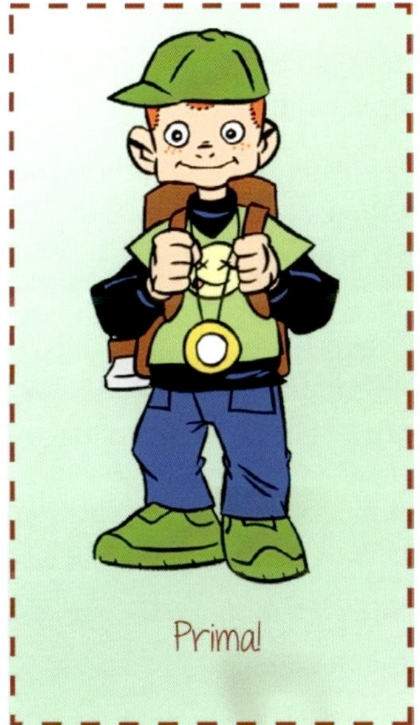

Abbildung 55: Bezugspersonenmaterial B02, Einzelnes ScouT-Kärtchen

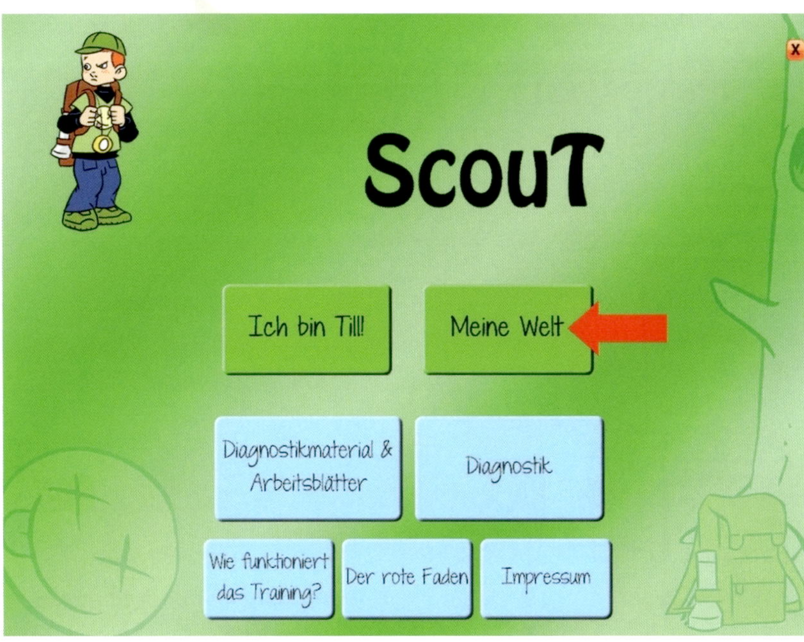

Abbildung 56: Hauptmenü mit Button „Meine Welt“

Sie können mit dem Kind entweder ein bereits verstecktes Geocache eines fremden Eigentümers suchen oder Sie verstecken zuvor selbst eines. Hierzu müssen Sie selbst zunächst einen Cache vorbereiten (z. B. eignen sich hier als Inhalt ScouT-Münzen, vgl. Abb. 49 und Abb. 53, oder ScouT-Kärtchen, die Sie unter dem Bezugspersonenmaterial B 02 finden, vgl. Abb. 55 und Kapitel 7.10, Abb. 124), ihn verstecken und unter www.geocaching.com eintragen und veröffentlichen.

7.3 Auswählen, Starten und Analysieren der Ausgangssituation

Um das Programm nun mit dem Kind zu starten, klicken Sie auf den Button „Meine Welt“ im Hauptmenü (vgl. Abb. 56), um automatisch in die Filmauswahl zu gelangen (vgl. Abb. 57).

Till begrüßt Sie auf dem Bildschirm zur Filmauswahl mit den Worten: *„Hier kannst Du Dir anschauen, was mir so alles passiert!“*.

Sie sehen fünf verschiedene Ausgangssituationen für typische Konflikte von Kindern mit Gleichaltrigen:

1. Darf ich mitspielen? (Reaktion auf Enttäuschung).
2. Du hast es kaputt gemacht! (Reaktion auf verbale Aggression).
3. Da fehlt etwas! (Reaktion auf unwahre Behauptung).

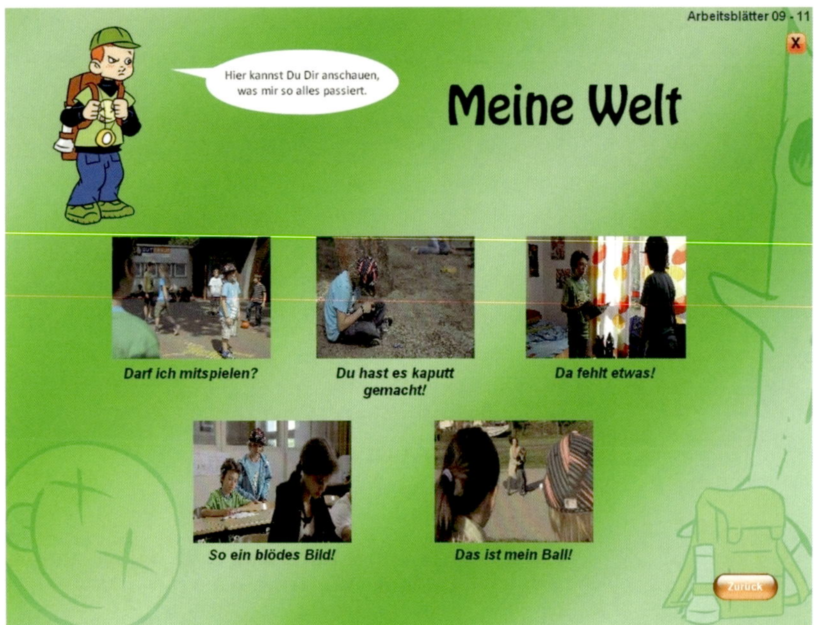

Abbildung 57: Meine Welt: Ausgangssituationen

4. So ein blödes Bild! (Reaktion auf Abwertung).
5. Das ist mein Ball! (Reaktion auf körperliche Aggression).

Sie sollten vorab entscheiden, mit welcher Situation Sie beginnen wollen. Bedenken Sie dabei, ob es günstiger ist, mit einer Situation zu beginnen, die möglichst ähnlich zu realen Konfliktsituationen des Kindes ist und damit eine hohe Relevanz aufweist oder zunächst fremdere Situationen mit dem Kind zu bearbeiten, die dann weniger Aggressionen bei ihm auslösen, was vor allem bei Kindern mit einer hohen Impulsivität ratsam ist. Sagen Sie dem Kind:

„Wir wollen uns jetzt gemeinsam anschauen, was Till so alles erlebt."

Wählen Sie dann mit dem Kind die Ausgangssituation aus, indem Sie darauf klicken. Eine weitere Seite erscheint (vgl. Abb. 58), auf der Till dem Kind erklärt, dass man als guter Scout genau hinschauen muss. Sie können dem Kind sagen:

„So, dann müssen wir jetzt genau achtgeben, damit wir nichts verpassen."

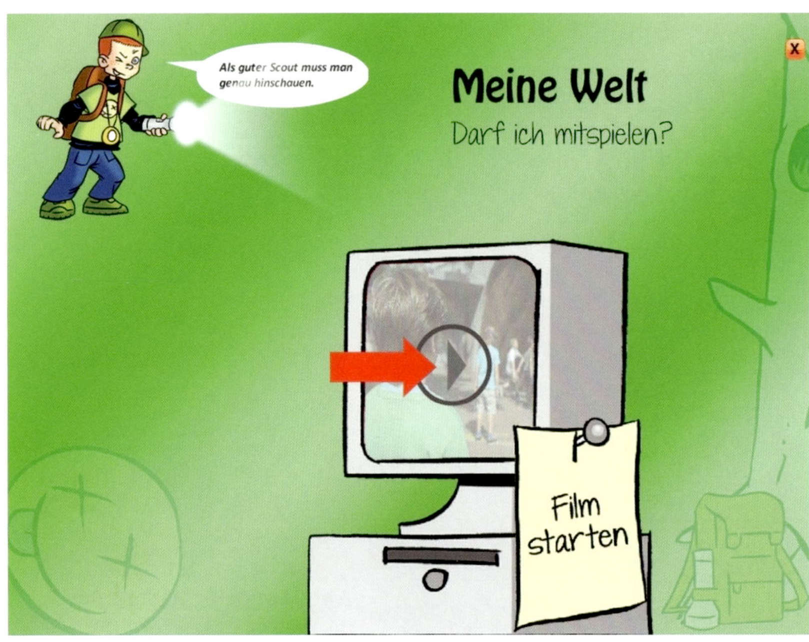

Abbildung 58: Bildschirm „Film starten"

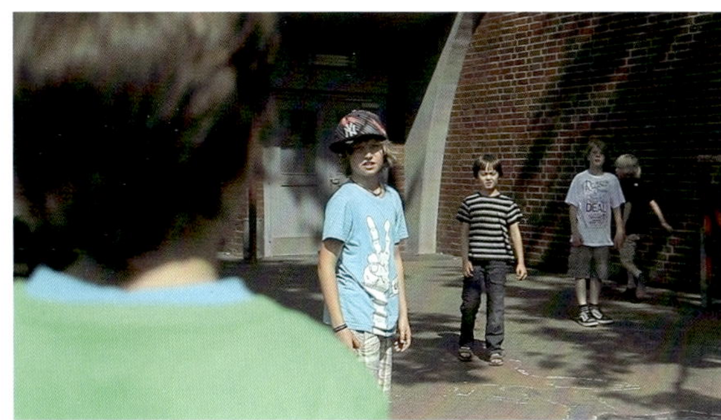

Abbildung 59: Film zur Ausgangssituation „Darf ich mitspielen?“

Klicken Sie danach auf den Pfeil auf dem abgebildeten Computer, um den Film zu starten.

Der Film öffnet sich und wird nun automatisch abgespielt (vgl. Abb. 59). Beispielhaft wird das weitere Vorgehen an der Ausgangssituation „Darf ich mitspielen?“ dargestellt.

Sehen Sie sich den Film gemeinsam an.

Filminhalt: Einige Kinder, darunter auch Tills Klassenkamerad Max, spielen zusammen Fußball auf dem Schulhof. Till nähert sich den spielenden Kindern. Er geht auf Max zu und fragt: „Darf ich mitspielen?“

Max bleibt stehen und antwortet: „Nein, jetzt nicht, wir sind mitten im Spiel!“

Der Film endet automatisch mit einem *„großen Fragezeichen“* (vgl. Abb. 60) und eine weitere

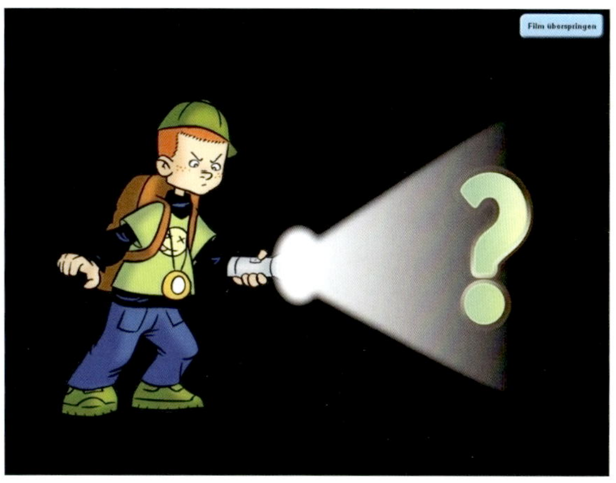

Abbildung 60: Ende Ausgangssituation mit Fragezeichen

Bildschirmseite mit einer Schatzkarte öffnet sich (vgl. Abb. 61). Anhand der im Folgenden beschriebenen Fragen und Beispielantworten auf dem Bildschirm und dem zusätzlichen Arbeitsblatt AB01 (vgl. Abb. 63) können Problemlösestrategien und -defizite für die jeweilige Situation (Hier beispielhaft: *„Nicht mitspielen zu dürfen“*, d.h. Reaktion auf Enttäuschung) exploriert werden. Mithilfe der Identifikationsfigur Till Taff soll sich das Kind mit dessen Problemen auseinandersetzen und die Gedanken, Gefühle, Handlungen und Konsequenzen erkennen und beschreiben.

Dazu führt Till Sie und das Kind weiter durch das Programm mit dem Satz: *„Man muss die Zeichen erkennen und die richtige Fährte finden.“* Sie können dem Kind sagen:

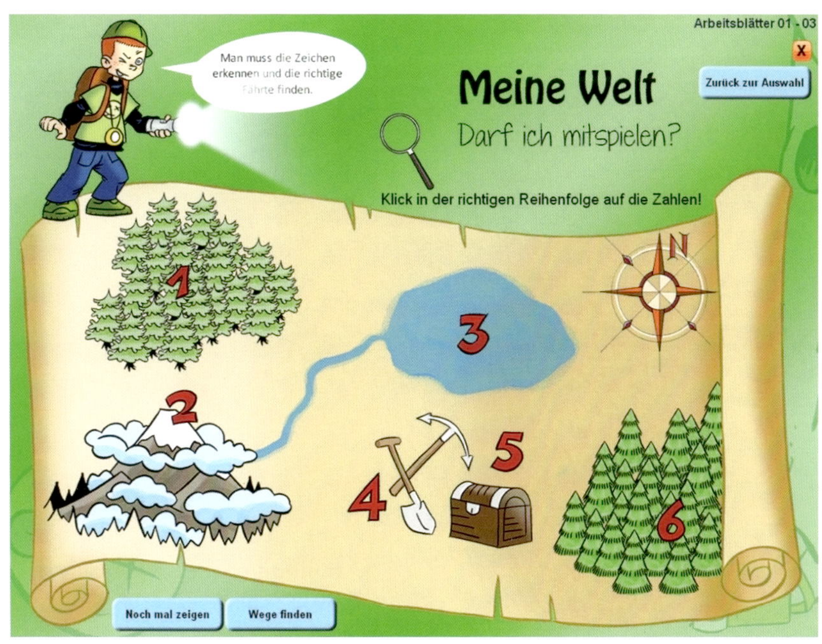

Abbildung 61: Erste Schatzkarte

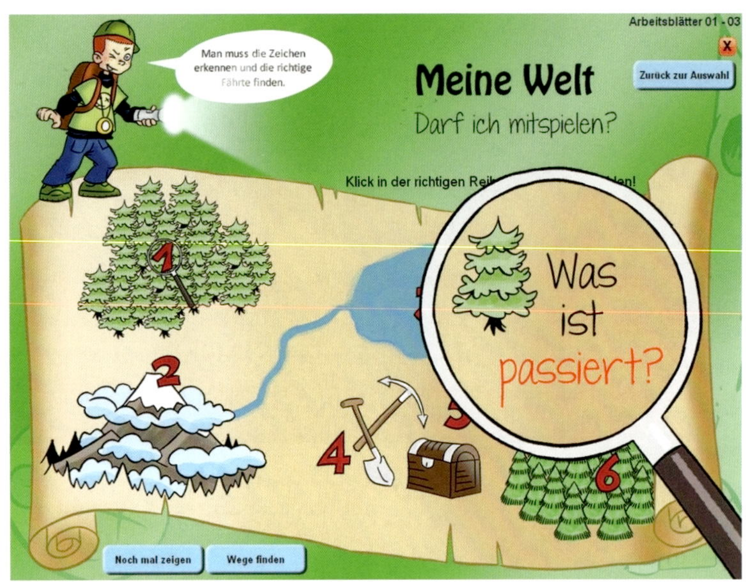

Abbildung 62: Erste Schatzkarte mit Lupe „Was ist passiert?"

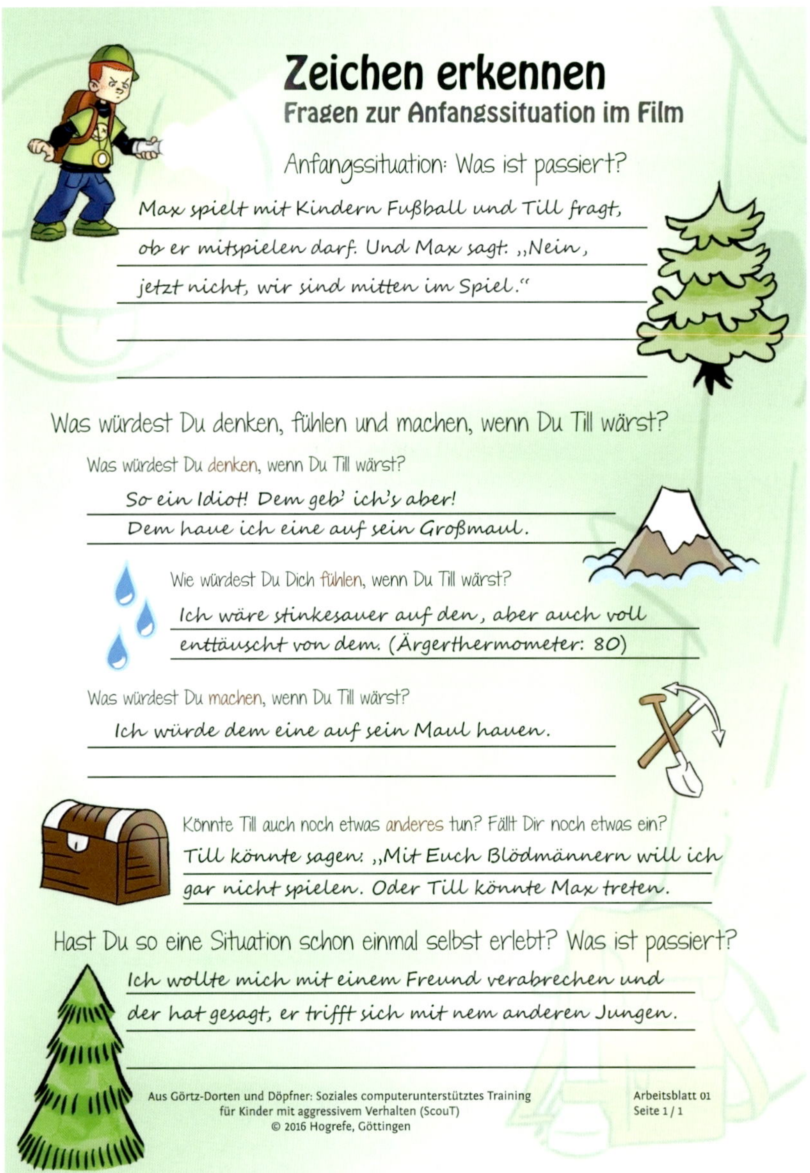

Zeichen erkennen

Fragen zur Anfangssituation im Film

Anfangssituation: Was ist passiert?

Max spielt mit Kindern Fußball und Till fragt, ob er mitspielen darf. Und Max sagt: „Nein, jetzt nicht, wir sind mitten im Spiel."

Was würdest Du denken, fühlen und machen, wenn Du Till wärst?

Was würdest Du denken, wenn Du Till wärst?

So ein Idiot! Dem geb' ich's aber! Dem haue ich eine auf sein Großmaul.

Wie würdest Du Dich fühlen, wenn Du Till wärst?

Ich wäre stinkesauer auf den, aber auch voll enttäuscht von dem. (Ärgerthermometer: 80)

Was würdest Du machen, wenn Du Till wärst?

Ich würde dem eine auf sein Maul hauen.

Könnte Till auch noch etwas anderes tun? Fällt Dir noch etwas ein?

Till könnte sagen: „Mit Euch Blödmännern will ich gar nicht spielen. Oder Till könnte Max treten.

Hast Du so eine Situation schon einmal selbst erlebt? Was ist passiert?

Ich wollte mich mit einem Freund verabrechen und der hat gesagt, er trifft sich mit nem anderen Jungen.

Aus Görtz-Dorten und Döpfner: Soziales computerunterstütztes Training für Kinder mit aggressivem Verhalten (ScouT)
© 2016 Hogrefe, Göttingen

Arbeitsblatt 01
Seite 1 / 1

Abbildung 63: Arbeitsblatt AB01: Zeichen erkennen (ausgefüllt)

„Dann wollen wir der Fährte in der richtigen Reihenfolge mal nachgehen."

Bewegen Sie hierzu die kleine Cursor-Lupe zunächst auf die Zahl 1. Es öffnet sich eine große Lupe mit der Frage „Was ist passiert?" (vgl. Abb. 62).

Klicken Sie, nachdem die Frage „Was ist passiert?" erschienen ist, mit der kleinen Cursor-Lupe erneut auf die Zahl 1. Es öffnet sich eine weitere Seite zu dieser Frage mit der Aufforderung „Beschreibe möglichst genau, was passiert ist!" (vgl. Abb. 64).

Fragen Sie das Kind:

„Kannst Du mir mit Deinen Worten erzählen, was da gerade passiert ist? Versuche, es ganz genau zu beschreiben."

Wenn es dem Kind nicht gelingt, den Inhalt des Gesehenen wiederzugeben, kann es sinnvoll sein, dass Sie mit dem Kind die gerade betrachtete Situation anhand eines Puppenspiels oder im direkten Rollenspiel noch einmal nachspielen oder auch den Film noch einmal abspielen (Button „Noch mal zeigen" unten auf Schatzkarte, vgl. Abb. 61). Dann kann es dem Kind leichter fallen, diese und die nachfolgenden Fragen zu beantworten. Sie können dem Kind sagen:

„Komm, lass uns das noch einmal nachspielen, was wir im Film gesehen haben!"

Dokumentieren Sie das, was das Kind Ihnen erzählt, auf dem Arbeitsblatt AB01 unter „Was ist passiert?" (vgl. Abb. 63). Geben Sie dem Kind Hilfestellungen, wenn es sie benötigt, indem Sie zusätzliche Fragen stellen oder Inhalte seiner Erzählungen noch einmal hinterfragen, wenn sie vom Geschehen deutlich abweichen.

Beispiel:

K.: Till hat gefragt, ob er mitspielen darf und Max hat ihn beleidigt und gesagt: „Hau ab, Du Blödmann! Du darfst nicht mitspielen."

Th.: Hat Max wirklich „Blödmann" zu Till gesagt? Oder hat er vielleicht gesagt: „Nein, jetzt nicht, wir sind mitten im Spiel!"?

Ist die Situation ausreichend beschrieben, klicken Sie auf den Button „Zurück" und Sie befinden sich wieder auf der Schatzkarte. Loben Sie das Kind für seine genaue Beobachtung und Beschreibung der Situation und sagen Sie ihm:

„Dann wollen wir der Fährte weiter folgen."

Bewegen Sie nun die kleine Cursor-Lupe auf die Zahl 2. Es öffnet sich wieder eine große Lupe, diesmal mit der Frage: „Was würdest Du denken, wenn Du Till wärst?" (vgl. Abb. 65).

Klicken Sie dann mit der kleinen Cursor-Lupe erneut auf die Zahl 2. Es öffnet sich eine weitere Seite zu dieser Frage mit der Aufforderung „Beschreibe es!" (vgl. Abb. 66).

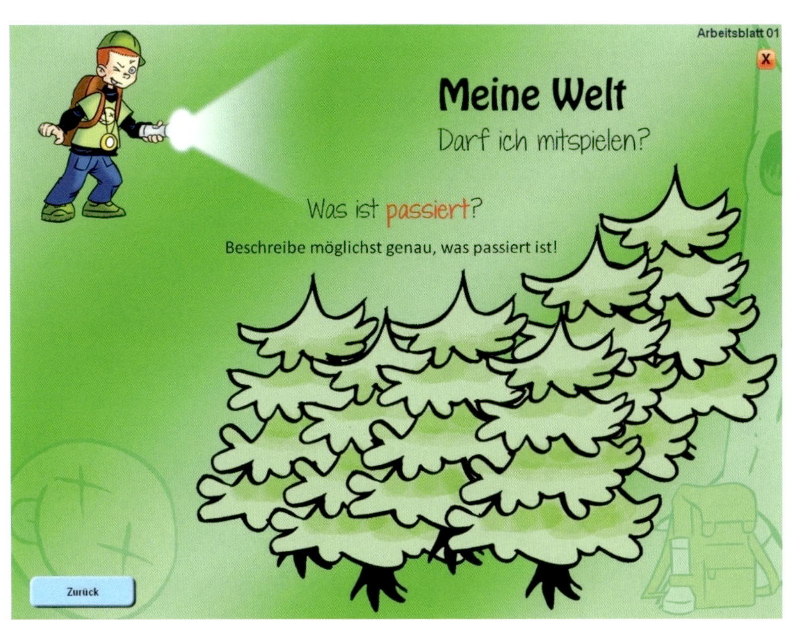

Abbildung 64: Beschreibe möglichst genau, was passiert ist!

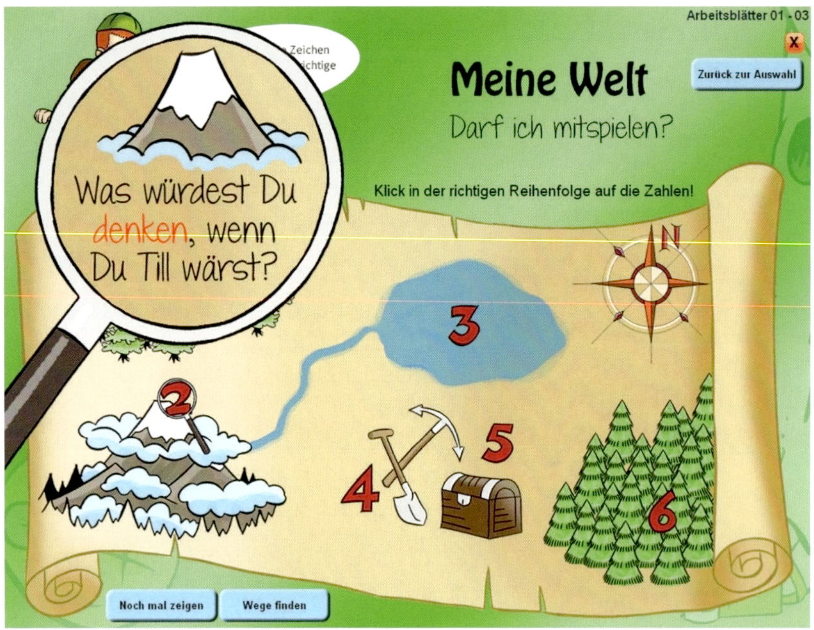

Abbildung 65: Erste Schatzkarte mit Lupe „Was würdest Du denken, wenn Du Till wärst?“

Thematisieren Sie an dieser Stelle mit dem Kind, was es denken würde, wenn es Till wäre, nachdem ihm Max gesagt hat, dass es jetzt nicht mitspielen dürfe. Möglicherweise sagt das Kind: *„Ich würde denken: ‚So ein Idiot! Dem geb' ich's aber! Dem haue ich jetzt eine auf sein Großmaul!'“*

Je nach Alter und kognitivem Entwicklungsstand fällt es manchen Kindern schwer, Kognitionen zu benennen. Sie antworten dann beispielsweise auf die Frage „Was würdest Du denken, wenn Du Till wärst, wenn Max sagt, dass Du jetzt nicht mitspielen darfst?“ mit „Gar nichts!“ oder „Weiß nicht!“. Hier kann es hilfreich sein, verschiedene Kognitionen vorzugeben und das Kind auswählen zu lassen. Über den Pfeil-Button hinter dem Wort „Beispiele“ gelangen Sie zu verschiedenen möglichen Kognitionen (sozial kompetenten, sozial unsicheren, verbal aggressiven oder körperlich aggressiven; vgl. Abb. 67), beispielsweise:

- Das ist aber doof. Wäre aber doch schön, wenn ich mitspielen könnte, ich versuch's noch mal.
- Das ist doof. Die lassen mich nie mitspielen.
- Mit den Blödmännern will ich gar nicht spielen.
- So ein Idiot! Dem geb' ich's aber!

Sie können beispielsweise sagen:

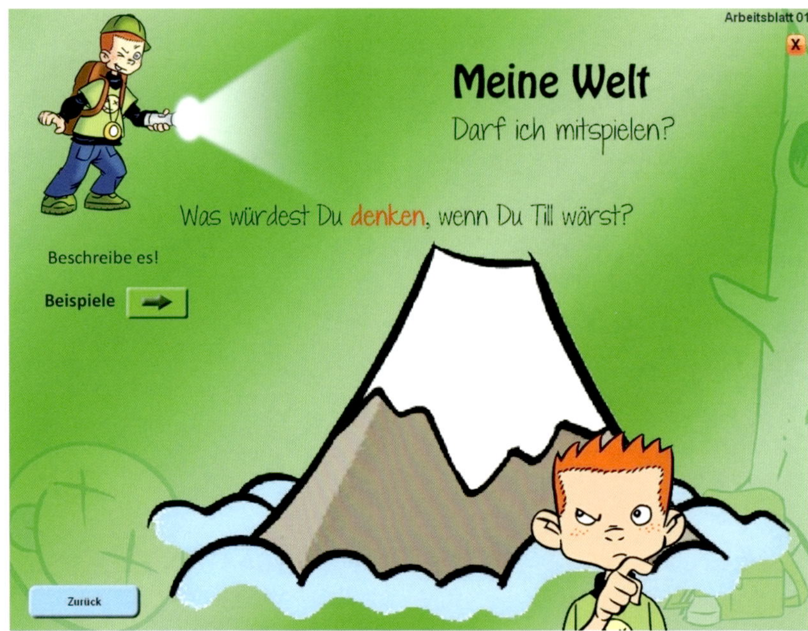

Abbildung 66: Kognitionen: Beschreibe es!

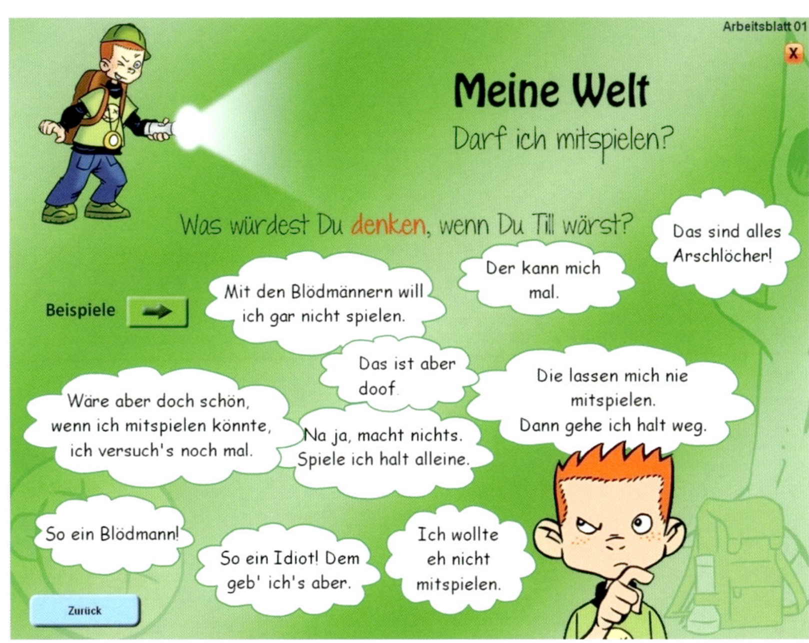

Abbildung 67: Beipielkognitionen

„Manchmal kann es einem schwerfallen, Gedanken überhaupt zu erkennen oder in Worte zu fassen."

Oder Sie fragen beispielsweise:

„Was meinst Du genau mit ‚doof'? Würdest Du eher ...denken oder eher...?"

Protokollieren Sie die Antworten auf dem Arbeitsblatt AB01. Loben Sie das Kind für seine Mitarbeit unabhängig von seinen gewählten Kognitionen, also auch wenn es aggressive Gedanken ausspricht.

Haben Sie die Kognitionen ausführlich exploriert, dann klicken Sie auf „Zurück" und befinden sich wieder auf der Schatzkarte und sagen dem Kind:

„Dann wollen wir der Fährte wieder folgen."

Bewegen Sie nun die kleine Cursor-Lupe auf die Zahl 3. Es öffnet sich wieder eine große Lupe, diesmal mit der Frage „Wie würdest Du Dich fühlen, wenn Du Till wärst?" (vgl. Abb. 68).

Klicken Sie dann mit der kleinen Cursor-Lupe erneut auf die Zahl 3. Es öffnet sich eine weitere Seite zu dieser Frage mit der Aufforderung „Be-

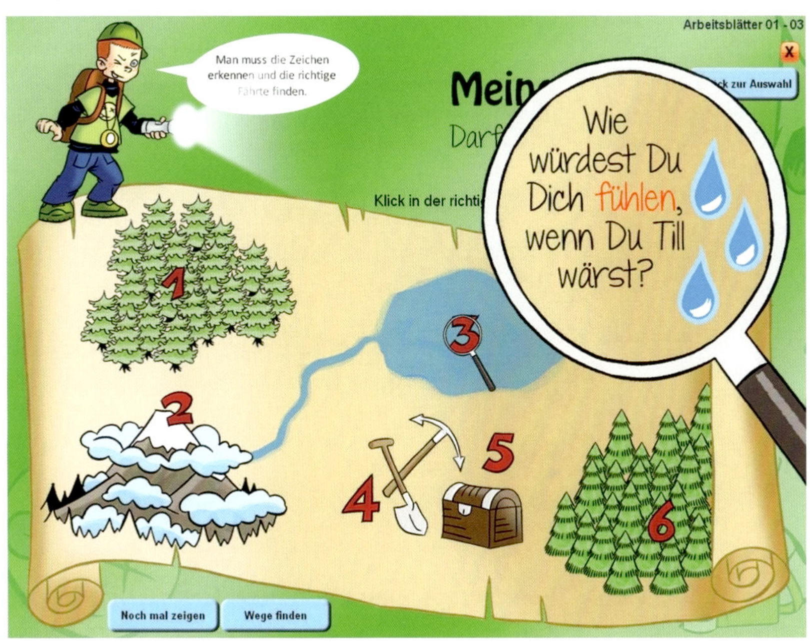

Abbildung 68: Erste Schatzkarte mit Lupe „Wie würdest Du Dich fühlen, wenn Du Till wärst?"

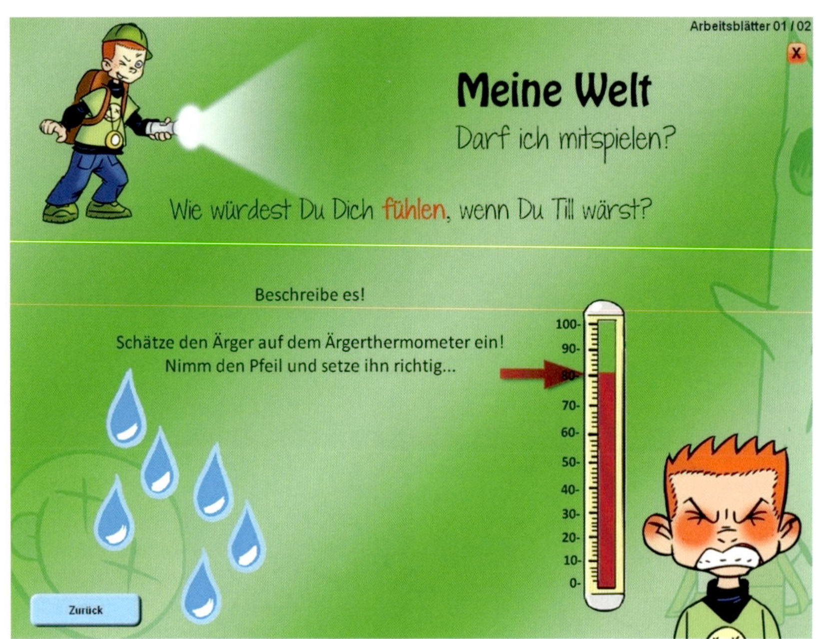

Abbildung 69: Wie würdest Du Dich fühlen, wenn Du Till wärst? – Ärgerthermometer

schreibe es! Schätze den Ärger auf dem Ärgerthermometer ein“ (vgl. Abb. 69).

An dieser Stelle können Sie zunächst frei die Emotionen des Kindes explorieren:

„Wie würdest Du Dich fühlen, wenn Du Till wärst und wenn Max sagt, dass Du jetzt nicht mitspielen darfst? Versuche, das mal zu beschreiben!“

Vielleicht sagt das Kind: *„Ich wäre stinksauer auf den, aber auch voll enttäuscht von dem!“* Je nach Alter und kognitivem Entwicklungsstand fällt es manchen Kindern schwer, ihre Emotionen in Worte zu fassen. Sie antworten dann beispielsweise „Weiß nicht!“ oder „blöd!“. Hier kann es hilfreich sein, einige Beschreibungen vorzugeben und das Kind auswählen zu lassen. Sie sagen beispielsweise:

„Manchmal kann es einem schwerfallen, Gefühle in Worte zu fassen.“

Oder Sie fragen:

„Was meinst Du genau mit ‚doof‘? Wärst Du wütend auf Max oder eher traurig darüber, dass Du nicht mitspielen darfst oder wärst Du vielleicht glücklich und fröhlich?“

Die Intensität des Ärgers kann danach mithilfe des Ratings auf dem von 0 bis 100 reichenden Ärgerthermometer erfasst werden. Analog zu einem Thermometer zur Temperaturbestimmung können Sie dem Kind erklären, dass das Ärgerthermometer messen soll, wie stark sein Ärger in dieser Situation wäre. Sie können beispielsweise sagen:

„Null bedeutet gar kein Ärger und 100 bedeutet der stärkste Ärger, den Du je mit anderen Kindern erlebt hast. Stell Dir vor, Du bist Till und Max sagt zu Dir: ‚Nein, jetzt nicht, wir sind mitten im Spiel!‘. Wie sehr würdest Du Dich darüber ärgern?“

Das Kind kann mit der gedrückten Maustaste den Pfeil am Ärgerthermometer auf dem Bildschirm bewegen. Sie können dann den Wert, den das Kind gewählt hat (z. B. 80), auf das Arbeitsblatt AB01 übertragen und um sich zu vergewissern, dass das Kind das Prinzip verstanden hat, sagen:

„Du hast das Thermometer auf 80 gestellt. Das heißt, Du würdest Dich sehr, sehr stark ärgern. Richtig?“

Haben Sie die Emotionen ausführlich exploriert, dann klicken Sie auf „Zurück“ und Sie befinden sich wieder auf der Schatzkarte. Sagen Sie dem Kind:

„Komm, lass uns weitermachen!“

Bewegen Sie nun die kleine Cursor-Lupe auf die Zahl 4. Es öffnet sich wieder eine große Lupe,

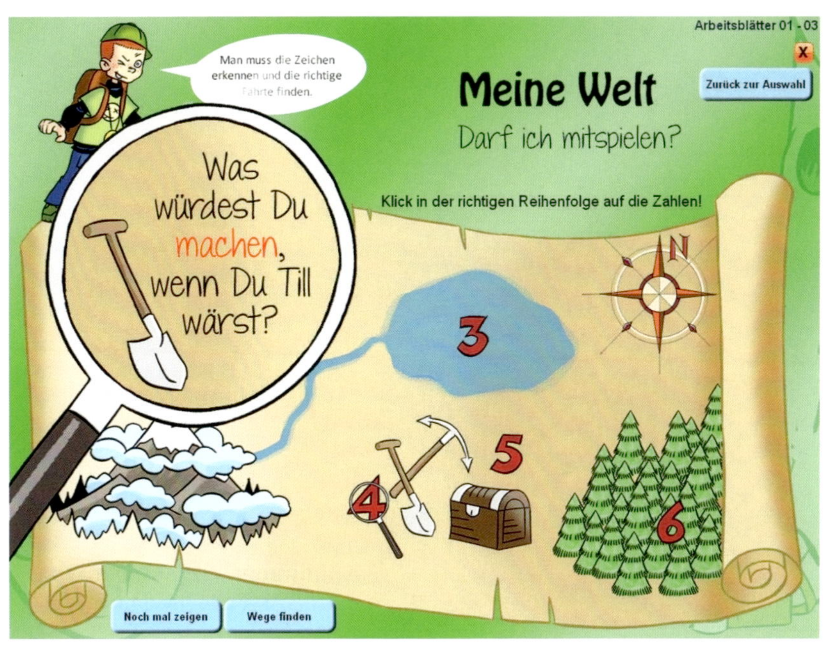

Abbildung 70: Erste Schatzkarte mit Lupe „Was würdest Du machen, wenn Du Till wärst?"

diesmal mit der Frage „Was würdest Du machen, wenn Du Till wärst?" (vgl. Abb. 70).

Klicken Sie danach mit der kleinen Cursor-Lupe erneut auf die Zahl 4. Es öffnet sich eine weitere Seite zu dieser Frage mit der Aufforderung „Beschreibe es!" (vgl. Abb. 71).

Thematisieren Sie an dieser Stelle mit dem Kind, was es machen würde, wenn es Till wäre und Max zu ihm sagt, dass es jetzt nicht mitspielen dürfe. Möglicherweise sagt das Kind: *„Ich würde dem eine auf sein Maul hauen!"*

Je nach Alter und kognitivem Entwicklungsstand fällt es manchen Kindern schwer, Handlungen zu benennen. Zum Beispiel antworten sie auf diese Frage mit „Weiß nicht!". Hier kann es hilfreich sein, die Situation im Puppenspiel nachzuspielen oder dem Kind verschiedene Handlungsalternativen vorzugeben und das Kind auswählen zu lassen. Über den Pfeil-Button hinter dem Wort „Beispiele", gelangen Sie auf eine weitere Seite mit verschiedenen Handlungsalternativen (sozial kompetente, sozial unsichere, verbal aggressive oder körperlich aggressive; vgl. Abb. 72), beispielsweise:

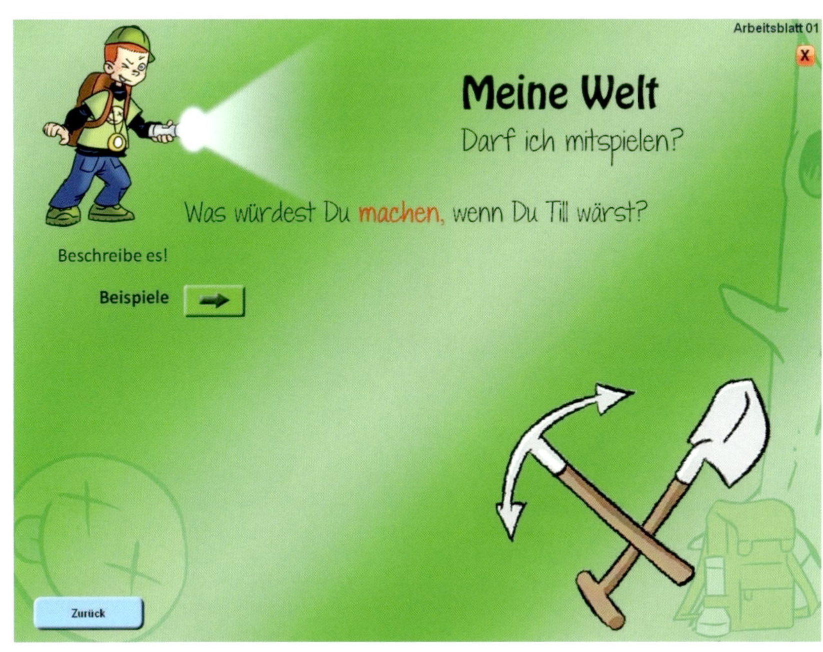

Abbildung 71: „Was würdest Du machen, wenn Du Till wärst?" Beschreibe es!

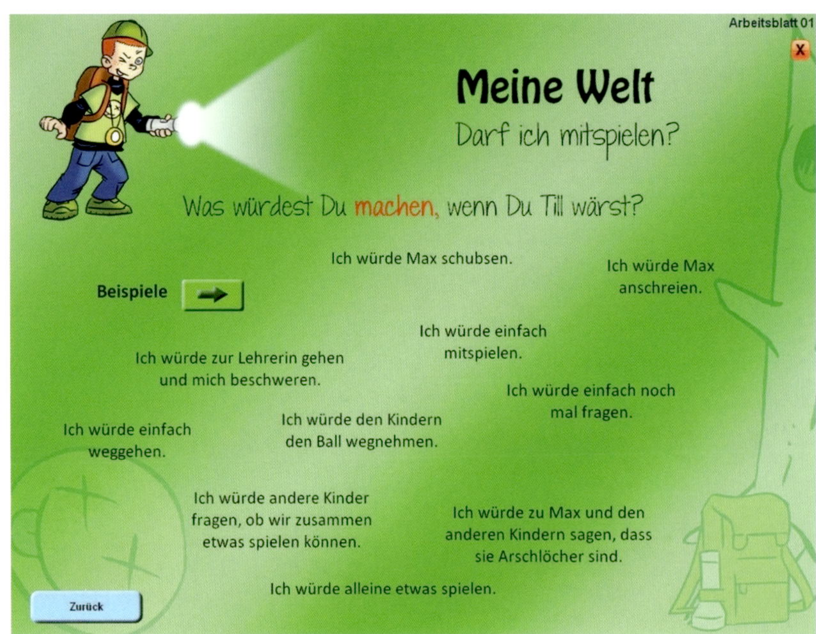

Abbildung 72: „Was würdest Du machen, wenn Du Till wärst?" – Beispiele

- Ich würde einfach noch mal fragen.
- Ich würde einfach weggehen.
- Ich würde Max anschreien.
- Ich würde Max schubsen.

Haben Sie die Handlungsmöglichkeiten ausführlich mit dem Kind bearbeitet, klicken Sie auf „Zurück" und Sie befinden sich wieder auf der Schatzkarte. Fordern Sie das Kind auf, weiterzumachen und loben Sie es immer wieder für seine gute Mitarbeit, unabhängig von der von ihm gewählten Handlungsalternative:

„Ich finde es toll, wie gut Du mitmachst und überlegst!"

Bewegen Sie nun die kleine Cursor-Lupe auf die Zahl 5. Es öffnet sich wieder eine große Lupe, diesmal mit der Frage „Könnte Till auch noch etwas anderes tun? Fällt Dir noch etwas ein?" (vgl. Abb. 73).

Klicken Sie dann mit der kleinen Cursor-Lupe erneut auf die Zahl 5. Es öffnet sich eine weitere

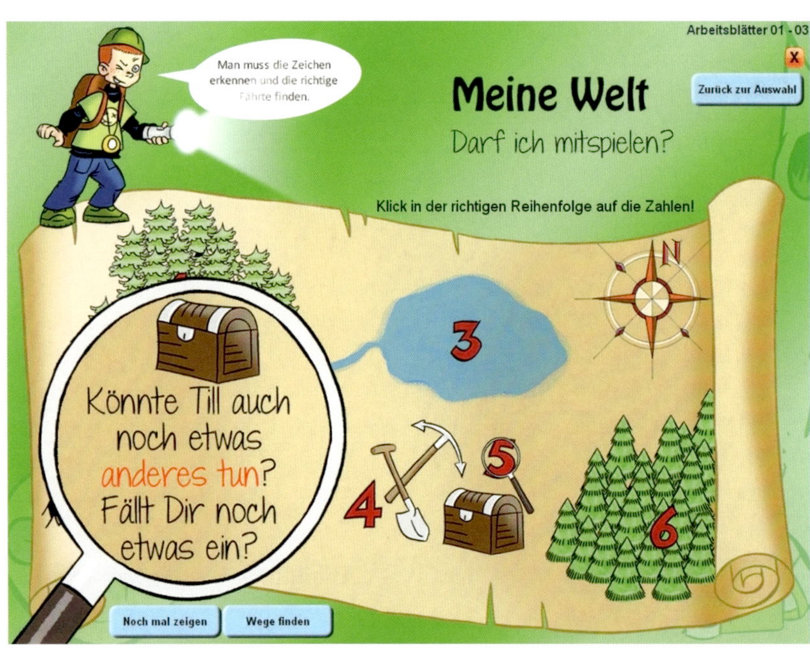

Abbildung 73: Erste Schatzkarte mit Lupe „Könnte Till auch noch etwas anderes tun?"

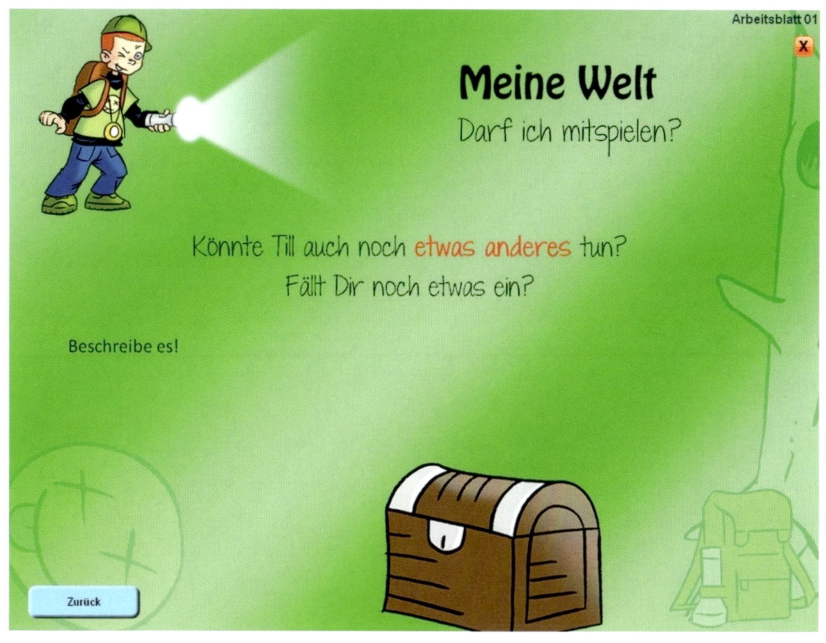

Abbildung 74: „Könnte Till auch noch etwas anderes tun?" – Beschreibe es!

Seite zu dieser Frage mit der Aufforderung „Beschreibe es!" (vgl. Abb. 74).

Thematisieren Sie an dieser Stelle mit dem Kind, was es sonst noch machen oder sagen könnte, wenn es Till wäre und Max ihm sagt, dass es jetzt nicht mitspielen dürfe, außer dem Till „auf sein Maul zu hauen..." Möglicherweise sagt das Kind: *„Till könnte sagen: ‚Mit Euch Blödmännern will ich gar nicht spielen!', oder Till könnte Max treten!"*

Manchen Kindern fällt es schwer, weitere Handlungsalternativen zu benennen. Hier kann es hilfreich sein, noch einmal verschiedene Handlungsalternativen vorzugeben und das Kind auswählen zu lassen, beispielsweise:

- Till könnte einfach noch mal fragen.
- Till könnte einfach weg gehen.
- Till könnte Max anschreien.
- Till könnte Max schubsen.

Sie können also fragen:

„Was könnte Till noch machen, eher ... oder eher ...?"

Andere Kinder antworten aber auch aus Lustlosigkeit nicht oder weil sie wollen, dass das Training schneller vorbei geht. Hier gilt es, die Lustlosigkeit der Kinder zu thematisieren und sie zu motivieren, weiterzumachen:

„Versuch, noch einmal zu überlegen, was Till anders machen könnte. Du hast bis hier so toll mitgemacht. Das schaffst Du jetzt auch noch...!"

Protokollieren Sie die Antworten auf dem Arbeitsblatt AB01. Loben Sie das Kind für seine Mitarbeit unabhängig von seinen gewählten Handlungsalternativen. Haben Sie die Handlungsalternativen ausführlich mit dem Kind exploriert, klicken Sie auf „Zurück" und Sie befinden sich wieder auf der Schatzkarte. Sagen Sie ihm:

„So, jetzt müssen wir noch einem Hinweis folgen" *(vgl. nächstes Kapitel).*

Schwierige Therapiesituationen:

- Wie bereits beschrieben, fällt es manchen Kindern je nach Alter, kognitivem Entwicklungsstand, Verhaltensrepertoire oder komorbider Störung, z.B. ADHS, schwer, Kognitionen, Emotionen oder Handlungsalternativen zu benennen oder ihre Aufmerksamkeit längere Zeit auf das Programm zu fokussieren. Zum Beispiel antworten sie auf die Fragen zu diesen verschieden Bereichen mit „Weiß nicht!", weil ihnen z.B. andere Lösungsmöglichkeiten in ihrem Verhaltensrepertoire nicht zur Verfügung stehen oder sie generelle Probleme haben, eigene Gedanken oder Gefühle zu beschreiben. Helfen Sie in diesem

Fall dem Kind mit Beispielen oder durch konkrete, auf das Beispiel bezogene Nachfragen und versuchen Sie, das Kind auf das Programm zu fokussieren. Loben Sie das Kind immer wieder für seine Bemühungen, unabhängig davon, ob es inhaltlich sozial kompetente oder eher aggressive Antworten auf die einzelnen Fragen gibt.

- Andere Kinder antworten aber auch aus Lustlosigkeit nicht oder weil sie wollen, dass das Programm schneller vorbeigeht. Hier gilt es, die Lustlosigkeit der Kinder zu thematisieren und sie zur Mitarbeit zu motivieren. Dies kann über das bereits erwähnte und in Kapitel 7.2 näher beschriebene Punktesystem geschehen.

7.4 Transfer auf eigene Erfahrungen mit ähnlichen Situationen

Im weiteren Vorgehen verbleiben Sie weiter auf der Schatzkarte. Bewegen Sie die kleine Cursor-Lupe auf die Zahl 6. Es öffnet sich wieder eine große Lupe mit der Hauptfrage „Hast Du so eine Situation schon einmal selbst erlebt?“ (vgl. Abb. 75).

Klicken Sie nach Erscheinen der Hauptfrage mit der kleinen Cursor-Lupe auf die Zahl 6. Es öffnet sich eine weitere Seite mit Beipielfragen zu diesem Bereich „Überlege, ob Du so etwas ähnliches auch schon mal erlebt hast“ (vgl. Abb. 76). Explorieren Sie das Kind weiter, beispielsweise:

„Bist Du auch schon einmal enttäuscht oder ausgegrenzt worden? Hat Dir schon mal jemand einen Wunsch oder eine Bitte abgeschlagen? Hast Du so etwas schon mal erlebt? Kennst Du das auch von Dir? Bei wem hast Du Dich auch schon einmal so verhalten?“

Auf dem Bildschirm wird das Kind aufgefordert (vgl. Abb. 76):

Erzähle:
- Was ist passiert ?
- Was hast Du gedacht?
- Wie hast Du Dich gefühlt?
- Was hast Du gesagt und gemacht?
- Was ist danach passiert?

Diese Fragen auf dem Bildschirm und die Arbeitsblätter AB02 und AB03 (vgl. Abb. 77 und Abb. 78) können dann zum eigenen Verhalten des Kindes in ähnlichen sozialen Situationen bearbeitet werden (z. B. zu Enttäuschung und Ausgrenzung). Anhand der Fragen auf dem Bildschirm und der Arbeitsblätter (AB02, AB03) können die Probleme des Kindes in Konfliktsituationen auf kognitiver, emotionaler und Verhaltensebene einschließlich ihrer Konsequenzen erfasst und analysiert werden. Zusätzlich können Sie auch noch weitere kognitive Mechanismen erfragen und sich hierzu an Teil 3 der ScouT-Diagnostik orientieren (vgl.

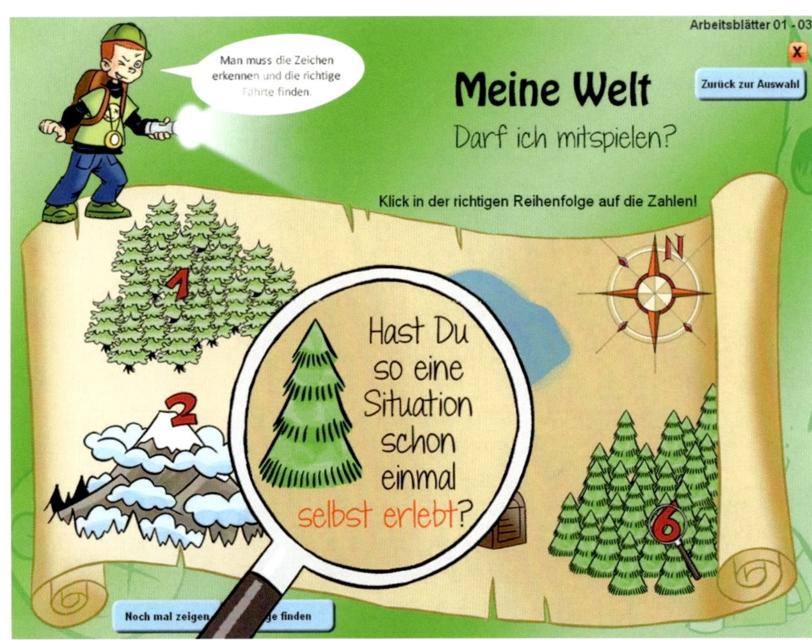

Abbildung 75: Erste Schatzkarte mit Lupe „Hast Du so eine Situation schon einmal selbst erlebt?“

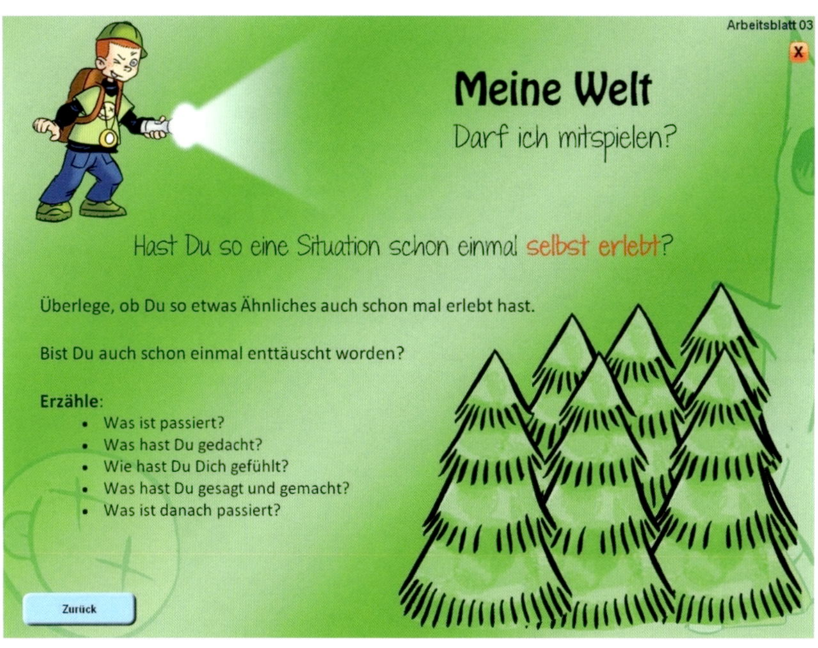

Abbildung 76: „Hast Du so eine Situation schon einmal selbst erlebt?“ – Erzähle!

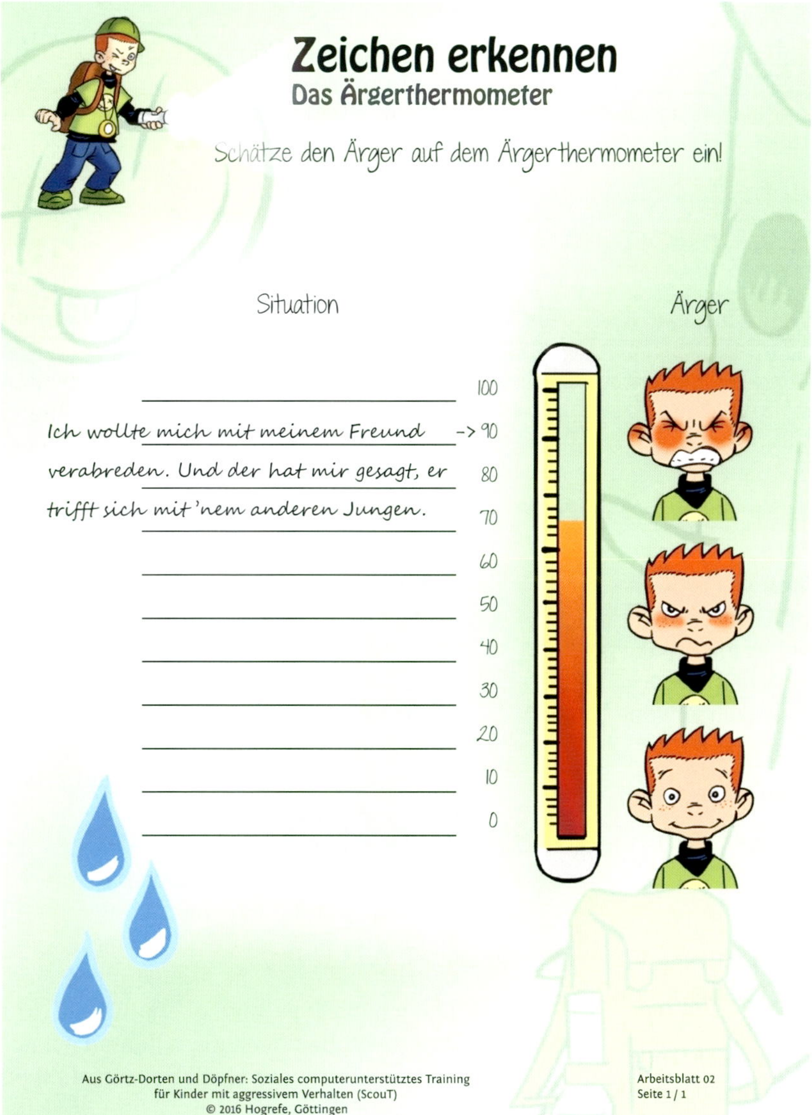

Abbildung 77: Arbeitsblatt AB02, Zeichen erkennen – Ärgerthermometer (ausgefüllt)

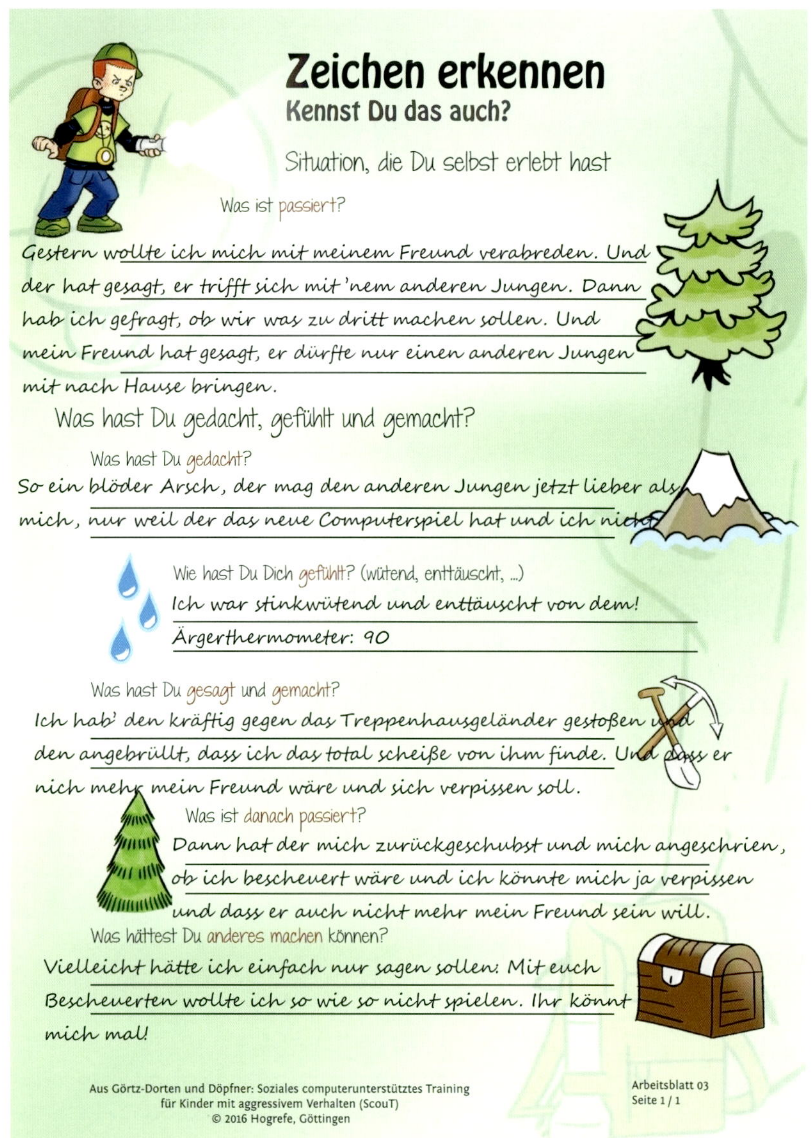

Zeichen erkennen

Kennst Du das auch?

Situation, die Du selbst erlebt hast

Was ist passiert?

Gestern wollte ich mich mit meinem Freund verabreden. Und der hat gesagt, er trifft sich mit 'nem anderen Jungen. Dann hab ich gefragt, ob wir was zu dritt machen sollen. Und mein Freund hat gesagt, er dürfte nur einen anderen Jungen mit nach Hause bringen.

Was hast Du gedacht, gefühlt und gemacht?

Was hast Du gedacht?

So ein blöder Arsch, der mag den anderen Jungen jetzt lieber als mich, nur weil der das neue Computerspiel hat und ich nicht.

Wie hast Du Dich gefühlt? (wütend, enttäuscht, ...)

Ich war stinkwütend und enttäuscht von dem!

Ärgerthermometer: 90

Was hast Du gesagt und gemacht?

Ich hab' den kräftig gegen das Treppenhausgeländer gestoßen und den angebrüllt, dass ich das total scheiße von ihm finde. Und dass er nich mehr mein Freund wäre und sich verpissen soll.

Was ist danach passiert?

Dann hat der mich zurückgeschubst und mich angeschrien, ob ich bescheuert wäre und ich könnte mich ja verpissen und dass er auch nicht mehr mein Freund sein will.

Was hättest Du anderes machen können?

Vielleicht hätte ich einfach nur sagen sollen: Mit euch Bescheuerten wollte ich so wie so nicht spielen. Ihr könnt mich mal!

Aus Görtz-Dorten und Döpfner: Soziales computerunterstütztes Training für Kinder mit aggressivem Verhalten (ScouT) © 2016 Hogrefe, Göttingen

Arbeitsblatt 03 Seite 1 / 1

Abbildung 78: Arbeitsblatt AB03, Zeichen erkennen – Kennst Du das auch? (ausgefüllt)

Kap. 6.8). Diese Exploration kann die weitere Therapieplanung wesentlich bestimmen, weil damit erstens die individuell relevanten Konfliktsituationen herausgearbeitet und zweitens Hinweise auf symptomaufrechterhaltende Faktoren gewonnen werden können.

Beispielexploration zur Ausgangssituation „Darf ich mitspielen?"

Th.: Überlege einmal, hast Du so etwas Ähnliches auch schon mal erlebt?

K.: Nö, ich darf immer beim Fußball mitspielen, weil ich der Beste bin!

Th.: Na ja, ich meine das jetzt gar nicht nur auf Fußballspielen bezogen. Der Till hatte ja einen Wunsch, nämlich er wollte etwas mit anderen Kindern machen und dachte, die wollen das auch. Aber die wollten dann nicht so, wie er das gerne gehabt hätte. Und ich glaube, er war dann enttäuscht von den Kindern und besonders von Max, dass er ihn ausgegrenzt hat. Bist Du auch schon einmal enttäuscht oder ausgegrenzt worden von jemandem? Oder hat Dir jemand schon mal eine Bitte abgeschlagen?"

K.: Ja, das schon.

Th.: Erzähl doch mal. Was ist da passiert?

K.: Gestern wollte ich mich mit meinem Freund verabreden. Und der hat gesagt, er trifft sich mit 'nem anderen Jungen. Dann hab ich gefragt, ob wir was zu dritt machen sollen. Und mein Freund hat gesagt, er dürfte nur einen anderen Jungen mit nach Hause bringen.

Th.: Ja, da wäre ich auch enttäuscht gewesen. Was hast Du gedacht in diesem Moment?
K.: Ich hab gedacht: „So ein blöder Arsch, der mag den anderen Jungen jetzt lieber als mich, nur weil der das neue Computerspiel hat und ich nicht."
Th.: Und wie hast Du Dich da gefühlt?
K.: Ich war stinkwütend und enttäuscht von dem!

Die emotionale Ärgerkomponente kann danach zusätzlich mithilfe des Ratings auf dem von 0 bis 100 reichenden Ärgerthermometer des Arbeitsblattes AB02 (vgl. Abb. 77) erfasst werden. Mit diesem Instrument kann die subjektiv erlebte Intensität des Ärgers in dieser oder mehreren verschiedenen sozialen Situationen, die Ihnen das Kind benennt, gemessen und abgetragen werden. Das Ärgerthermometer stellt eine Ratingskala dar, auf der die Stärke spezifischer Ärgerzustände vom Kind angegeben werden kann. Analog einem Thermometer zur Temperaturbestimmung können Sie dem Kind erklären, dass das Ärgerthermometer messen soll, wie stark sein Ärger ist.

Beispiel:
Th.: Und als Du da so stinkwütend und enttäuscht warst von Deinem Freund, wie stark war Dein Ärger denn da? Schau mal, da ist unser Ärgerthermometer. Null bedeutet gar kein Ärger und 100 bedeutet der stärkste Ärger, den Du je in einer Situation mit anderen Kindern erlebt hast.
K.: 90!!!
Th.: 90, das heißt, Du würdest Dich sehr, sehr stark ärgern, stärker geht es fast kaum noch. Richtig?
K.: Ja, total!!!
Th.: Und was hast Du dann gesagt und gemacht?
K.: Ich hab' den kräftig gegen das Treppenhausgeländer gestoßen und den angebrüllt, dass ich das total scheiße von ihm finde. Und dass er nicht mehr mein Freund wäre und sich verpissen soll!

An dieser Stelle können Sie zusätzlich auch noch vertiefend weitere kognitive Mechanismen erfragen und sich hierzu an Teil 3 der ScouT-Diagnostik orientieren (vgl. Kap. 6.8). Diese können dann später therapeutisch bearbeitet werden (vgl. Kap. 7.8 und 7.11):

1. Hinweisinterpretationen (böswillige Absicht, Unbeliebtheit, Respekt),
2. Handlungsziele (Rache, Dominanz oder prosoziales Ergebnis),
3. Weitere Reaktionen (Aggression, Dominanz, Relationale Aggression, Vergebung),
4. Moralakzeptanz,
5. Empathie.

Dies können Sie frei auf der Rückseite des Arbeitsblattes AB03 zusammengefasst protokollieren. Zum Bereich der *Hinweisinterpretationen (böswillige Absicht, Unbeliebtheit, Respekt)* könnte das in diesem Beispiel so aussehen:

Beispiele:
Th.: Als Du Dich mit Deinem Freund verabreden wolltest und er gesagt hat, dass das nicht gehen würde, weil er sich mit einem anderen Jungen verabredet hätte und er nur einen anderen Jungen mit nach Hause bringen dürfte, meinst Du, er hat das mit einer bestimmten Absicht gemacht?
K.: Ja, klar, der wollte mich ärgern.
Th.: Wie sehr, glaubst Du, hat er das mit der Absicht, Dich zu ärgern, gemacht: ein bisschen oder besonders?
K.: Besonders doll!
Th.: Warum glaubst Du das?
K.: Weil der mir zeigen wollte, dass er beliebter in der Klasse ist als ich. Und ich nicht so wichtig bin.

Th.: Wie unbeliebt oder abgelehnt hast Du Dich in dem Moment gefühlt?
K.: Ziemlich stark.
Th.: Und warum hast Du Dich da so gefühlt?
K.: Ich hab gedacht: „Der hat Recht, der hat viel mehr Freunde als ich und ich bin für den nur einer von vielen."
Th.: Warst Du eifersüchtig in dem Moment und hattest Angst, Deinen Freund zu verlieren?
K.: Irgendwie schon.
Th.: Hast Du Dich in dem Moment unrespektiert gefühlt?
K.: Ja, voll unrespektiert!!
Th.: Warum hast Du Dich so gefühlt?
K.: Wenn der mehr Respekt vor mir hätte, hätte der sich ja nicht mit 'nem anderen verabredet.

Zum Bereich der *Handlungsziele (Rache, Dominanz oder prosoziales Ergebnis)* könnte das in diesem Beispiel weiter so aussehen:

Beispiele:

Th.: Als Dein Freund gesagt hat, dass Ihr Euch nicht sehen könnt, weil er sich schon mit einem anderen Jungen verabredet hätte und Du nicht dazu kommen kannst, was war da Dein Plan? Wolltest Du es ihm da heimzahlen?
K.: Ja, da wollte ich mich *rächen*.
Th.: Wie sehr wolltest Du Dich da rächen?
K.: Ziemlich doll.
Th.: Und warum wolltest Du Dich an ihm rächen?
K.: Weil der das voll verdient hatte in dem Moment.
Th.: Weil er Dir damit weh getan hat, sich mit jemand anderem zu verabreden?
K.: Ja, genau.

Th.: Wolltest Du auch sicher gehen, dass Dein Freund weiß, dass Du der *Boss* bist und er Dich nicht ärgern und Dir wehtun kann?
K.: Ja, irgendwie schon.
Th.: Wie wichtig war Dir das?
K.: Na ja, schon ziemlich wichtig.
Th.: Und warum war Dir das wichtig?
K.: Weil der sich künftig mit mir verabreden soll, aber nicht denken soll, ich würde ihn brauchen und hätte sonst keinen.

Th.: Hattest Du zwischendurch auch das Ziel, mit Deinem Freund *auskommen zu wollen*?
K.: Zu Anfang schon, da hab ich ja gefragt, ob wir was zu dritt machen sollen.
Th.: Wie wichtig war Dir das zu Anfang?
K.: Schon sehr wichtig.
Th.: Und warum war es Dir wichtig?
K.: Ich wollte ja gerne mit meinem Freund spielen.
Th.: Das heißt, Dein Ziel hat sich zwischendurch dann verändert. Erst hattest Du das Ziel, mit ihm auskommen zu wollen und dann wolltest Du Dich rächen, weil er Dich verletzt hat und Du eifersüchtig warst?
K.: Ja so ungefähr.

Zum Bereich *weiterer Reaktionen (Aggression, Dominanz, Relationale Aggression, Vergebung)* könnte das in diesem Beispiel so aussehen:

Beispiele:

Th.: Als Du Dich mit Deinem Freund verabreden wolltest und er gesagt hat, dass das nicht gehen würde, weil er sich mit einem anderen Jungen verabredet hätte und er nur einen anderen Jungen mit nach Hause bringen dürfte, da hast Du ihn ja geschubst und angeschrien. Wie sehr wolltest Du das machen in diesem Moment?
K.: Sehr!
Th.: Warum wolltest Du ihm *wehtun*?
K.: Weil der mich so geärgert hatte und ich halt auch eifersüchtig war.

Th.: Hättest Du Dir auch vorstellen können, ihn ernsthaft zu *bedrohen*, damit er mit Dir spielt oder ihm noch anders zu zeigen, dass Du der *Boss* bist, wenn er Dich nicht mitspielen lässt?
K.: Ich hätte ihm sagen können: „Ich schubse Dich gleich die Treppe ganz runter, wenn wir uns nicht treffen", aber das hab ich nicht gemacht, weil der ziemlich stark ist und das eh nichts gebracht hätte.

Th.: „Hast Du danach *hinter dem Rücken* von Deinem Freund über ihn schlecht geredet oder versucht, andere Kinder dazu zu bekommen, nicht mehr mit ihm zu spielen?
K.: Nee, der ist ziemlich beliebt und ich nicht so richtig.

Th.: Würdest Du ihm *vergeben*, wenn er sich entschuldigen würde?
K.: Ja, würde ich. Ich bin ja eigentlich gerne sein Freund.

Zu den Bereichen *Moralakzeptanz und Empathie* könnte die Exploration in diesem Beispiel so aussehen:

Beispiel:

Th.: Wie richtig oder falsch war es, es Deinem Freund heimzuzahlen, indem Du ihn geschubst hast, weil er Dich nicht mitspielen lassen wollte?
K.: Na ja, der hatte das in diesem Moment schon echt verdient. Aber so ganz toll war das vielleicht auch nicht von mir.
Th.: Hast Du Dir Sorgen um Deinen Freund gemacht, nachdem Du ihn geschubst und angeschrien hast, dass er gekränkt oder verletzt sein könnte?
K.: Nee, eigentlich nicht.

Im Anschluss können Sie weiter die Fragen auf dem Bildschirm (vgl. Abb. 76) und dem Arbeitsblatt AB03 (vgl. Abb. 78) durcharbeiten.

Beispiel:

Th.: Jetzt haben wir ja ganz viel darüber gesprochen, was Du gemacht, gedacht und gefühlt hast. Was mich natürlich auch noch interessiert, ist: Was ist passiert, nachdem Du Deinen Freund geschubst hast?

K.: Dann hat der mich zurückgeschubst und mich angeschrien, ob ich bescheuert wäre und ich könnte mich ja verpissen und dass er auch nicht mehr mein Freund sein will.

Th.: Wenn Du jetzt darüber nachdenkst, hättest Du auch etwas anderes machen können, als Deinen Freund zu schubsen und anzuschreien, als er Dir gesagt hat, dass Du nicht zu ihm kommen kannst, weil er mit dem anderen Jungen verabredet ist?

K.: Weiß nicht, vielleicht hätte ich einfach nur sagen sollen: „Mit Euch Bescheuerten wollte ich sowieso nicht spielen. Ihr könnt mich mal!"

Th.: Fällt Dir sonst noch was ein?

K.: Nö!

Protokollieren Sie die Antworten auf dem Arbeitsblatt AB03. Loben Sie das Kind für seine Mitarbeit unabhängig von seinem beschriebenen Verhalten.

Haben Sie sein individuelles Beispiel ausführlich mit dem Kind bearbeitet, klicken Sie auf „Zurück" und Sie befinden sich wieder auf der Schatzkarte. Sagen Sie:

„Du hast ja zu Anfang überlegt, was Du machen oder sagen würdest, wenn Du Till wärst und Max sagt, dass Du jetzt nicht mitspielen darfst. Dir sind dann verschiedene Dinge eingefallen. Das heißt, man kann sich in einer bestimmten Situation immer unterschiedlich verhalten. Man muss sich immer entscheiden, wie man es machen will. Es gibt immer verschiedene Wege. Du hast gesagt, dass Du Max eine auf sein Maul hauen würdest oder zu den Kindern sagen könntest: ‚Mit Euch Blödmännern will ich gar nicht spielen', oder dass Du Max treten könntest. Wir können uns ja jetzt mal gemeinsam in verschiedenen Filmen anschauen, wie das aussehen könnte, wenn Till das ungefähr so machen würde."

Klicken Sie dann auf den Button „Wege finden" unten auf der Schatzkarte (vgl. Abb. 79 und Kapitel 7.5).

Schwierige Therapiesituationen:

Manchen Kindern fällt der Transfer auf eigene Situationen schwer, weil sie häufig zunächst nach einer genau gleichen Situation suchen (z.B. beim Fußballspiel auf dem Schulhof nicht mitspielen zu dürfen) und nicht sofort das generelle Thema wie z.B. hier Enttäuschung, Ablehnung, soziale Ausgrenzung erfassen. Die Oberthemen für alle fünf Ausgangssituationen finden Sie in Tabelle 15. Helfen Sie dem Kind, indem Sie das Wesentliche der Situation mit ihm herausarbeiten (z.B.: „Bist Du auch schon

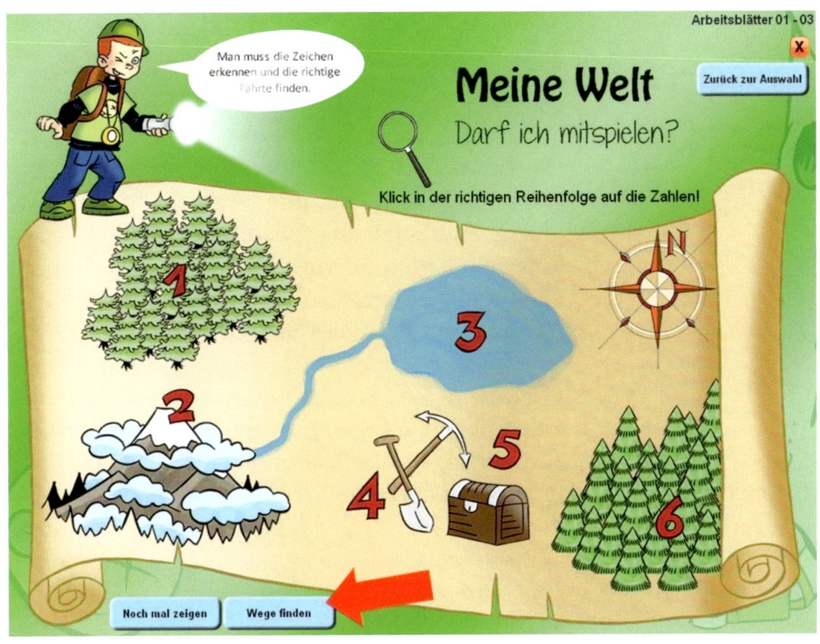

Abbildung 79: Erste Schatzkarte mit Button „Wege finden"

Tabelle 15: Generelle Themen der Ausgangssituation

Darf ich mitspielen?	Da fehlt etwas!	Das ist mein Ball!	Du hast es kaputt gemacht!	So ein blödes Bild!
– Enttäuschung – Ablehnung – soziale Ausgrenzung	– unwahre Behauptung, – Lüge	– körperliche Aggression – Angriff	– verbale Aggression – Beleidigung	– verbale Abwertung

einmal enttäuscht oder ausgegrenzt worden von jemandem oder hat Dir jemand schon mal eine Bitte abgeschlagen?"). Für manche Kinder kann diese Frage aber zu abstrakt sein. Nennen Sie hier weitere konkrete Beispiele:

„Weißt Du, man kann ja in ganz verschiedenen Situationen enttäuscht sein oder sich abgelehnt oder ausgegrenzt fühlen…

- Bist Du vielleicht schon mal nicht von jemandem zu seinem Geburtstag eingeladen worden, obwohl Du gerne hin gegangen wärst?
- Wollte ein Freund vielleicht schon mal nicht mit Dir teilen (z.B. Süßigkeiten), obwohl Du ihn gefragt hast?
- Hat sich ein Freund schon mal mit einem anderen Kind verabredet und Du durftest nicht dazu kommen, obwohl Du gerne gewollt hättest?
- Wolltest Du Dir schon mal etwas von jemandem leihen und derjenige hat nein gesagt?"

Dies erleichtert es dem Kind, eine ähnliche Situation zu finden, die es selbst schon erlebt hat.

7.5 Entwicklung der Handlungsalternativen und Handlungskonsequenzen für die Ausgangssituation

Im nächsten Schritt klicken Sie nun auf den Button „Wege finden" (vgl. Abb. 79). Es öffnet sich eine neue Seite. Der Scout Till begrüßt Sie hier mit den Worten: *„Man muss sich Wege überlegen, wie man am besten vorgeht. Manchmal ist es schwierig, den richtigen Weg zu finden"*. Er kann zwischen vier verschiedenen denkbaren Handlungsalternativen (Weg 1 bis 4) als Reaktion zum Beispiel auf die Ausgangssituation „Darf ich mitspielen?" (vgl. Abb. 80) wählen:

- Ich versuch's noch mal (sozial kompetente Handlungsalternative).
- Ich gehe einfach weg (sozial unsichere Handlungsalternative).
- Blödmänner! (verbal aggressive Handlungsalternative)
- Dem geb' ich's aber! (körperlich aggressive Handlungsalternative)

Wählen Sie gemeinsam mit dem Kind als ersten Weg die Lösungsmöglichkeit aus, die der Spontanreaktion des Kindes am nächsten kommt. Sie haben an dieser Stelle auch die Möglichkeit, sich die Anfangsszene noch einmal anzuschauen (über Pfeil-Button auf abgebildetem Computer), falls dies nötig erscheint, beispielsweise weil das Anschauen des Filmes und die bisherige Bearbeitung schon eine Sitzung zurückliegen. Falls dies nicht notwendig ist, fahren Sie fort. Hierzu könnten Sie sagen:

„Du hast ja gesagt, dass Du Max eine auf sein Maul hauen würdest oder dass Du Max treten könntest. Du würdest es ihm also richtig geben wollen. Till hat sich das auch überlegt. Komm, wir schauen uns deshalb mal an, wie Till das ungefähr so machen würde. Wir klicken mal auf den Wegweiser ‚Dem geb' ich's aber!'."

Klicken Sie auf das Wegschild „Dem geb' ich's aber!" (vgl. Abb. 80).

Der Film öffnet sich hiernach automatisch. Er beginnt zunächst wieder mit der Ausgangssituation, die Sie zu Beginn ausgewählt haben. Die Wiederholung hat sich als hilfreich erwiesen, weil das Kind so die gesamte Situation vor Augen hat, z. B. für die Situation „Darf ich mitspielen".

Filminhalt: Die Kinder und Max spielen zusammen Fußball auf dem Schulhof. Till geht auf Max zu und fragt: „Darf ich mitspielen?" Max bleibt stehen und antwortet: „Nein, jetzt nicht, wir sind mitten im Spiel." Der Film läuft dann aber automatisch weiter. Till denkt: „So ein Idiot, ich bin stinkwütend. Dem geb' ich's aber!" Till rennt auf Max zu und schubst ihn, damit er hinfällt.

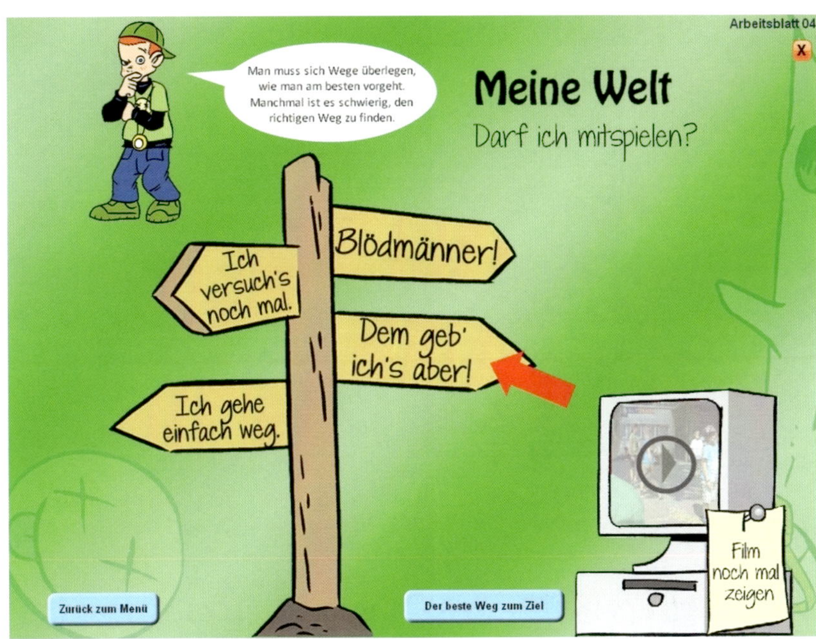

Abbildung 80: Auswahl der Handlungsalternativen

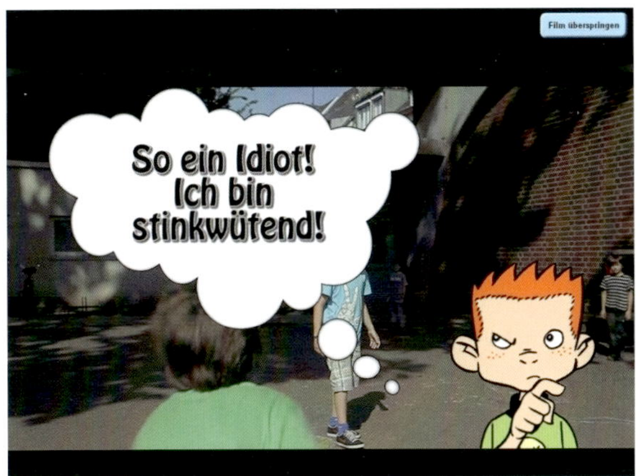

Abbildung 81: Darf ich mitspielen: Kognition und Emotion

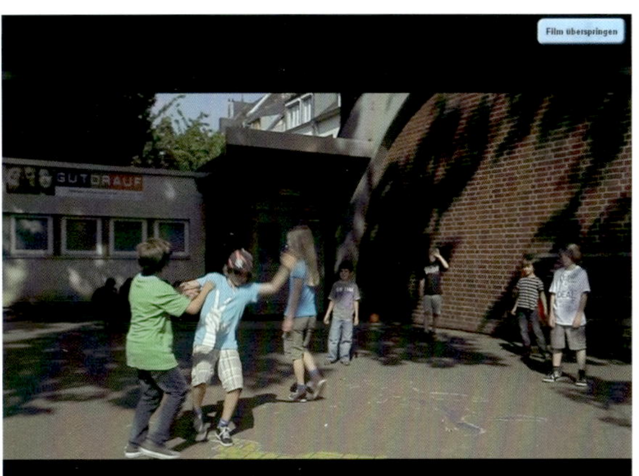

Abbildung 83: Darf ich mitspielen: Handlungsreaktion

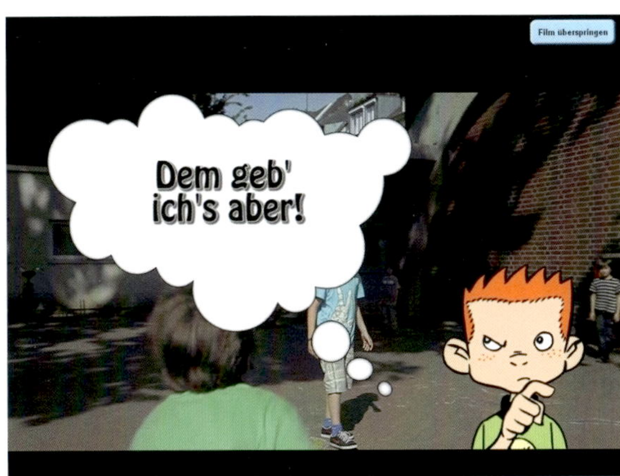

Abbildung 82: Darf ich mitspielen: Handlungskognition

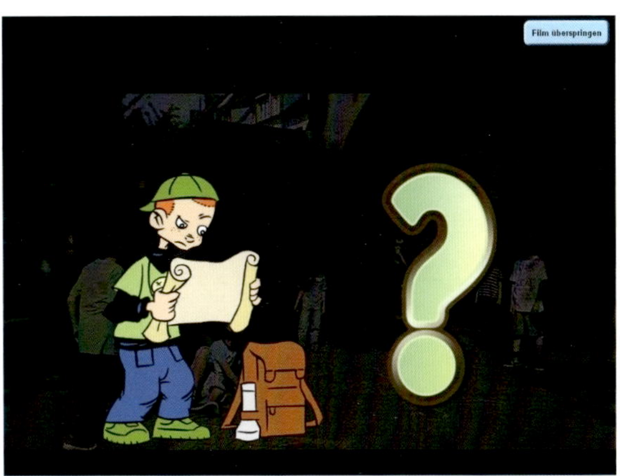

Abbildung 84: Ende des Filmes (Weges) mit Fragezeichen

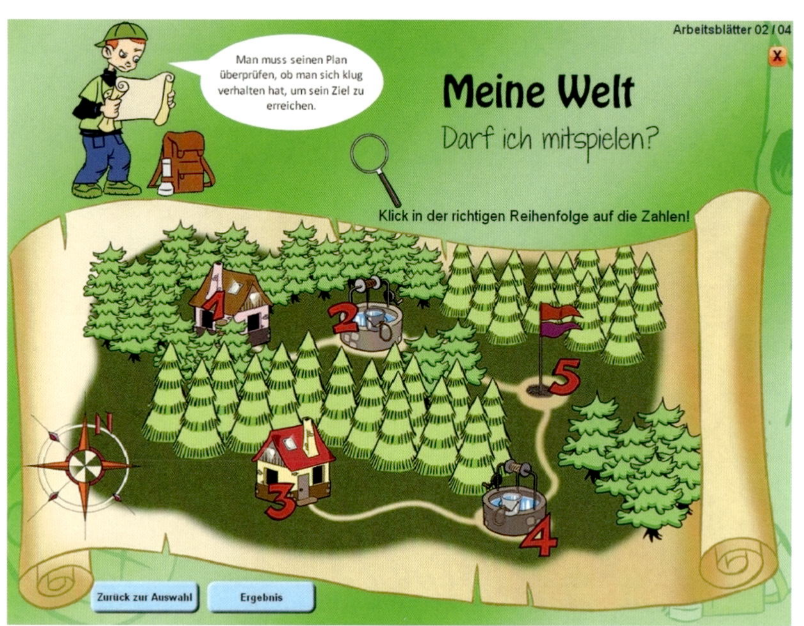

Abbildung 85: Zweite Schatzkarte

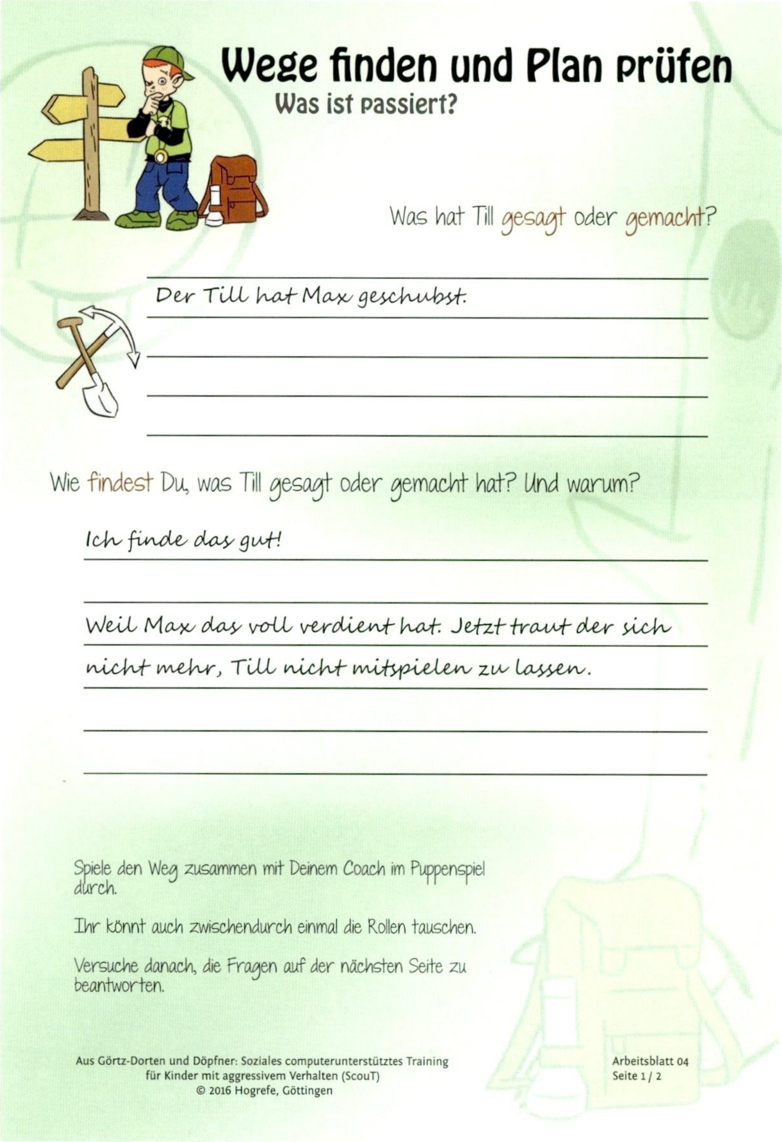

Wege finden und Plan prüfen

Was ist passiert?

Was hat Till gesagt oder gemacht?

Der Till hat Max geschubst.

Wie findest Du, was Till gesagt oder gemacht hat? Und warum?

Ich finde das gut!

Weil Max das voll verdient hat. Jetzt traut der sich nicht mehr, Till nicht mitspielen zu lassen.

Spiele den Weg zusammen mit Deinem Coach im Puppenspiel durch.

Ihr könnt auch zwischendurch einmal die Rollen tauschen.

Versuche danach, die Fragen auf der nächsten Seite zu beantworten.

Aus Görtz-Dorten und Döpfner: Soziales computerunterstütztes Training für Kinder mit aggressivem Verhalten (ScouT)

Arbeitsblatt 04
Seite 1 / 2

Abbildung 86: Arbeitsblatt AB04, Wege finden und Plan prüfen, Seite 1 (ausgefüllt)

Das Kind bekommt an dieser Stelle einen Einblick in Tills Gedanken und Gefühle (vgl. Abb. 81 und Abb. 82) und sieht seine daraus resultierende Handlungsreaktion (vgl. Abb. 83).

Der Film endet automatisch mit einem großen Fragezeichen (vgl. Abb. 84) und eine nächste Bildschirmseite mit einer weiteren (zweiten) Schatzkarte öffnet sich (vgl. Abb. 85).

Till führt Sie und das Kind weiter durch das Programm mit dem Satz: *„Man muss seinen Plan überprüfen, ob man sich klug verhalten hat, um sein Ziel zu erreichen.“* Sie können dem Kind sagen:

„Dann lass uns das mal genau überprüfen.“

Nun können Sie gemeinsam mit dem Kind anhand der im Folgenden beschriebenen Fragen auf dem Bildschirm und dem Arbeitsblatt AB04 (vgl. Abb. 86 und Abb. 87) überlegen, was in dieser Variante gerade passiert ist (was die Kinder – in diesem Fall Till und Max – vermutlich gedacht oder gefühlt haben) und was wohl danach passieren wird.

Bevor Sie die Zahlen 1 bis 5 auf der Schatzkarte in richtiger Reihenfolge durchgehen (vgl. Abb. 85), fragen Sie das Kind zunächst, was passiert ist, d. h. wasTill gemacht oder gesagt hat, hier: nachdem Max gesagt hat: „Jetzt nicht, wir sind mitten im Spiel.“

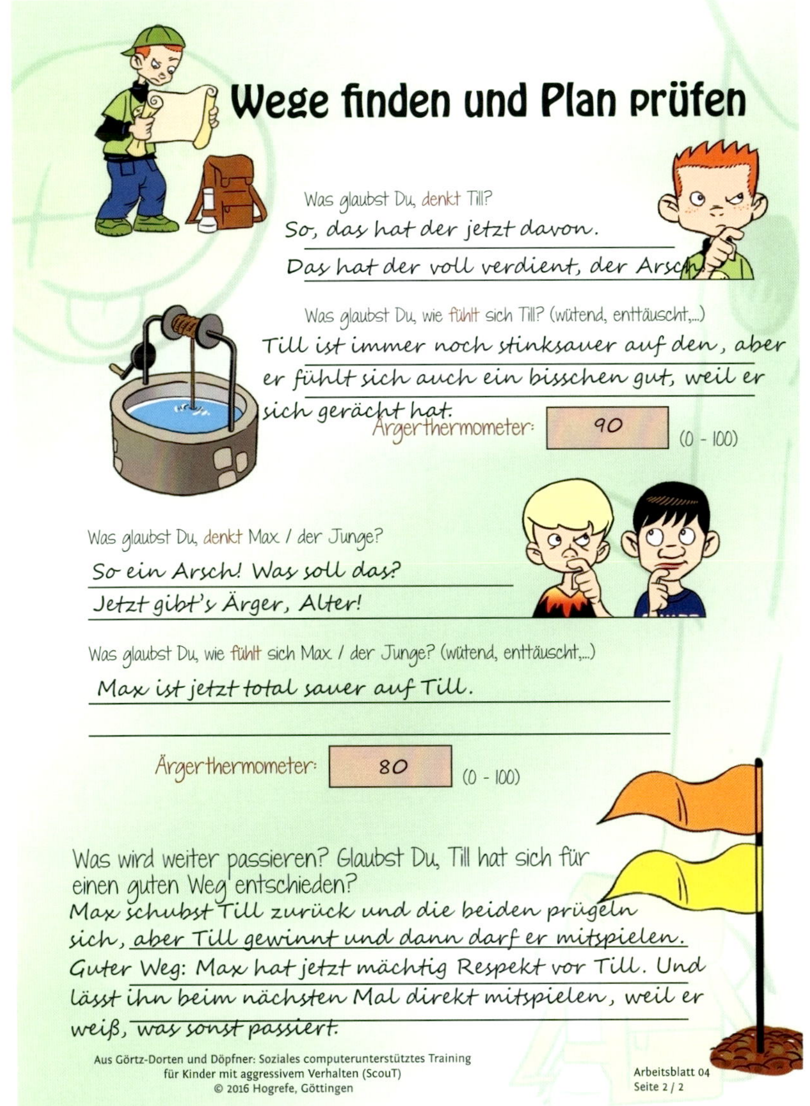

Wege finden und Plan prüfen

Was glaubst Du, denkt Till?

So, das hat der jetzt davon.

Das hat der voll verdient, der Arsch.

Was glaubst Du, wie fühlt sich Till? (wütend, enttäuscht,...)

Till ist immer noch stinksauer auf den, aber er fühlt sich auch ein bisschen gut, weil er sich gerächt hat.

Ärgerthermometer: 90 (0 - 100)

Was glaubst Du, denkt Max / der Junge?

So ein Arsch! Was soll das?

Jetzt gibt's Ärger, Alter!

Was glaubst Du, wie fühlt sich Max / der Junge? (wütend, enttäuscht,...)

Max ist jetzt total sauer auf Till.

Ärgerthermometer: 80 (0 - 100)

Was wird weiter passieren? Glaubst Du, Till hat sich für einen guten Weg entschieden?

Max schubst Till zurück und die beiden prügeln sich, aber Till gewinnt und dann darf er mitspielen. Guter Weg: Max hat jetzt mächtig Respekt vor Till. Und lässt ihn beim nächsten Mal direkt mitspielen, weil er weiß, was sonst passiert.

Aus Görtz-Dorten und Döpfner: Soziales computerunterstütztes Training für Kinder mit aggressivem Verhalten (ScouT)
© 2016 Hogrefe, Göttingen

Arbeitsblatt 04
Seite 2 / 2

Abbildung 87: Arbeitsblatt AB04, Wege finden und Plan prüfen, Seite 2 (ausgefüllt)

Beispielexploration und Puppenspiel zur Situation „Darf ich mitspielen“ – körperlich aggressive Handlungsalternative:

Th.: Was hat Till gemacht, nachdem Max zu ihm gesagt hat: Jetzt nicht, wir sind mitten im Spiel?

(Wahrscheinlich antwortet das Kind so etwas wie: „Der Till hat Max geschubst.“

Antwortet das Kind aber: „Ich weiß nicht“, weil es vielleicht abgelenkt war, können Sie über den Button „Zurück zur Auswahl“ und dem dann erneut erscheinenden Wegweiser „Dem geb' ich's aber!“ den Film noch einmal ansehen. Protokollieren Sie dann die Antwort auf dem Arbeitsblatt AB04. Hiernach können Sie das Kind fragen, wie es das findet, was Till gemacht hat.)

Th.: Wie findest Du, dass Till Max geschubst hat?
K.: Ich find das gut!
Th.: Und warum findest Du das gut?
K.: Weil Max das voll verdient hat. Jetzt traut der sich nicht mehr, Till nicht mitspielen zu lassen.

Protokollieren Sie die Antwort auf dem Arbeitsblatt AB04. Loben Sie das Kind für seine Mitarbeit, unabhängig vom Inhalt seiner Antwort.

Hiernach ist es sinnvoll, die Situation, die im Film gezeigt wurde, mit dem Kind im Puppenspiel nachzuspielen (vgl. Abb. 88). Dies erleichtert es dem Kind, sich in die Kognitionen und Emotionen von Till besser hineinzuversetzen.

Beispielexploration und Puppenspiel zur Situation „Darf ich mitspielen“ – körperlich aggressive Handlungsalternative (Fortsetzung):

Th.: Weißt Du was, wir spielen das jetzt mal mit den Handpuppen nach. Du bist erst einmal Till und ich Max. Also ich tu jetzt so, als ob ich als Max mit anderen Kindern Fußball spielen würde…
K. *(als Till):* Darf ich mitspielen?
Th. *(als Max):* Nein, jetzt nicht, wir sind mitten im Spiel.

(Kind als Till rennt auf Max zu und schubst ihn. Therapeut als Max fällt hin.)

Th.: Was, glaubst Du, denkt Till jetzt, nachdem er Max geschubst hat und er hingefallen ist?

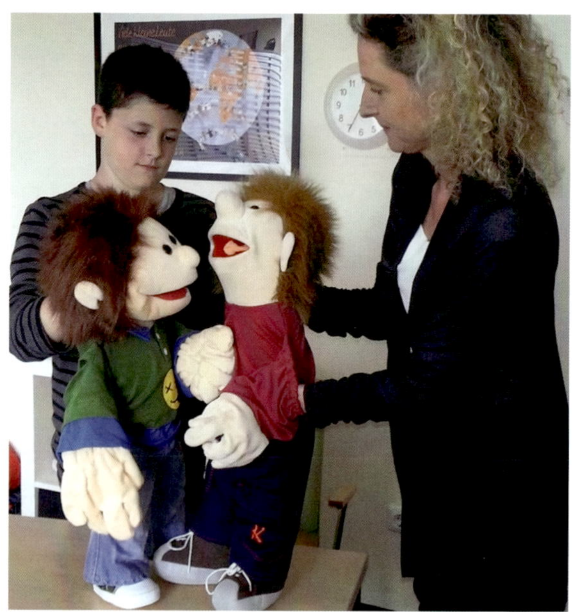

Abbildung 88: Puppenspiel

Klicken Sie dazu mit der kleinen Cursor-Lupe auf die Zahl 1 auf der Schatzkarte auf dem Bildschirm. Es öffnet sich eine große Lupe mit der Frage „Was, glaubst Du, denkt Till?“ (vgl. Abb.89). Klicken Sie nun mit der kleinen Cursor-Lupe erneut auf die Zahl 1. Es öffnet sich eine weitere Seite zu dieser Frage mit der Aufforderung „Beschreibe es!“ (vgl. Abb. 90). Sie können sagen:

„Wir klicken zur Hilfe auch mal auf die Schatzkarte.“

Möglicherweise sagt das Kind: *„Ich glaube, dass Till denkt: ‚So, das hat der jetzt davon. Das hat der voll verdient, der Arsch!‘“*

Je nach Alter und kognitivem Entwicklungsstand fällt es manchen Kindern aber auch an dieser Stelle schwer, Kognitionen zu benennen. Sie antworten dann beispielsweise auf die Frage „Was, glaubst Du, denkt Till jetzt, nachdem er Max geschubst hat und er hingefallen ist?“ mit „Gar nichts!“ oder „Weiß nicht!“. Hier kann es hilfreich sein, verschiedene Kognitionen vorzugeben und das Kind auswählen zu lassen. Über den Pfeil-Button nach dem Wort „Beispiele“ gelangen Sie zu verschiedenen möglichen Kognitionen (vgl. Abb. 91), z.B.:

- Das hat der voll verdient, der hat angefangen.
- Wahrscheinlich krieg' ich gleich wieder Ärger mit den Lehrern, aber das ist mir voll egal.
- Eigentlich sollte ich mich gar nicht so aufregen, aber ich kann nicht anders.

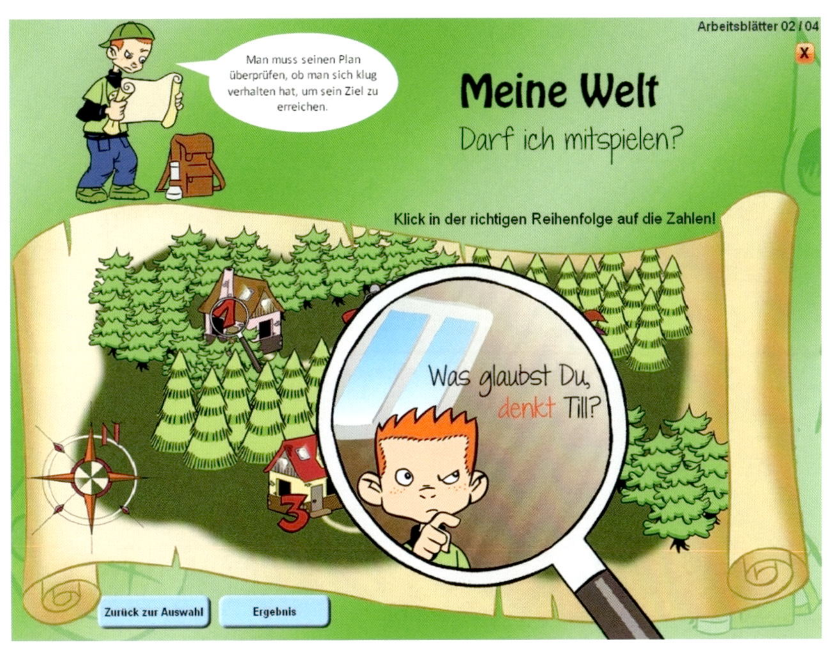

Abbildung 89: Zweite Schatzkarte mit Lupe „Was, glaubst Du, denkt Till?"

Sie können also sagen:

> „Es ist schwer, Gedanken zu lesen oder in Worte zu fassen. Glaubst Du, Till denkt eher … oder eher…?" usw.

Protokollieren Sie die Antworten auf dem Arbeitsblatt AB04. Loben Sie das Kind für seine Mitarbeit, unabhängig von seinen gewählten Kognitionen.

Haben Sie die Kognitionen ausführlich mit dem Kind exploriert, klicken Sie auf den Button „Zurück" und Sie befinden sich wieder auf der Schatzkarte. Sagen Sie dem Kind:

> „Dann wollen wir dem Weg weiter folgen."

Bewegen Sie nun die kleine Cursor-Lupe auf die Zahl 2. Es öffnet sich wieder eine große Lupe diesmal mit der Frage „Was glaubst Du, wie Till sich fühlt?" (vgl. Abb. 92).

Klicken Sie nach Erscheinen der Frage „Was glaubst Du, wie Till sich fühlt?" mit der kleinen Cursor-Lupe erneut auf die Zahl 2. Es öffnet sich

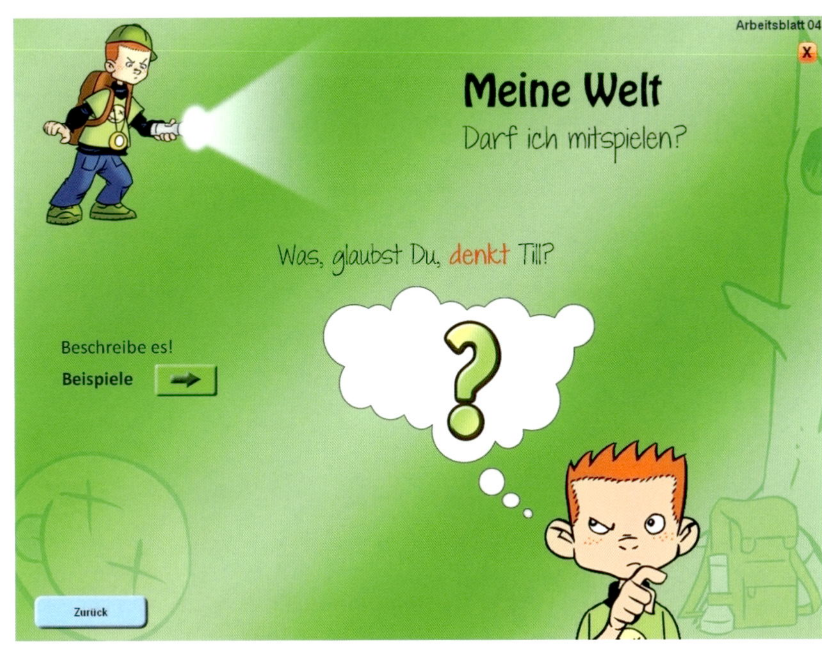

Abbildung 90:Was, glaubst Du, denkt Till?-Beschreibe es!

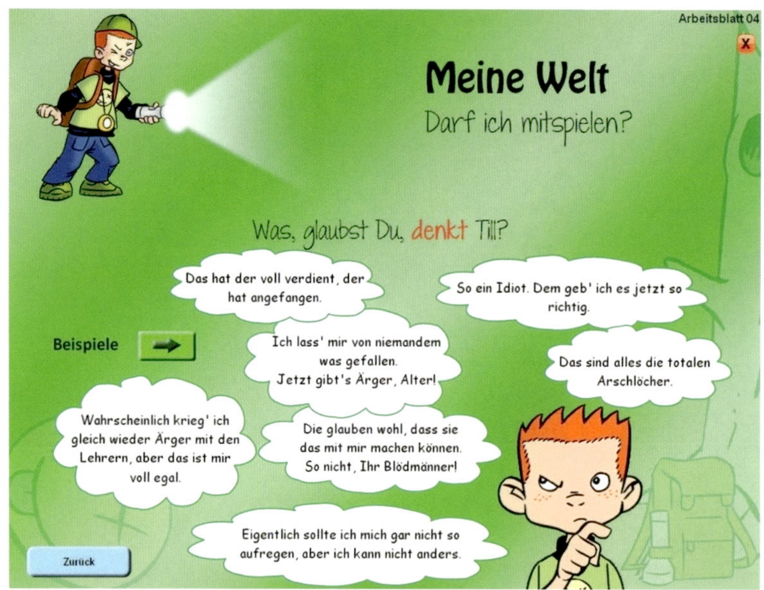

Abbildung 91: Was, glaubst Du, denkt Till? – Beipielkognitionen

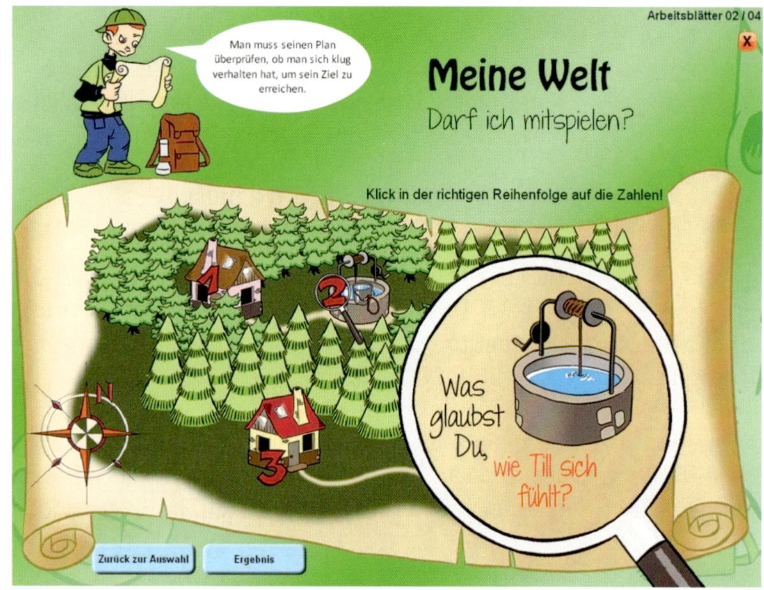

Abbildung 92: Zweite Schatzkarte mit Lupe „Was glaubst Du, wie Till sich fühlt?"

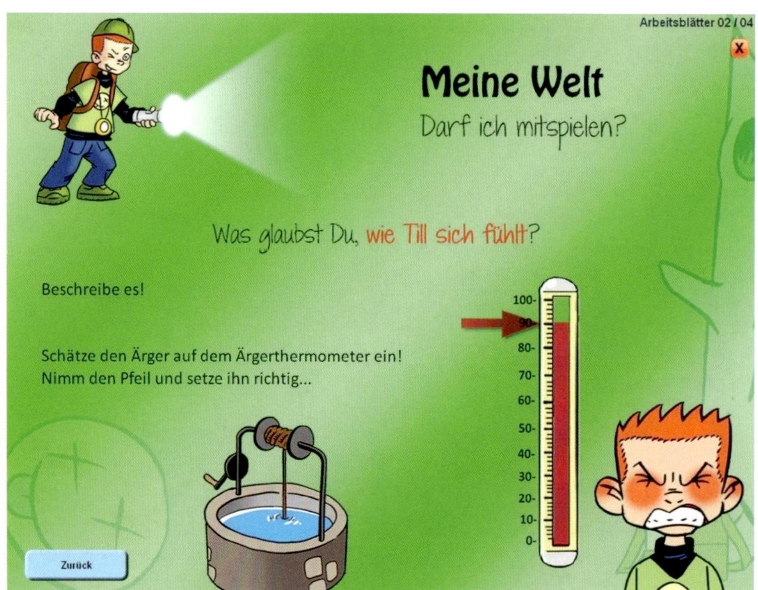

Abbildung 93: Was glaubst Du, wie Till sich fühlt? – Beschreibe es!

eine weitere Seite zu dieser Frage mit der Aufforderung „Beschreibe es! Schätze den Ärger auf dem Ärgerthermometer ein“ (vgl. Abb. 93).

An dieser Stelle können Sie zunächst frei die Emotionen des Kindes explorieren:

„Was glaubst Du, wie Till sich fühlt, nachdem er Max geschubst hat und er hingefallen ist? Versuche, das mal zu beschreiben.“

Vielleicht sagt das Kind: *„Ich glaube, Till ist immer noch stinksauer auf den, aber er fühlt sich auch ein bisschen gut, weil er sich gerächt hat!“*

Je nach Alter und kognitivem Entwicklungsstand fällt es manchen Kindern schwer, Emotionen anderer zu beschreiben. Zum Beispiel antworten sie auf die Frage „Was glaubst Du, wie Till sich fühlt, nachdem er Max geschubst hat und er hingefallen ist?“ mit „Weiß nicht!“. Hier kann es hilfreich sein, einige Beschreibungen vorzugeben und das Kind auswählen zu lassen, z. B.:

„Manchmal kann es einem schwerfallen, Gefühle in Worte zu fassen. Glaubst Du, Till ist immer noch wütend auf Max oder jetzt gar nicht mehr, nachdem er ihn geschubst hat?“

Die Intensität des Ärgers kann danach wieder mithilfe des Ratings auf dem von 0 bis 100 reichenden Ärgerthermometer erfasst werden. Analog zu einem Thermometer zur Temperaturbestimmung können Sie dem Kind auch hier wieder erklären, dass das Ärgerthermometer messen soll, wie stark seiner Meinung nach Tills Ärger in dieser Situation wäre. Sie können z. B. sagen:

„Das Thermometer kennst Du ja schon. Null bedeutet gar kein Ärger und 100 bedeutet der stärkste Ärger, den Du je in einer Situation mit anderen Kindern erlebt hast. Stell Dir vor, Du bist Till und hast Max geschubst. Wie ärgerlich bist Du noch?“

Das Kind kann mit der gedrückten Maustaste den Pfeil am Ärgerthermometer auf dem Bildschirm bewegen. Sie können dann den Wert, den das Kind gewählt hat (z. B. 90), auf das Arbeitsblatt AB04 übertragen und sagen:

„Du hast das Thermometer auf 90 gestellt. Das heißt, Du glaubst, dass Till immer noch sehr sehr wütend ist. Richtig?“.

Damit vergewissern Sie sich, dass das Kind den Wert nach seinem Erleben eingestellt hat. Haben Sie die Emotionen ausführlich mit dem Kind exploriert, klicken Sie auf den Button „Zurück“ und Sie befinden sich wieder auf der Schatzkarte. Sagen Sie ihm:

„Komm, lass uns weitermachen!“

Hiernach ist es sinnvoll, die Situation, die im Film gezeigt wurde, mit dem Kind noch einmal im Puppenspiel nachzuspielen, allerdings mit vertauschten Rollen. Dies erleichtert es dem Kind, sich in die Kognitionen und Emotionen von Max besser hineinzuversetzen.

Beispiel:

Th.: Weißt Du was, wir spielen das jetzt noch mal mit den Handpuppen nach. Aber wir tauschen die Rollen, jetzt spielst Du Max und ich Till. Also, Du tust jetzt so, als ob Du als Max mit anderen Kindern Fußball spielen würdest…
Th. *(als Till):* Darf ich mitspielen?
K. *(als Max):* Nein, jetzt nicht, wir sind mitten im Spiel.

(Therapeut als Till rennt auf Max zu und schubst ihn. Kind als Max fällt hin.)

Th.: Was, glaubst Du, denkt Max jetzt, nachdem Till ihn geschubst hat und er hingefallen ist?

Klicken Sie dazu mit der kleinen Cursor-Lupe auf die Zahl 3 auf der Schatzkarte auf dem Bildschirm. Es öffnet sich eine große Lupe mit der Frage „Was, glaubst Du, denkt Max?“ (vgl. Abb. 94). Klicken Sie danach mit der kleinen Cursor-Lupe erneut auf die Zahl 3. Es öffnet sich eine weitere Seite zu dieser Frage mit der Aufforderung „Beschreibe es!“ (vgl. Abb. 95). Möglicherweise sagt das Kind: *„Ich glaube, dass Max denkt: ‚So ein Arsch! Was soll das? Jetzt gibt's Ärger, Alter!‘“*

Je nach Alter und kognitivem Entwicklungsstand fällt es manchen Kindern aber auch an dieser Stelle schwer, Kognitionen zu benennen. Zum Beispiel antworten sie auf die Frage „Was, glaubst Du, denkt Max jetzt, nachdem Till ihn geschubst hat und er hingefallen ist?“ mit „Gar nichts!“ oder „Weiß nicht!“ Hier kann es hilfreich sein, verschiedene Kognitionen vorzugeben und das Kind auswählen zu lassen. Über den Pfeil-Button nach dem Wort „Beispiele“ gelangen Sie zu verschie-

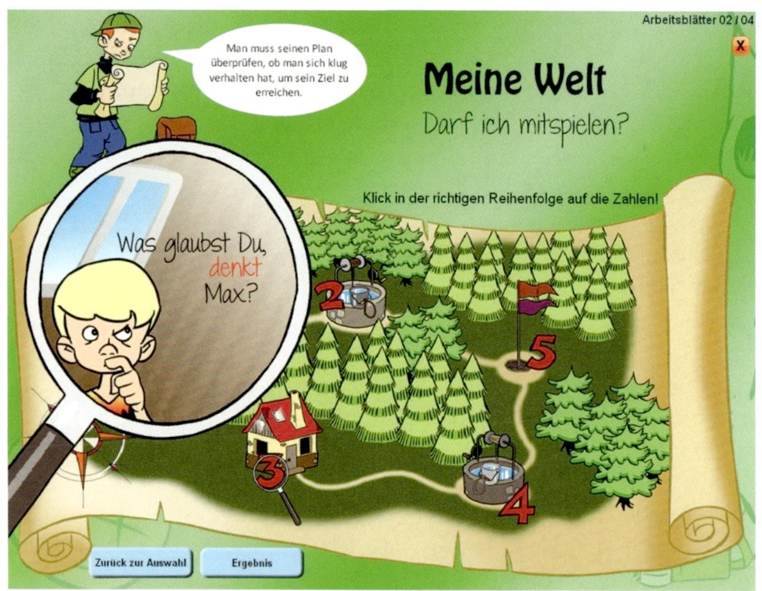

Abbildung 94: Zweite Schatzkarte mit Lupe „Was, glaubst Du, denkt Max?"

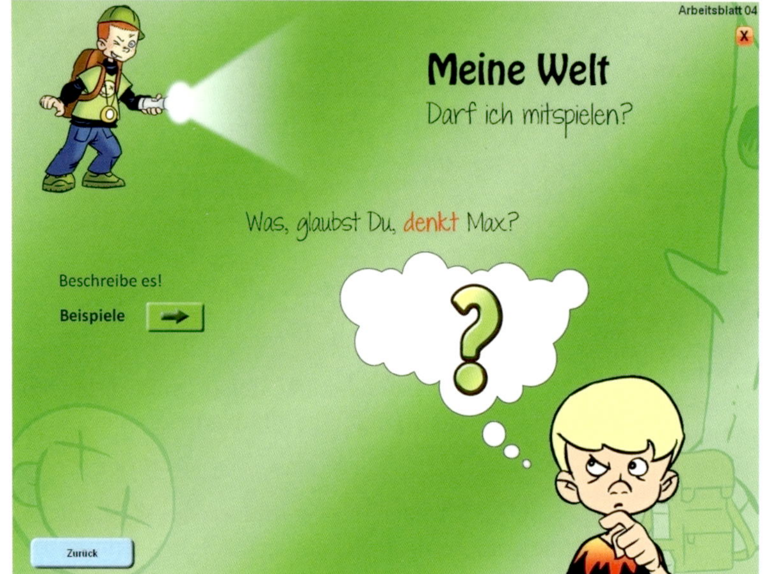

Abbildung 95: Was, glaubst Du, denkt Max? – Beschreibe es!

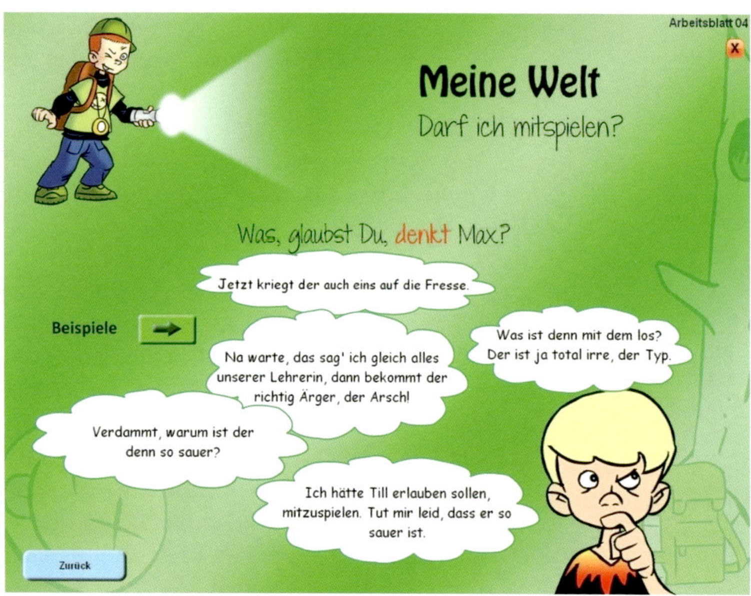

Abbildung 96: Was, glaubst Du, denkt Max? – Beispielkognitionen

denen möglichen Kognitionen (vgl. Abb. 96) z. B.:

- Jetzt kriegt der auch eins auf die Fresse!
- Was ist denn mit dem los? Der ist ja total irre, der Typ!
- Ich hätte Till erlauben sollen, mitzuspielen.

Sie können also sagen:

> „Es ist schwer, Gedanken zu lesen oder in Worte zu fassen. Glaubst Du, Max denkt eher … oder eher…?“ etc.

Protokollieren Sie die Antworten auf dem Arbeitsblatt AB04. Loben Sie das Kind für seine Mitarbeit, unabhängig von seinen gewählten Kognitionen.

Haben Sie die Kognitionen ausführlich mit dem Kind exploriert, klicken Sie auf den Button „Zurück“ und Sie befinden sich wieder auf der Schatzkarte. Sagen Sie dem Kind:

> „Dann wollen wir dem Weg noch weiter folgen.“

Bewegen Sie nun die kleine Cursor-Lupe auf die Zahl 4. Es öffnet sich wieder eine große Lupe diesmal mit der Frage „Was glaubst Du, wie Max sich fühlt?“ (vgl. Abb. 97). Klicken Sie mit der kleinen Cursor-Lupe erneut auf die Zahl 4. Es öffnet sich eine weitere Seite zu dieser Frage mit der Aufforderung „Beschreibe es! Schätze den Ärger auf dem Ärgerthermometer ein“ (vgl. Abb. 98).

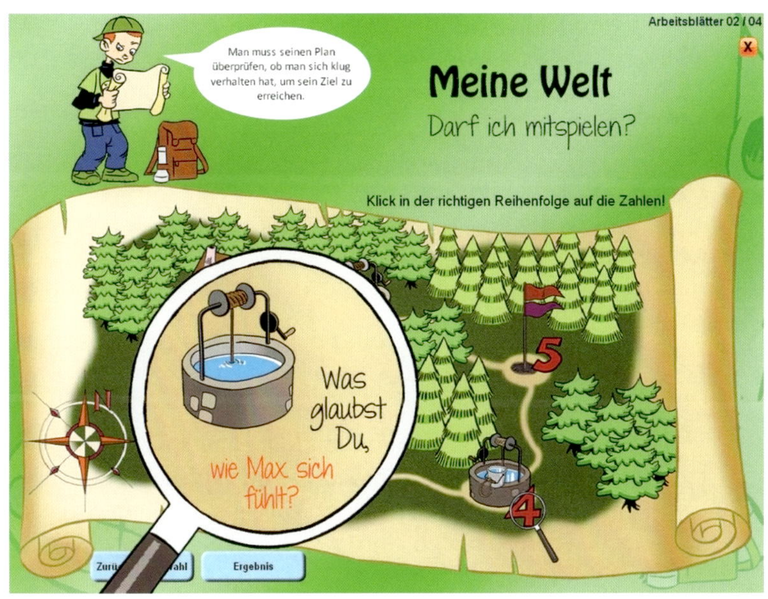

Abbildung 97: Zweite Schatzkarte mit Lupe „Was glaubst Du, wie Max sich fühlt?“

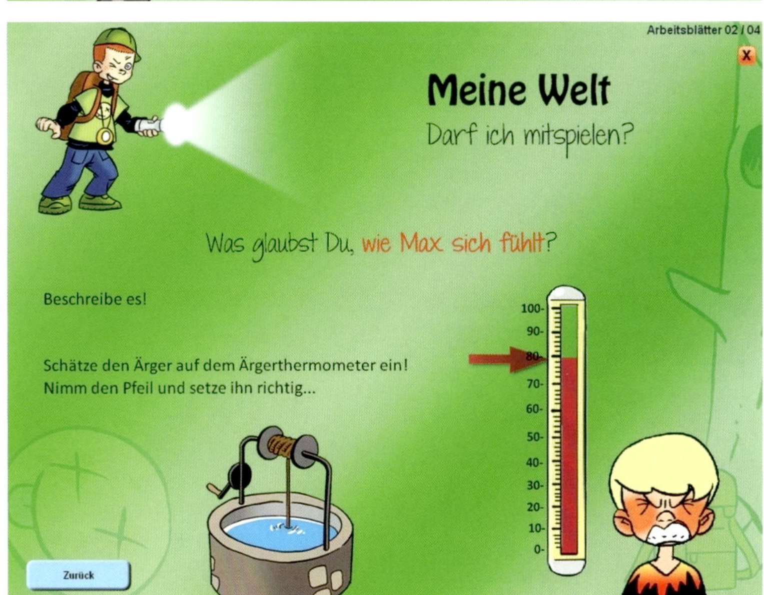

Abbildung 98: Was glaubst Du, wie Max sich fühlt? – Beschreibe es!

An dieser Stelle können Sie zunächst frei die Emotionen des Kindes explorieren:

„Was glaubst Du, wie Max sich fühlt, nachdem ihn Till geschubst hat und er hingefallen ist? Versuche, das mal zu beschreiben."

Vielleicht sagt das Kind: *„Ich glaube, Max ist jetzt total sauer auf Till!"*

Manchen Kindern fällt es schwer, Emotionen anderer zu beschreiben. Sie antworten beispielsweise auf die Frage „Was glaubst Du, wie Max sich fühlt, nachdem Till ihn geschubst hat und er hingefallen ist?" mit „Weiß nicht!". Hier kann es wieder hilfreich sein, einige Beschreibungen vorzugeben und das Kind auswählen zu lassen, z. B.:

„Manchmal kann es einem schwerfallen, Gefühle in Worte zu fassen. Glaubst Du, Max ist jetzt wütend auf Till oder findet er es eher lustig geschubst zu werden oder hat er jetzt Angst?"

Die Intensität des Ärgers kann danach wieder mithilfe des Ratings auf dem von 0 bis 100 reichenden Ärgerthermometer erfasst werden. Sie können beispielsweise sagen:

„Das Thermometer kennst Du ja schon. Null bedeutet gar kein Ärger und 100 bedeutet der stärkste Ärger, den Du je in einer Situation mit anderen Kindern erlebt hast. Stell Dir vor, Du bist Max und Till hat Dich geschubst. Wie ärgerlich bist Du?"

Das Kind kann wieder mit der gedrückten Maustaste den Pfeil am Ärgerthermometer auf dem Bildschirm bewegen. Sie können dann den Wert, den das Kind gewählt hat (z. B. 80) auf das Arbeitsblatt AB04 übertragen. Und sagen:

„Du hast das Thermometer auf 80 gestellt. Das heißt, Du glaubst, dass Max richtig wütend ist?"

Damit vergewissern Sie sich wieder, dass das Kind den Wert nach seinem Erleben eingestellt hat.

Haben Sie die Emotionen ausführlich mit dem Kind exploriert, klicken Sie auf den Button „Zurück" und Sie befinden sich wieder auf der Schatzkarte. Sagen Sie ihm:

„Komm, lass uns weitermachen!"

Loben Sie das Kind immer wieder für seine Mitarbeit:

„Ich finde es toll, wie gut Du mitmachst und überlegst!"

Bewegen Sie nun die kleine Cursor-Lupe auf die Zahl 5. Es öffnet sich wieder eine große Lupe, diesmal mit der Frage „Was, glaubst Du, wird passieren?" (vgl. Abb. 99). Klicken Sie mit der klei-

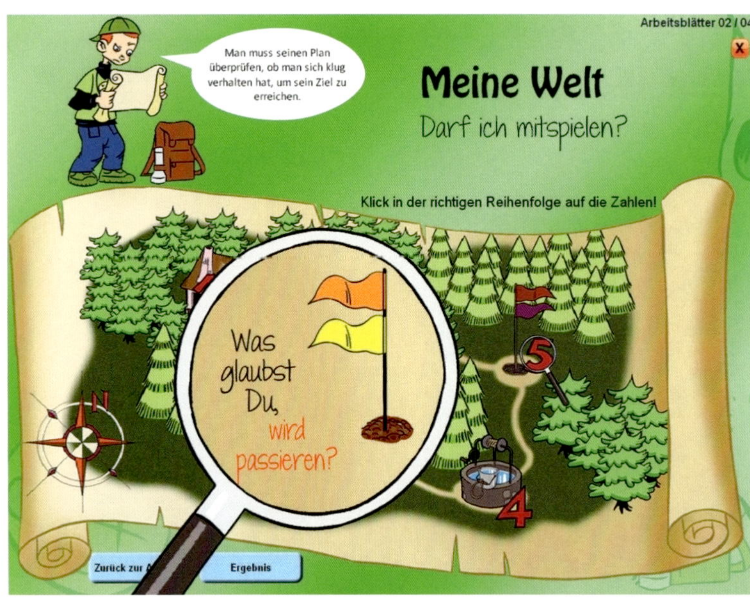

Abbildung 99: Zweite Schatzkarte mit Lupe „Was, glaubst Du, wird passieren?"

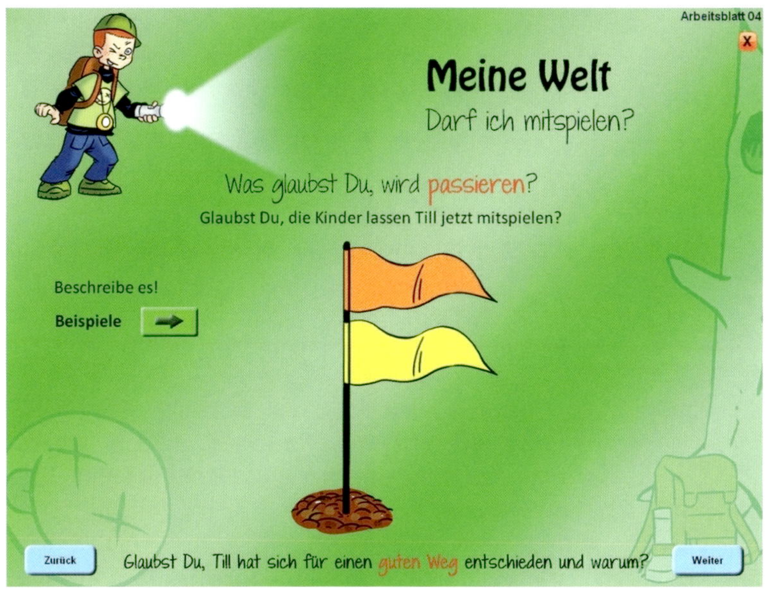

Abbildung 100: Was, glaubst Du, wird passieren? – Beschreibe es!

nen Cursor-Lupe erneut auf die Zahl 5. Es öffnet sich eine weitere Seite zu dieser Frage mit der Aufforderung „Beschreibe es!" (vgl. Abb. 100).

Thematisieren Sie an dieser Stelle mit dem Kind, was nach seiner Meinung weiter passieren wird, nachdem Till den Max geschubst hat. Möglicherweise sagt das Kind: *„Ich glaube, dass Max den Till vielleicht zurückschubst und die beiden sich prügeln, aber dass Till gewinnt und dann mitspielen darf."*

Manchen Kindern fällt es schwer, mögliche Handlungskonsequenzen zu benennen. Sie antworten dann beispielsweise auf diese Frage „Was, glaubst Du, was weiter passieren wird, nachdem Till Max geschubst hat? " mit „Weiß nicht!". Hier kann es hilfreich sein, verschiedene Handlungskonsequenzen vorzugeben und das Kind auswählen zu lassen. Klicken Sie hierzu auf den Pfeil-Button hinter dem Wort „Beispiele" und es erscheinen verschiedene mögliche Handlungskonsequenzen (vgl. Abb. 101), z. B.:

- Max sagt: „Dann spiel halt mit, wenn Du unbedingt willst."
- Max haut Till ins Gesicht und die beiden prügeln sich.
- Max läuft weinend weg.
- Die Lehrerin sieht, dass Till Max geschubst hat. Till bekommt Ärger.

Sie können also fragen:

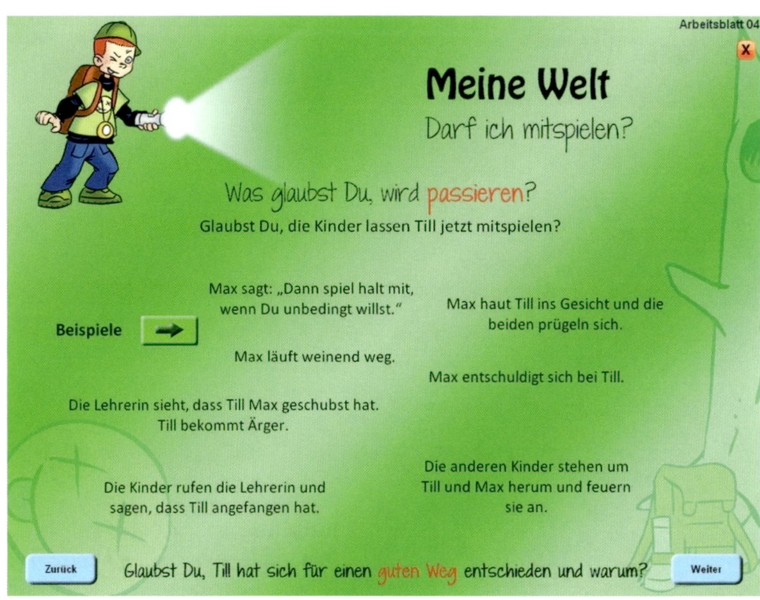

Abbildung 101: Was, glaubst Du, wird passieren? – Beispiele

„Was, glaubst Du, wird weiter passieren, eher … oder eher …?“

Andere Kinder antworten aber auch hier aus Lustlosigkeit nicht oder weil sie wollen, dass das Training schneller vorbei geht. In einem solchen Fall gilt es, die Lustlosigkeit der Kinder zu thematisieren und sie zu motivieren mitzumachen:

„Versuch noch einmal zu überlegen, was weiter passieren könnte. Du hast bis hier so toll mitgemacht. Das schaffst Du jetzt auch noch …!“

Zum Abschluss der Entwicklung von Handlungsalternativen und Handlungskonsequenzen können Sie das Kind bitten, die von Till gewählte Handlungsalternative zu bewerten.

Beispiel:

Th.: Glaubst Du, Till hat sich für einen guten Weg entschieden?
K. *(antwortet eventuell):* Ja, finde ich schon.
Th.: Warum glaubst Du das?
K.: Ich denke, dass Max jetzt mächtig Respekt vor dem hat. Und ihn beim nächsten Mal direkt mitspielen lässt, weil er weiß, was sonst passiert.

Möglicherweise antwortet das Kind aber auf die Eingangsfrage auch anders:

K.: Nicht so ganz.
Th.: Wie meinst Du das?
K.: Ich denke, dass die sich jetzt erst mal prügeln. Und Till erst später Fußball spielen kann und dann die Pause rum ist.

Oder das Kind antwortet auf die erste Frage mit:

K.: Weiß nicht!
Th.: Glaubst Du, die Kinder lassen Till so mitspielen?
K.: Denke ja.
Th.: War es denn dann ein guter Weg?
K.: Finde ich schon.

Protokollieren Sie die Antworten auf dem Arbeitsblatt AB04 und loben Sie das Kind für seine Mitarbeit.

Haben Sie die Handlungskonsequenzen ausführlich mit dem Kind bearbeitet, klicken Sie auf den Button „Weiter“. Es öffnet sich eine weitere Seite mit Beispielfragen (vgl. Abb. 102) zum Transfer auf eigene Erfahrungen nicht nur – wie zu Beginn (vgl. Kapitel 7.4) – mit ähnlichen Situationen, sondern an dieser Stelle auch mit ähnlichem Verhalten (je nach Lösungsweg mit sozial kompetentem, sozial unsicherem, verbal aggressivem oder körperlich aggressivem Verhalten): *„Kennst Du so ein ähnliches Verhalten auch von Dir? Hast Du auch schon einmal so ähnlich reagiert?“*

Bislang wurde als *erster Weg* jene Lösungsmöglichkeit bearbeitet, die der ursprünglich genannten Spontanreaktion des Kindes am nächsten kam (vgl. Kapitel 7.4). In unserem Beispiel war dies

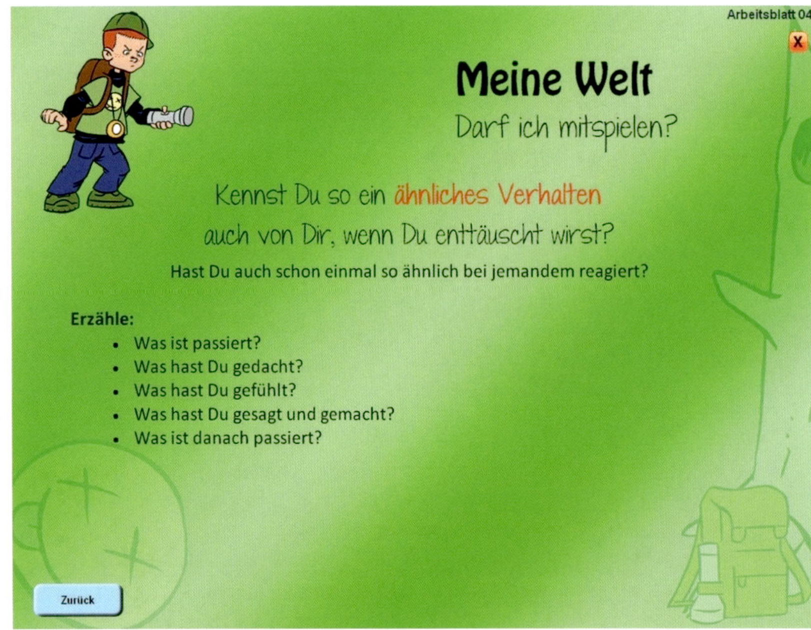

Abbildung 102: Kennst Du so ein ähnliches Verhalten auch von Dir, wenn Du enttäuscht wirst?

der körperlich aggressive Weg. Fassen Sie die vom Kind erzählte Situation noch einmal unter Einbezug der dahinterliegenden bereits explorierten Kognitionen und Emotionen zusammen. Dies könnte wie im folgenden Beispiel aussehen.

Beispiel:

Th.: Du hast mir ja schon so ein ähnliches Verhalten auch von Dir erzählt, als Du jemanden körperlich angegriffen hast, weil Du enttäuscht warst. Kannst Du Dich daran erinnern? Du wolltest Dich mit einem Freund verabreden. Und er hat gesagt, er trifft sich mit einem anderen Jungen. Und Du hast gefragt, ob Ihr was zu Dritt machen könnt. Und Dein Freund hat gesagt, er dürfte nur einen anderen Jungen mit nach Hause bringen. Du warst enttäuscht und hast Dich abgelehnt gefühlt. Du warst eifersüchtig und hattest Angst, Deinen Freund zu verlieren, aber der sollte das nicht merken. Du hast gedacht: „So ein blöder Arsch, der mag den anderen Jungen jetzt lieber!“ Du warst stinkwütend und hast Deinen Freund kräftig gegen das Treppenhausgeländer gestoßen und ihn angebrüllt, dass Du das total scheiße von ihm findest und dass er nicht mehr Dein Freund wäre und sich verpissen soll. Du wolltest ihm auch weh tun, so wie er Dir. Richtig?

K.: Ja, stimmt!

Th.: Wenn Du jetzt darüber nachdenkst, glaubst Du, dass Du Dich damals für einen guten Weg entschieden hattest?

K.: Denke schon.

Th.: Warum glaubst Du, war das ein guter Weg? Durftest Du dann zu ihm nach Hause kommen und mitspielen?

K.: Nee, das nicht. Der hat mich zurückgeschubst und mich angeschrien, ob ich bescheuert wäre und ich könnte mich ja verpissen und dass er auch nicht mehr mein Freund sein will. Aber wenigstens hab ich es ihm vorher heimgezahlt.

Th.: Das heißt, Du warst aber nicht ganz zufrieden mit Deinem Weg, weil Dein Plan ganz zu Anfang ja ein anderer war, nämlich mit Deinem Freund zu spielen. Und erst später wolltest Du es ihm dann heimzahlen?

K.: Na ja, stimmt. So richtig zufrieden war ich nicht.

Klicken Sie auf den Button „Zurück“ und Sie befinden sich wieder auf der Schatzkarte. Sagen Sie:

„Du sagst, Du warst mit Deinem Weg und dem Ausgang nicht so ganz zufrieden. Wir haben uns ja gerade einen ähnlichen Weg mit Till angeschaut. Lass uns mal anschauen, wie das Ganze bei ihm ausgeht.“

Klicken Sie auf den Button „Ergebnis“ (vgl. Abb. 103 und nächstes Kapitel).

Befinden Sie sich schon auf dem *zweiten, dritten oder vierten Weg*, der nicht der vom Kind genann-

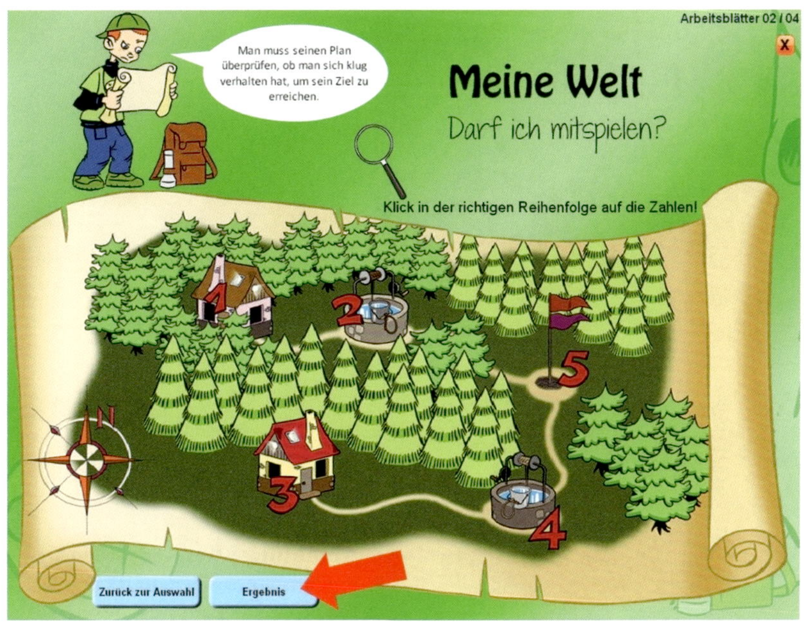

Abbildung 103: Zweite Schatzkarte mit Button „Ergebnis“

ten Spontanreaktion (vgl. Kapitel 7.4) am nächsten kommt, dann können Sie auch hierzu individuelle Situationen ausführlich mit dem Kind bearbeiten (vgl. Abb. 104).

Erzähle:
- Was ist passiert?
- Was hast Du gedacht?
- Wie hast Du Dich gefühlt?
- Was hast Du gesagt und gemacht?
- Was ist danach passiert?

Diese Fragen auf dem Bildschirm (vgl. Abb. 104) und die Arbeitsblätter AB02 und AB03 (die bereits schon in Kapitel 7.4 vorgestellt wurden) können dann zum eigenen ähnlichen Verhalten des Kindes in ähnlichen sozialen Situationen bearbeitet werden. Anhand der Fragen und der Arbeitsblätter (AB02 und AB03) können die Probleme des Kindes auf kognitiver, emotionaler und Verhaltensebene in diesen Situationen einschließlich ihrer Konsequenzen erfasst und analysiert werden. Diese Exploration kann die weitere Therapieplanung wesentlich bestimmen, weil damit erstens die spezifischen Konfliktsituationen des Kindes weiter herausgearbeitet und zweitens Hinweise auf symptomaufrechterhaltende Faktoren, aber auch auf Ressourcen und bereits vorhandene soziale Kompetenzen (adäquates soziales Verhalten) gewonnen werden können.

Beispielexploration zur Ausgangssituation: Darf ich mitspielen? – Sozial kompetente Lösung:

Th.: Überlege mal, kennst Du so ein ähnliches Verhalten auch von Dir? Hast Du auch schon einmal so ähnlich reagiert und z. B. jemanden noch einmal gefragt oder anders versucht, Deinen Wunsch zu begründen, als Du enttäuscht worden bist, z. B. weil jemand mit Dir etwas nicht teilen wollte, Dich nicht mitspielen lassen wollte oder so?
K.: Ja, kenn' ich auch.
Th.: Erzähl doch mal. Was ist da passiert?
K.: Ein Freund von mir hat zu seinem Geburtstag so ein ganz cooles Longboard bekommen und ist die ganze Zeit darauf gefahren. Ich hab ihn gefragt, ob ich auch mal darauf kann. Und er hat nö gesagt, er wolle selber fahren.
Th.: Ja, da wäre ich auch enttäuscht gewesen. Was hast Du gedacht in diesem Moment?
K.: Ich hab' gedacht, dass das nicht besonders nett ist.
Th.: Und wie hast Du Dich da gefühlt?
K.: Ich war schon sauer auf den!

Die emotionale Ärgerkomponente kann danach wieder zusätzlich mithilfe des Ratings auf dem von 0 bis 100 reichenden Ärgerthermometer des Arbeitsblattes AB02 erfasst werden.

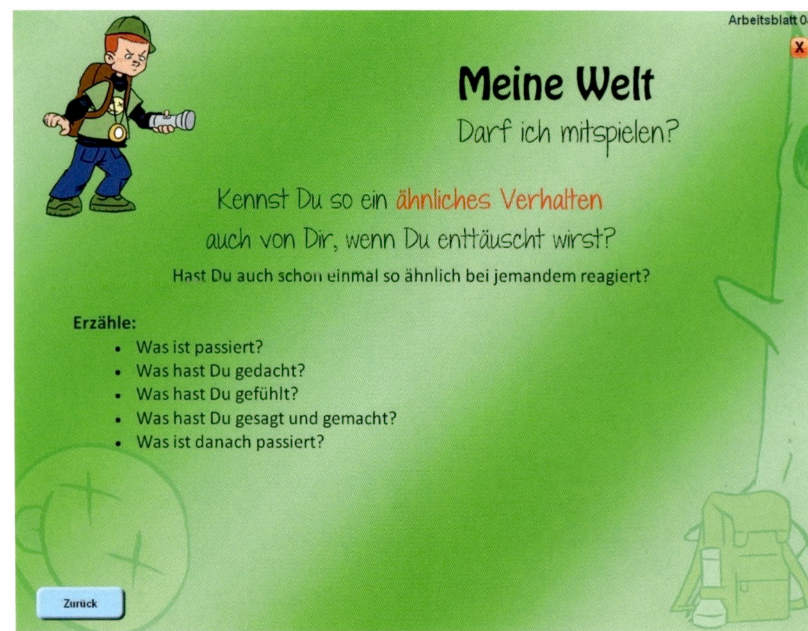

Abbildung 104: Kennst Du so ein ähnliches Verhalten auch von Dir, wenn Du enttäuscht wirst?

Beispiel:

Th.: Und als Du da sauer warst, wie stark war Dein Ärger denn da? Null bedeutet gar kein Ärger und 100 bedeutet der stärkste Ärger, den Du je in einer Situation mit anderen Kindern erlebt hast.
K.: 50!!!
Th.: 50, das heißt, Du hast Dich so mittelstark geärgert. Richtig?
K.: Ja.
Th.: Und was hast Du dann gesagt und gemacht?
K.: Ich hab' ihm gesagt, dass ich das ziemlich unfair von ihm fände. Er hätte mich zu seinem Geburtstag eingeladen und würde jetzt nur alleine auf seinem Longboard rumfahren und nicht mit mir abwechseln.
Th.: Und dann? Was ist danach passiert?
K.: Er hat gesagt, dass es ganz neu wäre und er nicht will, dass ich es kaputt mache.
Th.: Und dann?
K.: Ich hab' ihm versprochen, dass ich aufpasse. Und dann hat er O.K. gesagt und dass ich jetzt auch mal dürfte.

(Protokollieren Sie die Antworten auf dem Arbeitsblatt AB03 und loben Sie das Kind für seine Mitarbeit.)

Beispiel:

Th.: Wenn Du jetzt darüber nachdenkst, glaubst Du, dass Du Dich damals für einen guten Weg entschieden hast?
K.: Denke schon.
Th.: Warum glaubst Du, war es ein guter Weg? Durftest Du auch mit dem Longboard fahren?
K.: Ja, wir haben uns alle fünf Minuten abgewechselt. Das hat voll Spaß gemacht.
Th.: Das heißt, Du warst zufrieden mit Deinem Weg?
K.: Ja.

Klicken Sie auf den Button „Zurück" und Sie befinden sich wieder auf der Schatzkarte. Sagen Sie:

„Du sagst, Du warst mit Deinem Weg und dem Ausgang zufrieden. Wir haben uns ja gerade einen ähnlichen Weg mit Till angeschaut. Lass uns mal anschauen, wie das Ganze bei ihm ausgeht."

Klicken Sie auf den Button „Ergebnis" (vgl. Abb. 105).

Schwierige Therapiesituationen:

Befinden Sie sich schon auf dem zweiten, dritten oder vierten Weg, der nicht dem vom Kind zunächst gewählten und beschriebenen Verhalten ähnelt (z.B. dem sozial unsicheren Weg), kann es schwierig sein, eine individuelle Situation ausführlich mit dem Kind zu bearbeiten, wenn das Kind solch eine Reaktion von sich nicht kennt und sie nicht zu seinem Verhaltensrepertoire passt. In einer solchen Situation können Sie an dieser Stelle die weitere Exploration abbrechen oder auch versuchen, trotzdem eine

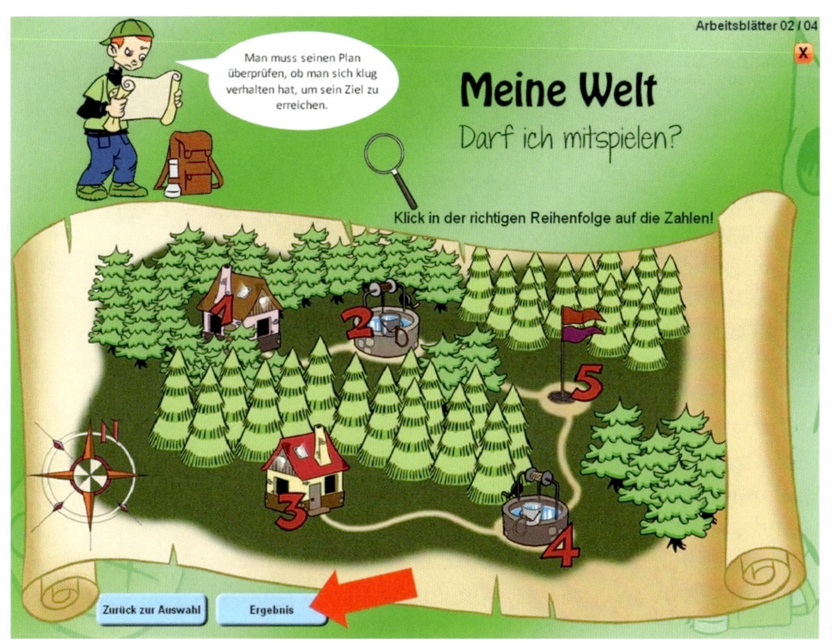

Abbildung 105: Zweite Schatzkarte mit Button „Ergebnis"

Situation zu finden und zu explorieren, indem Sie fragen:

Th.: „Überlege mal, kennst Du so ein ähnliches Verhalten von Dir gar nicht? Hast Du noch nie so ähnlich reagiert und bist schon mal nur weggegangen oder hast gar nichts gesagt oder hast Dich bei jemandem beschwert, als Du enttäuscht worden bist, z.B. weil jemand mit Dir etwas nicht teilen wollte, Dich nicht mitspielen lassen wollte oder so?“ Fällt dem Kind auch dann keine Situation ein, können Sie an dieser Stelle auch auf eine individuelle bereits beschriebene Situation des Kindes zurückgreifen: „Du hast mir ja eben unter anderem eine Situation erzählt, in der ein Freund von Dir zu seinem Geburtstag so ein ganz cooles Longboard bekommen hat und die ganze Zeit darauf gefahren ist. Du hast ihn gefragt, ob Du auch mal fahren darfst. Und er hat nein gesagt. Kannst Du Dich daran erinnern?“

K.: *„Ja.“*

Th.: „Stell Dir mal vor, Du hättest einfach nichts gesagt und wärst nach Hause gegangen ....“

Bearbeiten Sie hierzu dann diese individuelle Ausgangssituationen mit dem vorgestellten anderen Weg (hier: sozial unsicher) ausführlich mit dem Kind:

- „Was, glaubst Du, hättest Du gedacht?“
- „Was glaubst Du, wie hättest Du Dich gefühlt?“
- „Was, glaubst Du, wäre danach passiert?“

7.6 Betrachten der Handlungskonsequenzen im Film

Über den Button „Ergebnis“ (vgl. Abb. 105) können Sie sich gemeinsam mit dem Kind im Film danach anschauen, wie die Geschichte zu Ende geht. Der Film startet nach dem Klick auf den Button automatisch. Er beginnt zunächst wieder mit der gewählten Ausgangssituation und der gewählten Lösungsalternative. Die Wiederholung hat sich als hilfreich erwiesen, weil das Kind so die gesamte Situation, bis der Film wieder stoppt, vor Augen hat: Beispielsweise hier für die körperlich aggressive Lösung.

Filminhalt: Die Kinder und Max spielen zusammen Fußball auf dem Schulhof. Till geht auf Max zu und fragt: „Darf ich mitspielen?“ Max bleibt stehen und antwortet: „Nein, jetzt nicht, wir sind mitten im Spiel“.

Der Film läuft dann automatisch weiter.

Filminhalt: Till denkt: „So ein Idiot, ich bin stinkwütend! Dem geb' ich's aber!“ Till rennt auf Max zu und schubst ihn, damit er hinfällt. Max steht auf und schreit Till an: „Spinnst Du?“, und schubst zurück (vgl. Abb. 106).

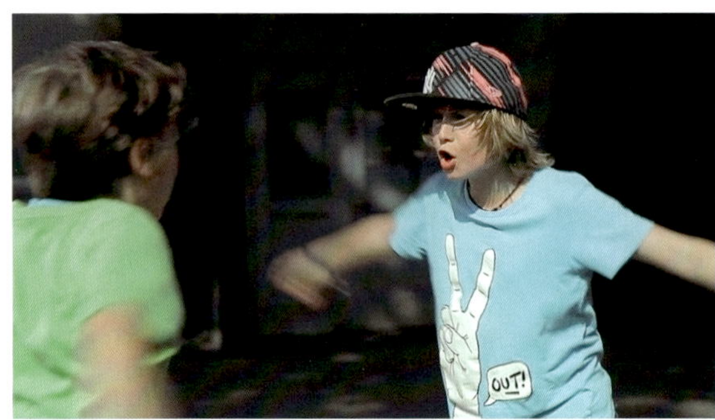

Abbildung 106: Handlungskonsequenz: Max wehrt sich

Filminhalt: Tills Lehrerin kommt dazu. Max sagt: „Der hat angefangen.“ Till bekommt Ärger mit der Lehrerin (vgl. Abb. 107). Die anderen Kinder und

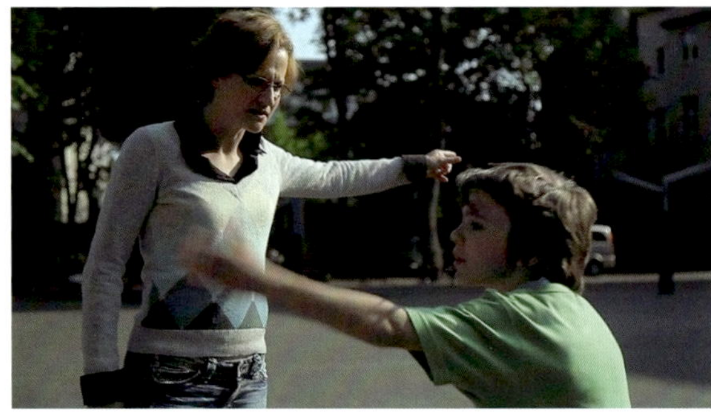

Abbildung 107: Handlungskonsequenz: Till bekommt Ärger mit seiner Lehrerin

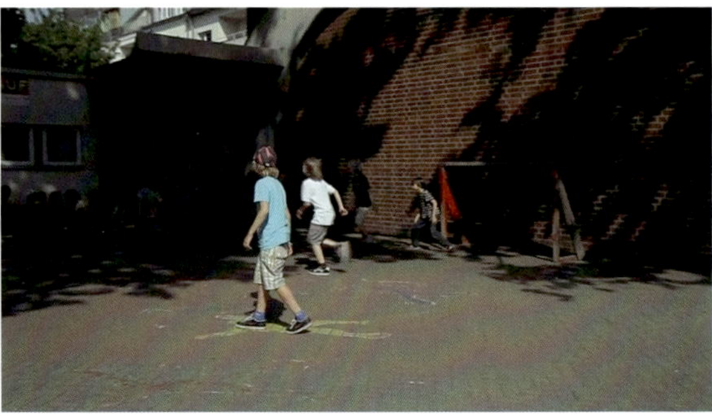

Abbildung 108: Handlungskonsequenz: Kinder spielen ohne Till weiter

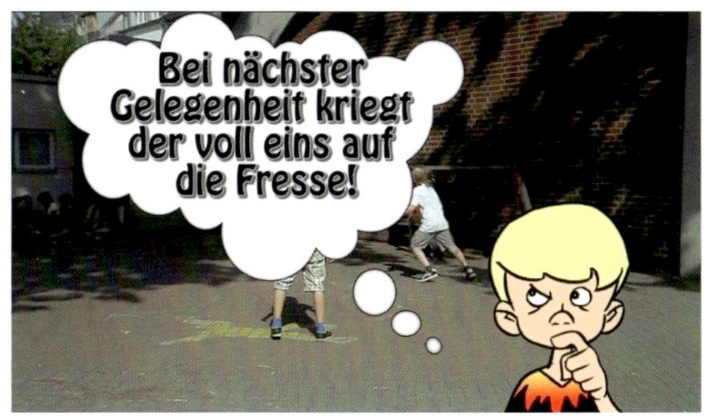

Abbildung 109: Handlungskonsequenz: Max denkt …

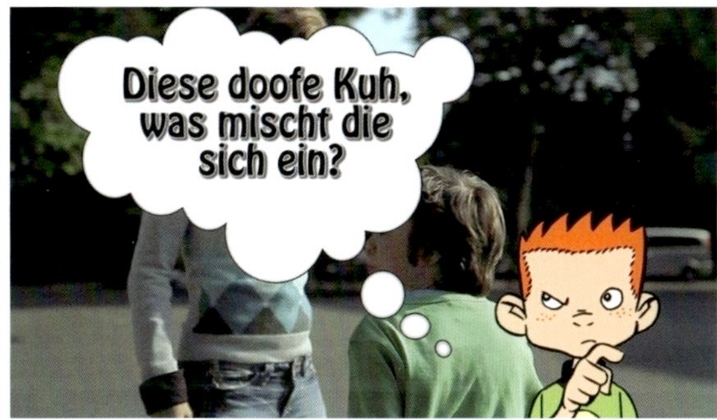

Abbildung 110: Handlungskonsequenz: Till denkt… (Teil 1)

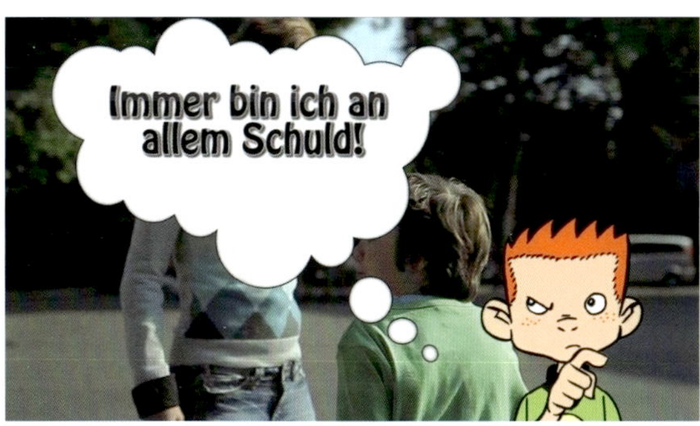

Abbildung 111: Handlungskonsequenz: Till denkt… (Teil 2)

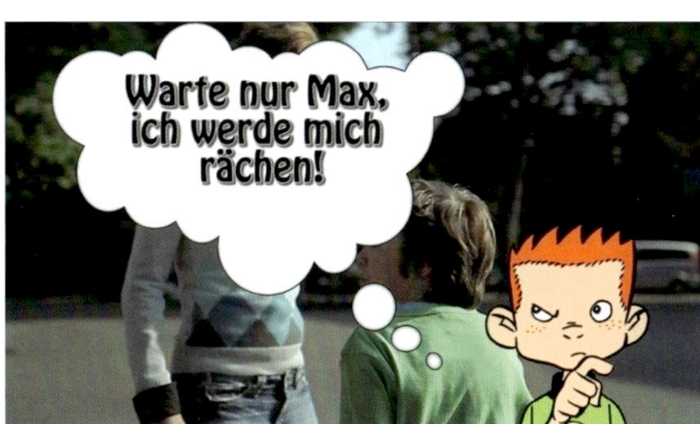

Abbildung 112: Handlungskonsequenz: Till denkt… (Teil 3)

Max spielen weiter (vgl. Abb. 108) und Max denkt: „Bei nächster Gelegenheit kriegt der voll eins auf die Fresse" (vgl. Abb. 109).

Filminhalt: Till denkt: „Diese doofe Kuh (Lehrerin), was mischt die sich ein! Immer bin ich an allem schuld. Warte nur Max, ich werde mich rächen!" (vgl. Abb. 110 bis Abb. 112).

Das Kind sieht die aus Tills Verhalten resultierenden Handlungskonsequenzen (vgl. Abb.106 bis Abb. 108) und bekommt an dieser Stelle einen Einblick in die begleitenden Gedanken von Till und Max (vgl. Abb. 109 bis Abb. 112). Gemeinsam mit dem Kind können Sie vergleichen, inwieweit das, was Sie gemeinsam gesehen und gehört haben, mit dem übereinstimmt, was das Kind auf die Fragen vorab geantwortet hat.

Beispiel:

Th.: Wir haben ja, bevor wir uns das Ende des Filmes angeschaut haben, gemeinsam überlegt, was wohl passiert, nachdem Till den Max geschubst hat und was Till und Max wohl danach denken und fühlen. Erinnerst Du Dich?

K.: Nicht mehr so richtig.

Th.: Komm, dann schauen wir mal auf das Arbeitsblatt, da haben wir es ja notiert. Wir wollen mal vergleichen, was Du geglaubt hast und was dann im Film geschehen ist. Also, Du hast geglaubt, dass Max den Till zurückschubst und beide sich prügeln. War das im Film ähnlich?

K.: Ja, genauso!

Th.: Dann hast Du gesagt, dass Till gewinnen wird und danach mitspielen darf. War das im Film auch so?

K.: Nee, da hat Till voll Ärger bekommen und die anderen haben weiter ohne ihn gespielt.

Th.: Stimmt. Hat Till also sein Ziel erreicht, in dem er Max angegriffen hat?

K.: Nee, das ist echt scheiße für den gelaufen.

Th.: Stimmt, das hattest Du und auch Till sicher anders erwartet. Der Weg war nicht sehr erfolgreich. Lass uns mal weiter vergleichen, wie das bei den Gedanken war. Also, Du hast gesagt, dass Till denkt: „So, das hat Max jetzt davon. Das hat der voll verdient, der Arsch!", und dass Till stinksauer auf Max wäre, aber sich auch ein bisschen gut fühlt, weil er sich gerächt hat.

K.: Stinksauer, glaube ich, ist der auch im Film auf Max, aber auch auf seine Lehrerin, weil die ihn bestrafen will. Aber gut fühlt der Till sich wahrscheinlich nicht. Er will sich an Max immer noch rächen.
Th.: Und bei Max hast Du gesagt, er denkt: „So ein Arsch, was soll das? Jetzt gibt's Ärger, Alter!", und dass er total sauer auf Till wäre.
K.: Ich glaube, sauer ist der auch im Film. Und er denkt ja auch, dass er Till bei nächster Gelegenheit eins auf die Fresse geben will.
Th.: Wie findest Du insgesamt das Ergebnis des Weges, den Till gewählt hat?
K.: Das ist scheiße gelaufen.
Th.: Was meinst Du genau damit?
K.: Na ja, Till hat Ärger bekommen, durfte nicht mitspielen und er und Max sind voll sauer und wollen sich gegenseitig rächen.

⚠ Schwierige Therapiesituationen:

- Manchen Kindern (besonders Kindern mit ADHS) fällt es schwer, dem Film vom Anfang bis zum Ende aufmerksam zu folgen. Hier empfiehlt es sich, den Film noch einmal zu zeigen (klicken Sie hierzu nochmals auf den gleichen Wegweiser und danach auf den Button „Ergebnis"), um das Kind auf das Bildmaterial zu fokussieren.
- Anderen Kindern (besonders jüngeren) kann es schwerfallen, die Ähnlichkeit zu erkennen. Versuchen Sie, die Gemeinsamkeit herauszuarbeiten.

Beispiel:

Th.: Also, Du hast geglaubt, dass Max Till tritt und anspuckt. War das im Film ähnlich?
K.: Nee, total anders! Im Film schubst der Max den Till.
Th.: Du hast Recht. Das war nicht ganz gleich, aber was ist ähnlich an schubsen, treten, spucken?
K.: Dass man angegriffen wird?
Th.: Richtig.

Nachdem der Film stoppt, landen Sie automatisch wieder auf der Seite mit den Wegweisern (vgl. Abb. 113).

Sagen Sie:

„Du hast ja gesagt, Du warst mit Deinem Weg auch nicht so ganz zufrieden, richtig?"

Greifen Sie das bereits besprochene Beispiel des Kindes noch einmal auf, hier:

„Du wolltest Dich mit einem Freund verabreden. Und er hat gesagt, er trifft sich mit einem anderen Jungen. Und Du hast gefragt, ob Ihr was zu dritt machen könnt. Und Dein Freund

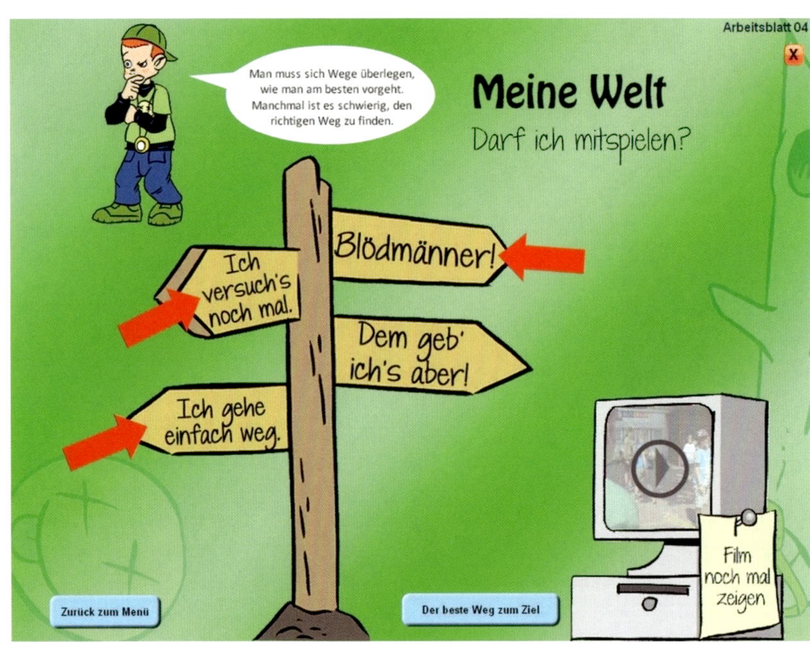

Abbildung 113: Wegweiser

hat gesagt, er dürfte nur einen anderen Jungen mit nach Hause bringen. Du warst enttäuscht und hast gedacht: ‚So ein blöder Arsch, der mag den anderen Jungen jetzt lieber!' Du warst stinkwütend und hast den Jungen kräftig gegen das Treppenhausgeländer gestoßen und ihn angebrüllt, dass Du das total scheiße von ihm findest und dass er nicht mehr Dein Freund wäre und sich verpissen soll. Dann hat er Dich zurückgeschubst und Dich angeschrien, ob Du bescheuert wärst, und zu Dir gesagt, Du solltest Dich verpissen und dass er auch nicht mehr Dein Freund sein will.

Wir haben uns ja gerade einen ähnlichen Weg mit Till angeschaut. Till hatte ja auch noch andere Wege zur Auswahl (vgl. Abb. 113 und Tab.16). Wir können uns jetzt mal gemeinsam die anderen Wege anschauen und gucken, ob Du einen anderen besser findest."

Arbeiten Sie hierzu alle drei verbliebenen Wege (hier z. B.: verbal aggressiv, sozial unsicher, sozial kompetent; vgl. Tab. 16) analog wie für den ersten Weg beschrieben (hier z. B.: körperlich aggressiv) durch. Gehen Sie auch dann alle verbliebenen Wege durch, wenn das Kind sich direkt von Beginn an für den sozial kompetenten Weg entschieden haben sollte. Manche Kinder geben zwar sozial erwünschte Antworten, verfügen aber dennoch nicht über Fertigkeiten, sich auch sozial zu verhalten.

Reihenfolge der Wege

Sinnvoll ist es, sich hier an den vom Kind bereits genannten möglichen Alternativen zu orientieren und sich die Wege in dieser Reihenfolge anzuschauen.

Tabelle 16: Weitere Wege

Ausgangssituation: „Darf ich mitspielen?" Einige Kinder, darunter auch Tills Klassenkamerad Max, spielen zusammen Fußball auf dem Schulhof. Till nähert sich den spielenden Kindern. Till geht auf Max zu und fragt: „Darf ich mitspielen?" Max bleibt stehen und antwortet: „Nein, jetzt nicht, wir sind mitten im Spiel."		
Lösungsweg: Ich versuch's noch mal (sozial kompetent): Till denkt: *„Das ist aber doof. Das ärgert mich. Wäre aber doch schön, wenn ich mitspielen könnte. Ich versuch's noch mal."* Till sagt: *„ Ach komm, kann ich nicht trotzdem mitspielen?"*	Lösungsweg: Ich gehe einfach weg (sozial unsicher): Till denkt: *„Das ist doof, ich bin voll enttäuscht. Die lassen mich nie mitspielen."* Till geht einfach weg und ist traurig.	**Lösungsweg: Blödmänner (verbal aggressiv):** Till denkt: *„Ich bin total sauer! Mit den Blödmännern will ich gar nicht spielen."* Till schreit: *„Ihr seid total doof, mit doofen Typen will ich gar nicht spielen."*
Ergebnis: Kinder unterbrechen ihr Spiel. Max fragt die anderen Kinder: *„Sollen wir Till mitspielen lassen?"* Die anderen Kinder sagen: *„O.K., aber Neue müssen ins Tor."* Till sagt: *„O.K."*, und spielt mit. Sie haben Spaß. Max denkt: *„Schön, dass Till mitspielt."* Till denkt: *„Gut, dass ich noch mal gefragt habe."*	**Ergebnis:** Die Kinder spielen weiter und haben Spaß. Till sitzt alleine auf der Tischtennisplatte vor der Schule und ist traurig. Max denkt: *„Fußballspielen macht voll Spaß!"* Till denkt: *„Den Max frag ich nie mehr was. Der ist nicht mehr mein Freund."*	**Ergebnis:** Max antwortet: *„Dann hau doch ab! Wir wollen auch nicht mit Dir spielen."* Till geht laut schimpfend davon. Max denkt: *„So ein Blödmann!"* Till denkt: *„So ein Arschloch, den lass' ich beim nächsten Mal auch nicht mehr mitspielen!"*

Beispiel:

Th.: Weißt Du noch, dass ich doch zu Beginn gefragt hatte, ob Till auch noch etwas anderes hätte machen können, und was Du auf die Frage geantwortet hast?

K.: Ich hab gesagt, Till könnte sagen: „Mit Euch Blödmännern will ich gar nicht spielen."

Th.: Genau! Lass uns doch mal den Weg anschauen: Was passiert dort, wenn man in der gleichen Situation ist, aber etwas anderes denkt und macht?

7.7 Identifikation der sozial kompetenten Reaktion als beste Handlungsalternative

Wenn Sie alle Wege bearbeitet haben, können Sie auf den Button „Der beste Weg zum Ziel" klicken (vgl. Abb. 114).

Hiernach gelangen Sie automatisch auf eine Seite mit einem weiteren Wegweiser (vgl. Abb. 115). Überlegen Sie gemeinsam mit dem Kind, wie Till sein Ziel am besten erreicht hat.

Till begrüßt Sie auf dieser Seite mit den Worten: *„Man muss sich überlegen, wie man es beim nächsten Mal machen will."*

Beispiel:

Th.: Was war ganz zu Anfang das Ziel von Till, als die Kinder Fußball spielten? Was wollte er?

K.: Till wollte mitspielen.

Th.: Genau, das wollte Till erreichen. Er wollte mitspielen. Wir haben uns ja jetzt vier verschiedene Wege angeschaut. Jetzt müssen wir überprüfen, mit welchem Weg Till sein Ziel am besten erreichen konnte. Was, glaubst Du, war der beste Weg, den er gewählt hat?

K.: Da wo er einfach weggegangen ist.

Th.: Warum glaubst Du, dass das der beste Weg war?

K.: Da hat es keinen Streit gegeben und Till hat auch keinen Ärger bekommen.

Th.: Stimmt, Streit und Ärger gab es nicht. O.K., dann schauen wir uns den Weg jetzt noch einmal an. Wir wollen aber auch überprüfen, ob Till sein Ziel erreicht hat, mitspielen zu dürfen.

Das Kind kann dann auf den Weg „Ich gehe einfach weg" klicken (vgl. Abb. 115). Die Gesamtsituation wird noch einmal gezeigt. Entscheidet sich das Kind für die sozial unsichere, verbal oder körperlich aggressive Alternative, dann erscheint am Ende des Filmes keine Zielfahne. Till sagt stattdessen, dass er sein Ziel nicht erreicht hat und es beim nächsten Mal besser zu machen versuchen will (vgl. Abb. 116 und Abb. 117).

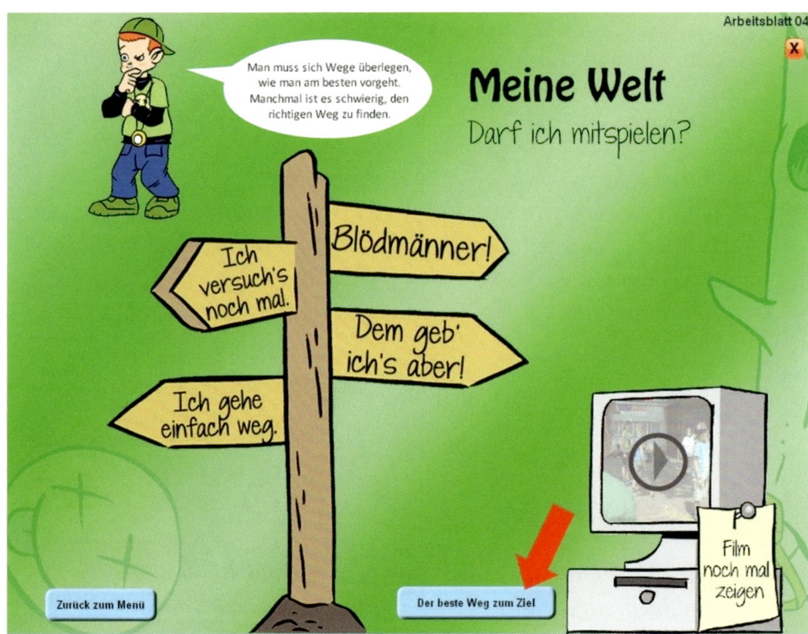

Abbildung 114: Wegweiser mit Button „Der beste Weg zum Ziel"

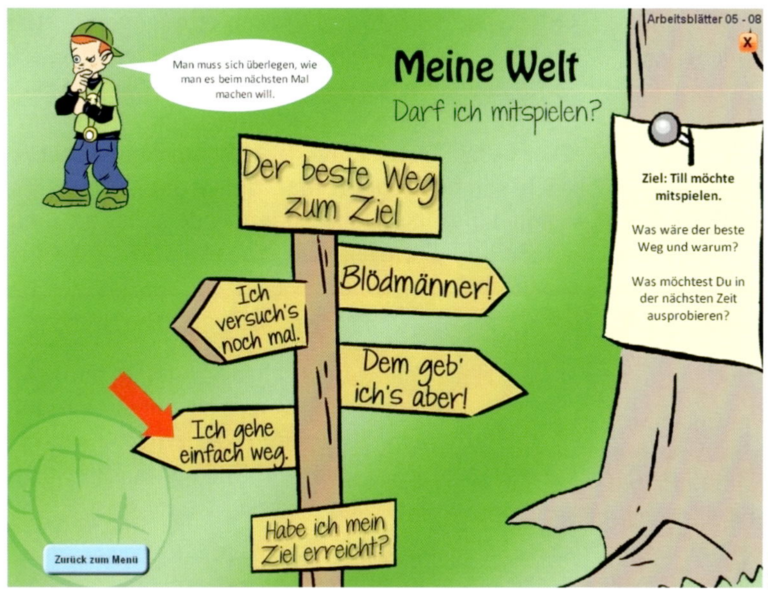

Abbildung 115: Der beste Weg zum Ziel, Entscheidung: sozial unsicher

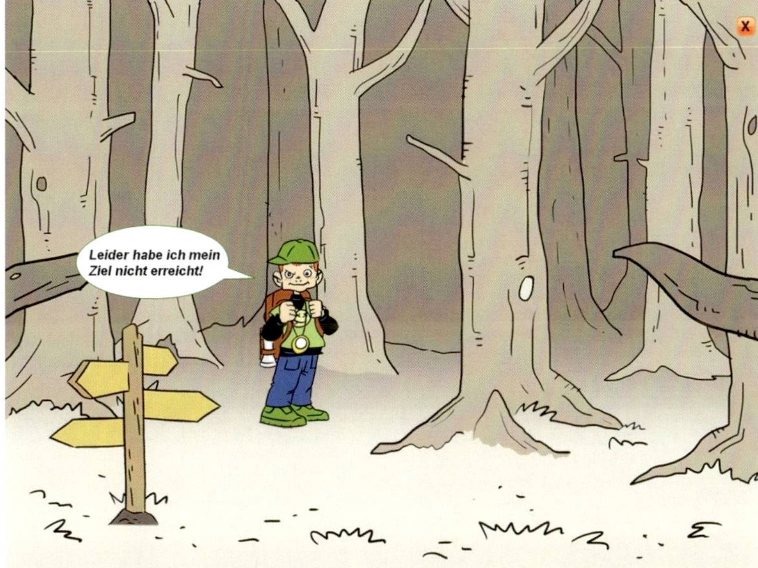

Abbildung 116: Ende Lösungsweg, Comic: Ziel nicht erreicht (Teil 1)

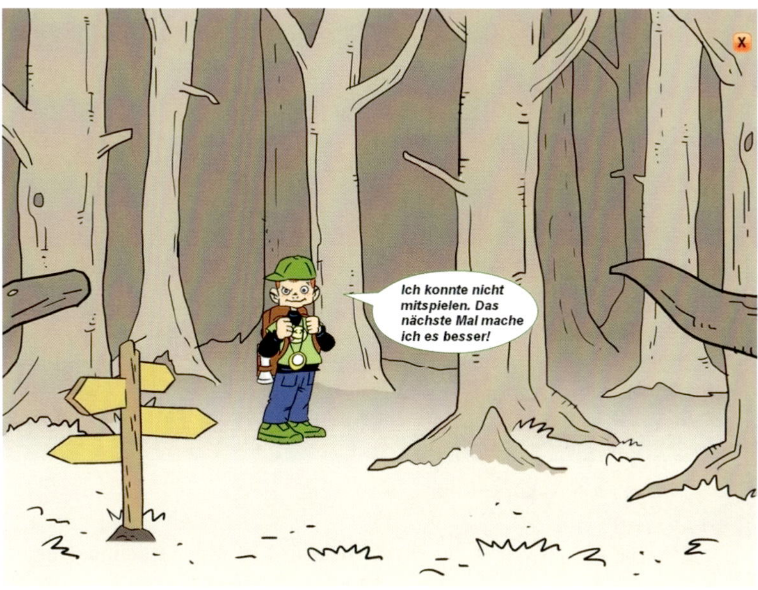

Abbildung 117: Ende Lösungsweg, Comic: Ziel nicht erreicht (Teil 2)

Beispiel:

Th.: Und was meinst Du? Hat Till sein Ziel wirklich erreicht? Konnte er mitspielen und hatte Spaß mit den Kindern?

K.: Nee, mitspielen konnte er so nicht. Aber er hat keinen Ärger bekommen.

Th.: Aber er war dann ja traurig und alleine.

K.: Das stimmt. Das war doch nicht der beste Weg.

Th.: Dann überlege noch einmal, welcher Weg vielleicht noch besser gewesen wäre?

Das Kind bekommt nach dem letzten Comic (Ziel nicht erreicht; vgl. Abb. 116 und Abb. 117) automatisch an dieser Stelle erneut die Wahlmöglichkeiten auf dem Bildschirm geboten. Es wird erneut von Till mit den Worten empfangen: „*Man muss sich überlegen, wie man es beim nächsten Mal machen will.*“

Nur wenn das Kind die sozial kompetente Variante (Ich versuch's noch mal; vgl. Abb. 118) wählt, kann Till mitspielen und am Ende steht die Zielfahne und Till freut sich (vgl. Abb. 119), dass er sein Ziel erreicht hat.

Beispiel:

Th.: Und was meinst Du? Hat Till sein Ziel nun erreicht? Konnte er mitspielen und hatte Spaß mit den Kindern?

K.: Ja, jetzt schon!!!! Er konnte mitspielen und hat keinen Ärger bekommen.

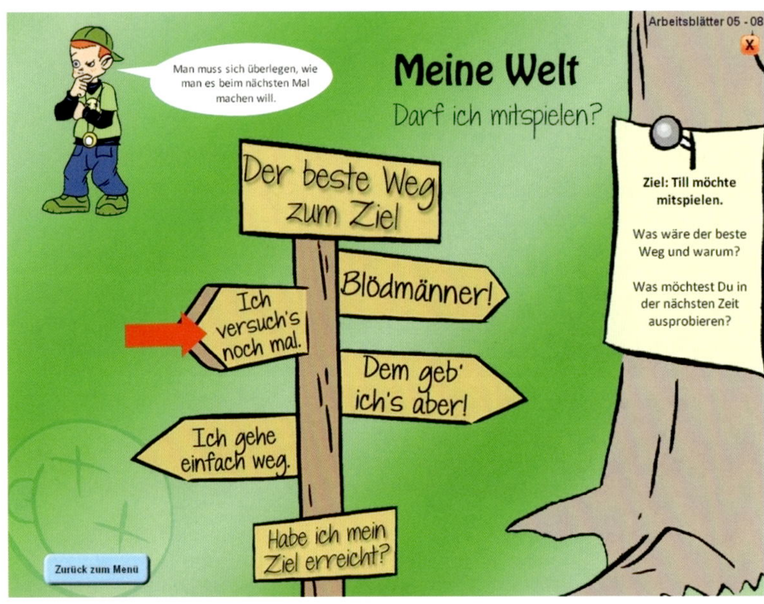

Abbildung 118: Der beste Weg zum Ziel, Entscheidung: sozial kompetent

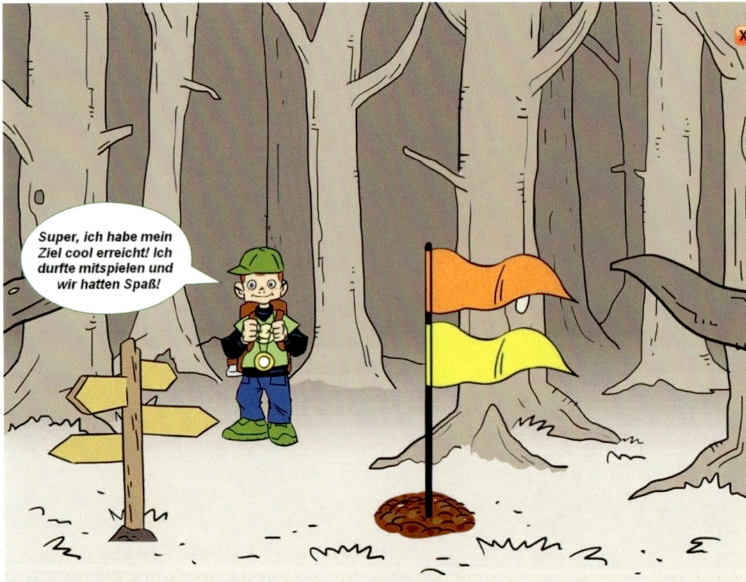

Abbildung 119: Ende Lösungsweg, Comic: Ziel erreicht

Entscheidet sich das Kind schließlich für die sozial kompetente Variante, notieren Sie die Antworten auf dem Arbeitsblatt AB05 (vgl. Abb. 120a) unter „Was wäre der beste Weg und warum".

Beispiel:

Th.: Und wie hat er das hinbekommen? Was hat er anders gemacht als bei den anderen Wegen?

K.: Er ist ruhig geblieben und hat sein Ziel, mitspielen zu wollen, weiterverfolgt und einfach gedacht, dass er noch mal fragen könnte. Und das hat er dann auch gemacht. Er ist nicht gleich ausgerastet und hat nicht gedacht, dass die anderen ihn nicht mögen oder sowas. Das war echt gut!

Th.: Genau, er hat sein eigentliches Ziel, mitspielen zu wollen, nicht aus den Augen verloren und hat sich nicht gleich von der Fährte abbringen lassen und nicht gleich gedacht, dass Max oder die Kinder das mit Absicht machen, um ihn zu ärgern. Und deshalb ist er dann auch nicht so wütend geworden und hat sich nicht plötzlich für ein anderes Ziel wie Rache entschieden. Das scheint tatsächlich der beste Weg zu sein. Was meinst Du?

K.: Ja, das stimmt.

Th.: Es ist also richtig wichtig, einen guten Plan davon zu haben, was man eigentlich erreichen will. Man darf sich dann auch nicht davon durch Gedanken abbringen lassen, die einen sehr wütend machen. Sonst macht man danach oft Dinge, die nicht sehr clever sind und die einen nicht wirklich an sein eigentliches Ziel bringen. Gute Pläne und das, was man sich im Kopf sagt, scheinen also total wichtig zu sein.

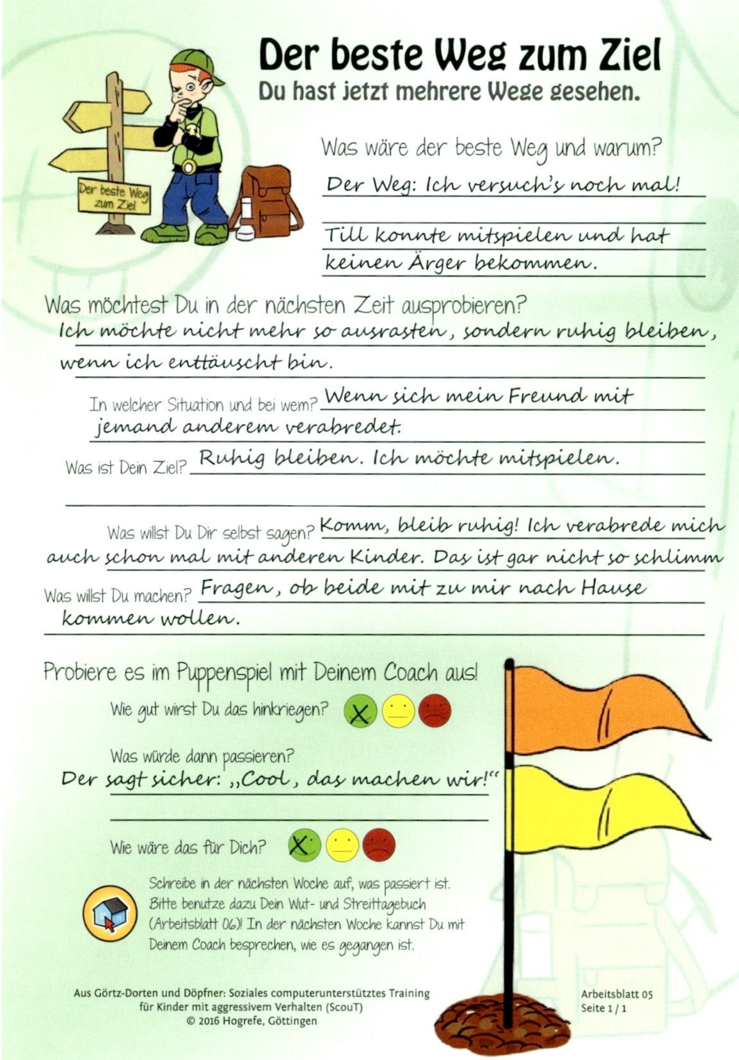

Der beste Weg zum Ziel
Du hast jetzt mehrere Wege gesehen.

Der beste Weg zum Ziel

Was wäre der beste Weg und warum?
Der Weg: Ich versuch's noch mal!
Till konnte mitspielen und hat keinen Ärger bekommen.

Was möchtest Du in der nächsten Zeit ausprobieren?
Ich möchte nicht mehr so ausrasten, sondern ruhig bleiben, wenn ich enttäuscht bin.

In welcher Situation und bei wem? Wenn sich mein Freund mit jemand anderem verabredet.

Was ist Dein Ziel? Ruhig bleiben. Ich möchte mitspielen.

Was willst Du Dir selbst sagen? Komm, bleib ruhig! Ich verabrede mich auch schon mal mit anderen Kinder. Das ist gar nicht so schlimm

Was willst Du machen? Fragen, ob beide mit zu mir nach Hause kommen wollen.

Probiere es im Puppenspiel mit Deinem Coach aus!

Wie gut wirst Du das hinkriegen?

Was würde dann passieren?
Der sagt sicher: „Cool, das machen wir!"

Wie wäre das für Dich?

Schreibe in der nächsten Woche auf, was passiert ist. Bitte benutze dazu Dein Wut- und Streittagebuch (Arbeitsblatt 06)! In der nächsten Woche kannst Du mit Deinem Coach besprechen, wie es gegangen ist.

Aus Görtz-Dorten und Döpfner: Soziales computerunterstütztes Training für Kinder mit aggressivem Verhalten (ScouT)

Arbeitsblatt 05
Seite 1 / 1

Abbildung 120a: Arbeitsblatt AB05 „Der beste Weg zum Ziel" (ausgefüllt)

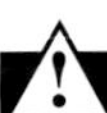 **Schwierige Therapiesituationen:**

Bei manchen Kindern kann das Comic am Ende des Filmes, in dem keine Zielfahne erscheint, Frustration auslösen und sie wollen nicht mehr weitermachen. Thematisieren Sie mit dem Kind, dass „noch nie ein Meister vom Himmel gefallen ist" und loben Sie es erneut für seine bisher gute Mitarbeit. Sagen Sie dem Kind, dass Till auch weitermacht: *„Das nächste Mal mache ich es besser"*, und sich von einem kleinen Rückschlag (einmal einen falschen Weg genommen zu haben) nicht von seinem Plan, den besten Weg zu finden, abbringen lässt. Schließlich mache es einen guten Scout aus, Ausdauer zu zeigen und mit Rückschlägen umgehen zu können.

7.8 Einübung sozial kompetenter Reaktionen in eigenen kritischen Situationen

Nachdem Sie den sozial kompetenten Weg auf dem Arbeitsblatt AB05 (vgl. Abb. 120a) unter: *Was wäre der beste Weg und warum?* protokolliert haben, bearbeiten Sie nun die weiteren Fragen auf dem Arbeitsblatt AB05:

- Was möchtest Du in der nächsten Zeit ausprobieren?
- In welcher Situation und bei wem?
- Was ist Dein Ziel?
- Was willst Du Dir selbst sagen?
- Was willst Du machen?

Beispiel:

Th.: Du und Till haben ja jetzt den besten Weg herausgefunden, wie man es machen kann, wenn man einen Wunsch oder eine Bitte von jemandem abgeschlagen bekommt und darüber enttäuscht ist und sich ausgegrenzt und abgelehnt fühlt. Gibt es etwas, was Du davon in der nächsten Woche selbst ausprobieren könntest, wenn ein Wunsch bzw. eine Bitte von Dir abgeschlagen wird und Du darüber enttäuscht bist oder Dich ausgegrenzt oder abgelehnt fühlst?

K.: Ja, ich möchte dann nicht mehr so ausrasten, sondern ruhig bleiben.

Th.: Fällt Dir hierzu eine Situation oder jemand ein, in der Du oder bei dem Du das in der nächsten Woche ausprobieren willst?

(Eventuell antwortet das Kind: „Weiß nicht." Sie können dann auf bereits besprochene Beispiele des Kindes zurückgreifen.)

Th.: Du hast erzählt, dass Du Dich letztens mit einem Freund verabreden wolltest und er hat gesagt, er trifft sich mit einem anderen Jungen. Erinnerst Du Dich?

K.: Ja.

Th.: Passiert das häufiger?

K.: Ja, die verabreden sich mindestens einmal in der Woche. Da raste ich fast immer aus.

Th.: Könntest Du denn da mal ausprobieren, nicht auszurasten?

K.: Das ist echt schwer.

Th.: Ja, das stimmt. Wäre das Dein einziges Ziel, nicht auszurasten?

K.: Nein, ich würde auch gerne mit beiden oder nur mit meinem Freund spielen.

Th.: Beim letzten Mal hast Du gedacht: „So ein blöder Arsch, der mag den anderen Jungen jetzt lieber!" Was könntest Du Dir stattdessen selbst sagen, um Dein erstes Ziel, nicht auszurasten, zu erreichen?

K.: Ich könnte mir sagen: „Komm, bleib ruhig. Ich verabrede mich auch schon mal mit anderen Kindern. Das ist gar nicht so schlimm. Der mag mich trotzdem noch."

Th.: Das ist eine gute Idee. Und was willst Du dann machen? Beim letzten Mal hast Du den Jungen kräftig gegen das Treppenhausgeländer gestoßen und ihn angebrüllt, dass Du das total scheiße von ihm findest und dass er nicht mehr Dein Freund wäre und sich verpissen soll. Hast Du eine andere Idee?

K.: Ich könnte fragen, ob beide zu mir nach Hause kommen wollen, weil mein Freund ja nur einen anderen Freund mit nach Hause bringen darf.

Th.: Ja, das könntest Du machen. Und wenn die beiden aber doch lieber alleine spielen wollen? Was machst Du dann? Könnte ja passieren.

K.: Dann könnte ich meinen Freund fragen, ob wir uns für morgen verabreden sollen.

Protokollieren Sie alle Antworten des Kindes auf dem Arbeitsblatt AB05 (vgl. Abb. 120a) und loben Sie es für seine Ideen und Mitarbeit. Danach können Sie dem Kind vorschlagen, die Szene mit Handpuppen nachzuspielen.

Beispiel:

Th.: Weißt Du was, wir spielen das jetzt mal mit den Handpuppen nach. Du spielst Dich selbst und ich spiele Deinen Freund.
K. *(mit der Puppe):* Hallo, sollen wir uns heute nach der Schule treffen?
Th. *(mit der Puppe):* Das geht leider nicht. Ich bin schon verabredet und ich darf nur einen Jungen mit zu mir nach Hause bringen.
Th.: Lass Deine Puppe jetzt mal laut denken.
K. *(mit der Puppe):* Komm, bleib ruhig! Ich verabrede mich auch schon mal mit anderen Kindern. Das ist gar nicht so schlimm! Der mag mich trotzdem noch.
Th.: Und was macht Deine Puppe jetzt?
K. *(mit der Puppe):* Habt Ihr Lust, dass wir was zusammen machen? Ihr könnt auch zu mir nach Hause kommen, weil Du ja nur einen anderen Freund mitbringen darfst.
Th. *(mit der Puppe):* Vielleicht ein anderes Mal, heute würden wir gerne bei mir alleine spielen.
K. *(mit der Puppe):* Schade, hast Du morgen Lust und Zeit, dass wir was zusammen machen?

Die Verhaltensübung, d. h. das Einüben von Verhalten im Puppenspiel, erfolgt in der Regel in graduierter Form, indem zunehmend schwierigere Situationen und Verhaltensweisen bearbeitet werden. Nach dem Ende jeder Verhaltensübung erfolgt die Rückmeldephase, die sowohl eine Selbstbewertung (Was ist Dir gut gelungen?) als auch eine Rückmeldung durch Sie selbst umfasst. Es ist sinnvoll, zunächst mit der Selbstbewertung zu beginnen, die dann auch in Ihrer Rückmeldung mit aufgegriffen und bei Bedarf korrigiert werden kann. In der Rückmeldung sollten Sie zunächst die effektiven Verhaltenselemente aus dem Rollenspiel ansprechen und positiv verstärken, danach die ineffektiven Elemente benennen und Vorschläge zu ihrer Verbesserung unterbreiten. Die Rückmeldung kann auch mithilfe von Video erfolgen. Durch Videofeedback können besonders gut nonverbale Verhaltenselemente zurückgemeldet werden, die sich verbal nur bedingt verdeutlichen lassen. Außerdem motiviert der Einsatz von Videos viele Kinder, aktiv in der Therapie mitzuarbeiten. Der organisatorische, technische und zeitliche Aufwand ist jedoch auch deutlich erhöht. Bei ausgeprägt inkompetentem Verhalten von Kindern sollte Videofeedback mit Vorsicht eingesetzt werden, weil sie dadurch sehr stark mit ihren eigenen Schwächen konfrontiert werden.

Besprechen Sie danach mit dem Kind anhand des Arbeitsblattes AB05 die folgenden Fragen und beurteilen Sie sie gemeinsam über die angegebenen Smileys:

- Wie gut wirst Du das hinkriegen?
- Was würde passieren?
- Wie wäre das für Dich?

Hierzu können Sie wie im nachfolgenden Beispiel vorgehen.

Beispiel:

Th.: Hier in der Stunde mit der Puppe ist Dir das ja richtig gut gelungen zu denken: „Komm, bleib ruhig. Ich verabrede mich auch schon mal mit anderen Kindern. Das ist gar nicht so schlimm. Der mag mich trotzdem noch“, und Deinen Freund zu fragen, ob Ihr Euch für morgen verabreden sollt. Was meinst Du, wie gut Du das in echt hinkriegen würdest, wenn Dein Freund sich morgen mit einem anderen Kind verabreden würde?
K.: Ich glaube, ich würde das schaffen, auch wenn es ein bisschen schwer ist.
Th.: Schau mal, hier auf dem Arbeitsblatt gibt es verschiedene Smileys, auf denen man das ankreuzen kann. Das heißt, wir würden nicht das rote, traurig schauende Smiley ankreuzen, richtig? Sollen wir dann eher das grüne, lachende Smiley ankreuzen oder das gelbe, normal schauende?“
K.: Das Grüne!
Th.: Was, glaubst Du, könnte passieren, wenn Du Deinen Freund fragst, ob Ihr Euch für morgen verabreden sollt?
K.: Der sagt sicher: „Cool, das machen wir!“
Th.: Und wie wäre das dann für Dich?
K.: Super.
Th.: Das heißt, wir kreuzen wieder das grüne Smiley an?
K.: Ja!!

Hiernach können Sie zunehmend schwierigere Situationen (andere Situationen oder schwieriger werdende gleiche Situation) und Verhaltensweisen bearbeiten.

Beispiel:

Th.: Und was wäre, wenn Dein Freund sagt: „Da kann ich leider nicht, da bin ich auch schon mit jemand anderem verabredet."?

K.: Das fände ich dann echt scheiße von dem.

Th.: Was würdest Du denken?

K.: So ein Blödmann, den frag ich nie mehr wieder. Der ist nicht mehr mein Freund!

Th.: Wie sehr würde Dich das ärgern? Denk mal an unser Ärgerthermometer!

K.: 70! Ich wäre echt stinksauer!

Th.: Könntest Du Dir denn auch hier noch was anderes sagen, um vielleicht nicht so sauer zu werden?

K.: Weiß nicht.

(An dieser Stelle können Sie dem Kind auch Alternativen vorgeben.)

Th.: Könntest Du Dir sagen: „Das ist ja echt blöd. Ich hatte mich so darauf gefreut. Aber ich weiß ja, dass er mich mag und eigentlich auch gerne mit mir spielt. Verabreden wir uns ein anderes Mal und ich versuche, mich heute auch mit jemand anderem zu verabreden. So schlimm ist das auch nicht."?

K.: Könnte ich versuchen.

Th.: Und was würdest Du dann sagen oder machen?

K.: Ich könnte sagen: „Das ist ja echt blöd, aber dann treffen wir uns ein anderes Mal."

(Üben Sie diese Situation wieder im Puppenspiel ein.)

Th.: Komm, lass uns das nochmal mit den Puppen nachspielen!

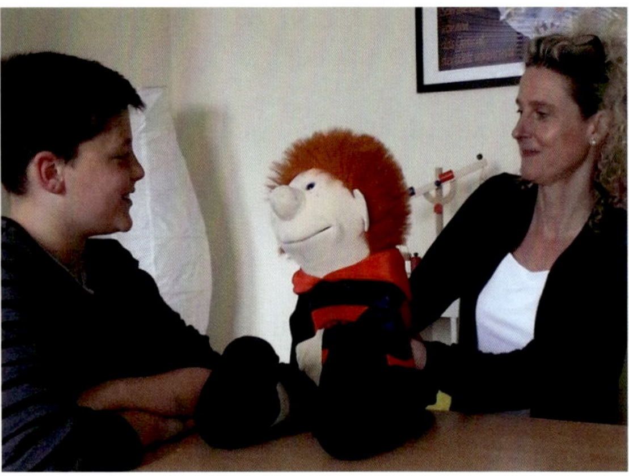

Abbildung 120b: Kombiniertes Puppen- und Rollenspiel

Im Verlauf dieser Phase kann es besonders sinnvoll sein, dass nur Sie noch mit einer Puppe spielen, und dass das Kind die Rolle selber (ohne Puppe) spielt (vgl. Abb. 120b). So können Sie dem Kind seine Gestik und Mimik noch differentierter zurückmelden.

⚠ Schwierige Therapiesituationen:

Kinder mit hoher Impulsivität können mit starker Frustration auf die Benennung ineffektiver Elemente im Puppenspiel reagieren, weil sie dadurch mit ihren eigenen Schwächen konfrontiert werden, selbst dann, wenn Sie zuvor viele positive Elemente benannt haben. Die Verhaltensübung, d.h. das Einüben von Verhalten im Puppenspiel bzw. im kombinierten Puppen- und Rollenspiel, sollte daher in graduierter Form erfolgen, indem zunächst mit nicht zu kritischen Situationen für das Kind begonnen wird und erst zunehmend schwierigere Situationen und Verhaltensweisen bearbeitet werden. Thematisieren Sie mit dem Kind, dass „noch nie ein Meister vom Himmel gefallen ist" und loben Sie es erneut für seine bisher gute Mitarbeit. Sagen Sie dem Kind, dass das bei „Generalproben" passiert und dass man deshalb ja auch viele Proben mit Schauspielern beim Theater und Film macht und der Regisseur da immer besonders kritisch hinschaut. Und dass neues Verhalten in Wirklichkeit zu lernen, noch einmal viel schwieriger ist, aber dass einen guten Scout ausmacht, ausdauernd zu sein und mit Rückschlägen umgehen zu können.

7.9 Therapieaufgabe: Wut- und Streittagebuch führen und in Konflikten kompetentes Verhalten zeigen

In der nächsten Woche soll das Kind sein Wut- und Streittagebuch (vgl. Abb. 121) führen. Es soll sich selbst beobachten, wenn es in kritische Situationen mit Gleichaltrigen gerät. Hierbei soll es besonders auf sein Verhalten achten und überprüfen, ob es sein Ziel erreicht hat. Die Selbstwahrnehmung soll geschult werden.

Hier können Sie dem Kind beispielsweise sagen:

„Du hast ja eben gesagt, dass Du in der nächsten Woche ausprobieren möchtest, nicht auszurasten, wenn ein Wunsch bzw. eine Bitte von Dir

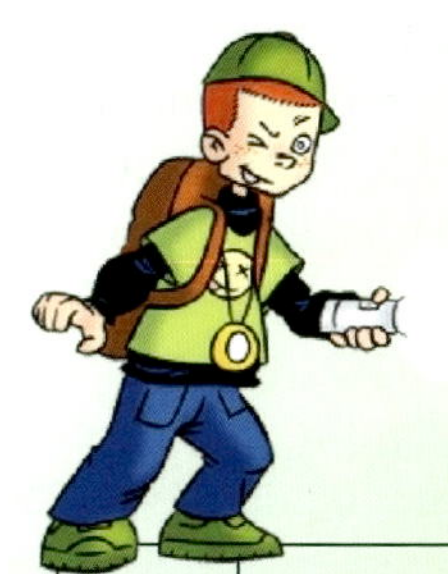

Mein Wut- und Streittagebuch

Ich bin mein eigener Scout. Ich beobachte mich in Streit-Situationen!

Datum	Was ist passiert?	Was war mein Ziel?	Was habe ich gedacht?	Wie habe ich mich gefühlt?	Ärger-thermometer (0-100)	Was habe ich gemacht/gesagt?	Was ist danach passiert?	Wie ist es gelaufen? Zufrieden?
09.02.15	Ich wollte mich mit meinem Freund verabreden. Er hat gesagt, er trifft sich mit 'nem anderen Jungen.	Nicht ausrasten. Mit meinem Freund spielen.	Komm, bleib ruhig! Ich verabrede mich auch schon mal mit anderen Kindern. Das ist gar nicht so schlimm. Der mag mich trotzdem noch.	Bisschen ärgerlich, aber nicht so stark.	20	Ich hab' gefragt: „Habt ihr Lust, dass wir was zusammen machen?"	Mein Freund hat gesagt: Vielleicht ein anderes Mal, heute würden wir gerne bei mir alleine spielen." Dann hab' ich gefragt: „Hast du morgen Lust, dass wir was zusammen machen?" Dann hat mein Freund ja gesagt.	☺

Aus Görtz-Dorten und Döpfner: Soziales computerunterstütztes Training für Kinder mit aggressivem Verhalten (ScouT), © 2016 Hogrefe, Göttingen Arbeitsblatt 06 Seite 1 / 1

Abbildung 121: Arbeitsblatt AB06 „Mein Wut- und Streittagebuch" (ausgefüllt)

abgeschlagen wird. Dazu hattest Du schon tolle Ideen, die wir im Puppenspiel geübt haben. Aber in echt ist sowas ja manchmal viel schwieriger. Dein Job ist es, in der nächsten Woche Dich mal selbst in solchen, aber auch in anderen schwierigen Situationen mit anderen Kindern zu beobachten und aufzuschreiben, was da passiert ist. Schreibe Situationen auf, in denen Du es Deiner Meinung nach gut geschafft hast, nicht auszurasten, d. h. nicht zu schlagen oder zu beleidigen, aber auch Situationen, in denen es Dir noch nicht gut gelungen ist. Jede Situation ist für uns wichtig. Wir können aus allen etwas lernen, so wie Till auch. Bei ihm klappt ja auch nicht immer alles direkt."

Erklären Sie dem Kind das Wut- und Streittagebuch.

Beispiel:

Th.: Schau mal, das ist Dein Wut- und Streittagebuch. Wir füllen das mal als Beispiel für eine Situation aus, die wir gerade im Puppenspiel geübt haben, und tun so, als wäre sie in echt passiert. In die erste Spalte trägst Du das Datum ein und in die zweite Spalte schreibst Du rein, was passiert ist. Was könntest Du jetzt da schreiben?

K.: Ich wollte mich mit meinem Freund verabreden. Er hat gesagt, er trifft sich mit einem anderen Jungen.

Th.: Genau. Schreib das mal auf! In die nächste Spalte kannst Du schreiben, was Dein Ziel war. Was könntest Du schreiben?

K.: Nicht ausrasten. Mit meinem Freund spielen.

Th.: Prima. Schreib es mal auf. Was hast Du gedacht?

K.: Komm, bleib ruhig! Ich verabrede mich auch schon mal mit anderen Kindern. Das ist gar nicht so schlimm. Der mag mich trotzdem noch.

Th.: Genau, das kannst Du jetzt in die vierte Spalte schreiben. Wie hast Du Dich gefühlt?

K.: Bisschen ärgerlich, aber nicht so stark.
Th.: Und Dein Ärger auf Deinem Ärgerthermometer war wo?
K.: Bei 20.
Th.: Dann notiere das mal in die beiden Spalten. Was hast Du dann gemacht oder gesagt?
K.: Ich hab gefragt: „Habt Ihr Lust, dass wir was zusammen machen?"
Th.: Genau, das hast Du gefragt. Und was ist dann passiert?
K.: Mein Freund hat gesagt: „Vielleicht ein anderes Mal, heute würden wir gerne bei mir alleine spielen." Dann hab ich gefragt: „Hast Du morgen Lust, dass wir was zusammen machen?" Dann hat mein Freund ja gesagt.
Th.: Ja, schreib es mal auf. Jetzt gibt es nur noch eine offene Spalte. Wie findest Du, ist es gelaufen? Warst Du zufrieden? Hast Du Dein Ziel erreicht? Zeichne mal das entsprechende Smiley in die Spalte!

Wenn das Kind das Smiley gezeichnet hat, können Sie es fragen, ob es alles verstanden hat, was es in der nächsten Woche tun soll.

Besonders bei jüngeren Kindern sollten Sie an dieser Stelle die Bezugspersonen (Eltern, Lehrer, Erzieher) in die Besprechung des Tagebuches mit einbeziehen, nachdem Sie zuvor alleine mit ihnen die Grundregeln des Coachings besprochen haben (vgl. Kapitel 7.10, Coaching). Bitten Sie die Bezugspersonen, zu dieser Stunde dazuzukommen. Thematisieren Sie mit dem Kind und den Bezugspersonen, dass es manchmal eine schwierige Aufgabe sein kann, ganz alleine sein Verhalten zu verändern und dass es deshalb für viele Kinder nützlich sein kann, die Hilfe von jemandem in Anspruch zu nehmen.

Beispiel:

Th.: Manchmal kann es einem schwerfallen, ganz alleine zu versuchen, sein Verhalten zu verändern und ein anderes Verhalten zu trainieren. Deshalb ist es wichtig, einen Coach zu bekommen, wie Fußballer auch einen Trainer haben. Versuche doch mal, Deinem Coach zu erklären, wobei er Dich unterstützen sollte. Vielleicht kannst Du Deinem Coach (Mutter, Lehrer) erst einmal Deine Aufgabe für die nächste Woche erklären.
K.: Mein Job ist es, in der nächsten Woche mich selbst in schwierigen Situationen mit anderen Kindern zu beobachten und in mein Wut- und Streittagebuch aufzuschreiben, was da passiert ist. Ich soll Situationen aufschreiben, in denen ich es geschafft habe, nicht auszurasten, d.h. nicht zu schlagen oder zu beleidigen, aber auch Situationen, in denen mir das noch nicht so gut gelungen ist. Da soll ich z.B. aufschreiben, was mein Ziel war, was ich gedacht habe, wie ich mich da gefühlt habe, was ich gemacht habe und was danach passiert ist und so.

(Wenn es dem Kind nicht gelingt seine Aufgabe in Worten zusammenzufassen, helfen Sie ihm dabei.)

Th.: Ja, genau, das hast Du sehr gut erklärt. Und bei dieser schwierigen Aufgabe wäre es super, wenn Dich Dein Coach (Mutter, Lehrer) unterstützen könnte, indem er Dich erinnert oder für Dich etwas aufschreibt und Dich belohnt, wenn Du etwas erzählst oder aufschreibst. Könntet Ihr Euch das vorstellen?

Wenn das Kind und die Bezugsperson dies bejahen, können Sie dies in einem Rollenspiel einüben.

⚠ Schwierige Therapiesituationen:

Beachten Sie bei der Einbeziehung der Eltern oder Lehrer in die Therapie die Beziehungsqualität zwischen Eltern/Lehrer und Kind. Je angespannter die Eltern-/Lehrer-Kind-Beziehung ist, umso schwieriger ist es für die Eltern/Lehrer, das Kind auf konstruktive Weise zu unterstützen. Coaching-Maßnahmen werden dann von dem Kind schnell abgelehnt und den Eltern/Lehrern kann es sehr schwerfallen, den richtigen Ton zu finden. Bis zu einem gewissen Grad können Sie das mithilfe von Rollenspielen und Videoaufzeichnungen in der Therapiesituation einüben oder auch kontrollieren.

Signalkarten zur Selbstinstruktion

Sie können in dieser Stunde auch mit dem Kind die Signalkarten zur Selbstinstruktion (vgl. Abb. 122) besprechen. Bei den Signalkarten handelt es sich um ein Selbstinstruktionstraining, das dem Kind helfen soll, seine Impulsivität zu vermindern und ein planvolles und reflexives Verhalten in sozialen Situationen zu entwickeln.

Die Signalkarten lauten:

- *Ich schau genau hin und erkenne die Zeichen!* (Das Kind soll Hinweiszeichen aus der Situation genau wahrnehmen.)
- *Ich denke mir den besten Weg aus!* (Das Kind soll sich Lösungsmöglichkeiten ausdenken, diese gegeneinander abwägen und sich dann für eine Lösung entscheiden.)
- *Ich bleibe cool und führe meinen Plan aus!* (Das Kind soll erste Handlungsimpulse stoppen.)
- *Ich überprüfe, ob mein Plan klug war, ob ich mich gut verhalten und mein Ziel erreicht habe!* (Das Kind soll prüfen, ob es ihm gelungen ist, die Situation friedlich und sozial angemessen zu lösen.)
- *Super, ich habe mein Ziel cool erreicht!* (Das Kind soll sich selbst dafür belohnen, dass es ihm gelungen ist, die Situation sozial angemessen zu bewältigen.) Oder:
- *Das nächste Mal mache ich es besser!* (Das Kind soll überlegen, wie es die Situation besser hätte lösen können.)

Erklären Sie dem Kind, dass Sie Signalkarten haben, die ihm zusätzlich helfen können, schwierige Situationen Schritt für Schritt zu lösen und dadurch Streit zu vermeiden:

> „Ich möchte mit Dir eine Technik einüben, die Dir zusätzlich helfen kann, schwierige Situationen Schritt für Schritt zu lösen und dadurch Streit zu vermeiden. Wir üben das jetzt mal mit lautem Denken. Dabei sollst Du das laut aussprechen, was Du gerade denkst und machen willst. Das ist wie ein Sportreporter, der ein Fußballspiel kommentiert."

Besprechen Sie mit dem Kind die einzelnen Karten und deren Bedeutung. Üben Sie die Technik

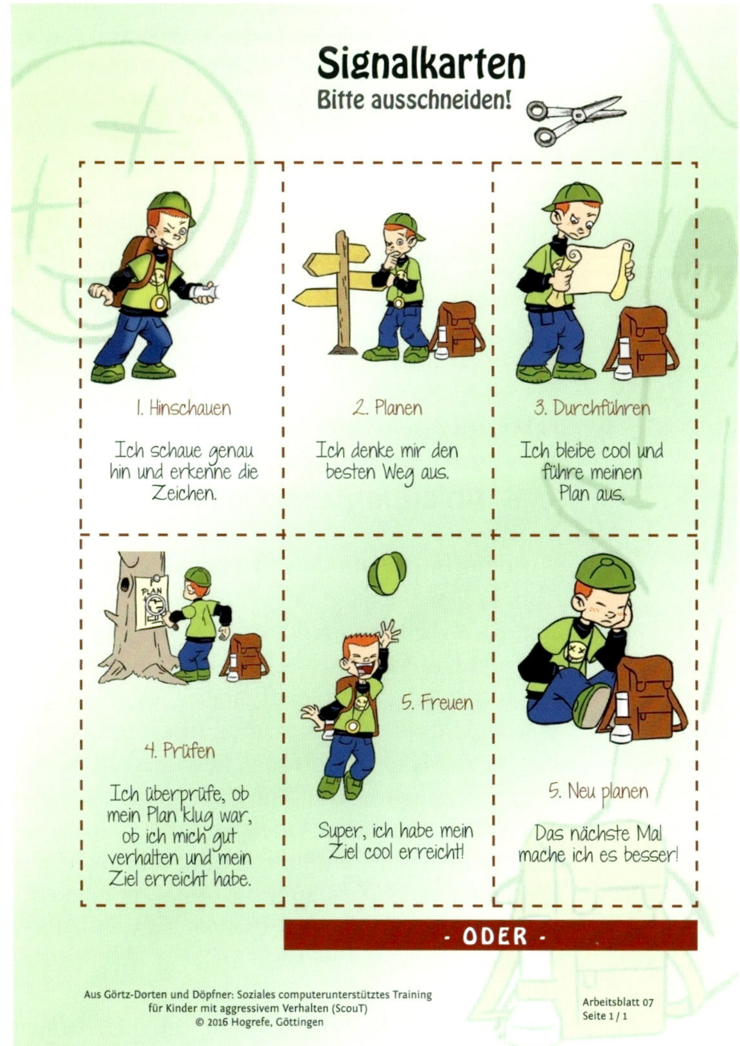

Abbildung 122: Arbeitsblatt AB07 „Signalkarten"

der Selbstinstruktion anhand mehrerer Puppenspiele ein.

Beispiel:

Th.: Weißt Du was, wir spielen das, was Du gerade in Dein Tagebuch geschrieben hast, jetzt nochmal mit den Handpuppen nach und dabei benutzen wir die Signalkarten. Du spielst Dich und ich spiele wieder Deinen Freund.

K. *(mit der Puppe):* Hallo, sollen wir uns heute nach der Schule treffen?

Th. *(mit der Puppe)*: Das geht leider nicht. Ich bin schon verabredet und ich darf nur einen Jungen mit zu mir nach Hause bringen.

(Hier kommt die erste Signalkarte zum Einsatz: „Ich schau genau hin und erkenne die Zeichen!")

Th.: Auf welche Zeichen musst Du hier achten? Was könnte hier schwierig werden und warum? Lass Deine Puppe jetzt mal wieder laut denken.

K. *(mit der Puppe):* Ich bin enttäuscht. Achtung, ich will nicht ausrasten.

(Jetzt führen Sie die zweite Signalkarte ein: „Ich denke mir den besten Weg aus!")

Th.: Was wäre der beste Weg? Lass Deine Puppe jetzt mal wieder laut denken.

K. *(mit der Puppe):* Ich könnte fragen: „Habt Ihr Lust, dass wir was zusammen machen?", und dann sagen: „Ihr könntet auch zu mir nach Hause kommen, weil Du ja nur einen anderen Freund nach Hause mitbringen darfst."

(Jetzt führen Sie die dritte Signalkarte ein: „Ich bleibe cool und führe meinen Plan aus!")

Th.: Was sagst Du Dir und was machst Du jetzt? Lass Deine Puppe jetzt mal wieder laut denken.

K. *(mit der Puppe):* Komm, bleib ruhig! Ich verabrede mich auch schon mal mit anderen Kindern. Das ist gar nicht so schlimm. Der mag mich trotzdem noch.

Th.: Und was macht Deine Puppe jetzt?

K. *(mit der Puppe):* Habt Ihr Lust, dass wir was zusammen machen? Ihr könntet auch zu mir nach Hause kommen, weil Du ja nur einen anderen Freund mitbringen darfst.

Th. *(mit der Puppe):* Vielleicht ein anderes Mal, heute würden wir gerne bei mir alleine spielen.

K. *(mit der Puppe):* Schade, hast Du morgen Lust und Zeit, dass wir was zusammen machen?

Th. *(mit der Puppe):* Ja, cool, machen wir!

(An dieser Stelle kommt die vierte Signalkarte zum Einsatz: „Ich überprüfe, ob mein Plan klug war, ob ich mich gut verhalten und mein Ziel erreicht habe!")

Th.: Und hast Du Dein Ziel erreicht? Lass Deine Puppe jetzt mal wieder laut denken.

K. *(mit der Puppe):* Ich habe es geschafft, nicht auszurasten und habe mich für morgen zum Spielen verabredet.

(Die fünfte bzw. sechste Karte kommt zum Einsatz: „Super, ich habe mein Ziel cool erreicht!" oder „Das nächste Mal mache ich es besser!")

Th.: Und was denkt Deine Puppe nun?

K. *(mit der Puppe):* Super, ich habe mein Ziel cool erreicht!

Die Bezugspersonen sollten auch hier nach einiger Zeit in die Behandlung integriert und dazu angeleitet werden, das Selbstinstruktionstraining im Alltag fortzusetzen. Damit sollen dessen Effekte verstärkt und die Generalisierung unterstützt werden.

7.10 Integration von Bezugspersonen: Anleitung zum Coaching

Mit dem Informationsblatt zum Coaching (vgl. Abb. 123) werden die Bezugspersonen angeleitet, dem Kind die bestmögliche Unterstützung (durch Lob und Hilfestellung) bei der Durchführung seiner künftigen Therapieaufgaben (Ausfüllen des Wut-und Streittagebuches und Einsatz der Signalkarten, vgl. Kapitel 7.9) zu geben. Sie sollten den Bezugspersonen vermitteln, dass es für das Kind viel Anstrengung und Arbeit bedeutet, die Therapieaufgaben zu erledigen. Deshalb braucht das Kind jemanden, der ihm hilft, seine Therapieaufgaben umzusetzen. Die Bezugspersonen sollten angeleitet werden, das Kind an das Ausfüllen des Tagebuches zu erinnern und zu ermutigen, mit ihnen über seine Ärgersituationen, seine Gedanken

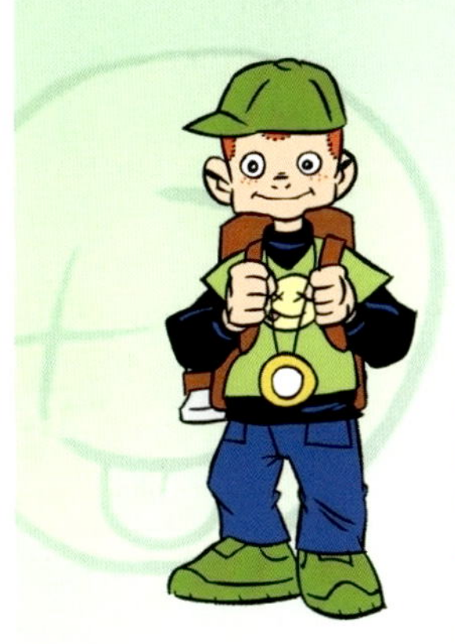

Coaching

Helfen Sie Ihrem Kind bei seiner ScouT-Aufgabe

Ihr Kind bekommt regelmäßig eine ScouT-Aufgabe! Es wird zu Hause, in der Schule und in seiner Freizeit ein Wut- und Streittagebuch ausfüllen, um seine Gedanken, seine Gefühle und sein Verhalten zu protokollieren. Diese Aufgabe ist mit viel Anstrengung und Arbeit verbunden. Deshalb braucht Ihr Kind zu Hause jemanden, der ihm hilft, seine ScouT-Aufgabe umzusetzen.

Sie können Ihr Kind wie folgt unterstützen:

1. Erinnern Sie Ihr Kind an das Ausfüllen seines Wut- und Streittagebuchs. Ermutigen Sie Ihr Kind, mit Ihnen über seine Ärgersituationen, seine Gedanken und Gefühle zu sprechen.
2. Loben Sie Ihr Kind, wenn es sein Wut- und Streittagebuch ausfüllt.
3. Wenn es Ihrem Kind zunächst noch sehr schwerfällt, sein Wut- und Streittagebuch alleine auszufüllen, dann setzen Sie sich mit ihm hin und füllen das Wut- und Streittagebuch gemeinsam aus.
4. Lassen Sie sich auch die Situationen erzählen, bei denen Sie nicht dabei waren, und protokollieren Sie diese für ihr Kind.
5. Versuchen Sie, das Verhalten Ihres Kindes an dieser Stelle nicht zu werten und bestrafen Sie es nicht für seine Ehrlichkeit.
6. Sagen Sie ihm, dass Sie ihm zutrauen, dass es mit der Zeit besser gelingen wird.
7. Loben Sie ihr Kind für seine Mitarbeit und seine Ehrlichkeit. Ermutigen Sie es, weiterzumachen.
8. Manchmal genügt es nicht, das Kind nur durch Lob zu motivieren. In diesem Fall können Sie die ScouT-Kärtchen verwenden, um die Bereitschaft des Kindes zu verbessern. Verteilen Sie für jedes ausgefüllte Wut- und Streittagebuch ein ScouT-Kärtchen.

Bezugspersonenmaterial 02
Seite 1 / 3

Abbildung 123: Bezugspersonenmaterial B02 „Coaching“ (Seite 1)

und Gefühle zu sprechen. Die Bezugspersonen sollten ihr Kind loben, wenn es sein Tagebuch ausfüllt. Wenn es dem Kind zunächst noch schwerfällt, das Tagebuch alleine auszufüllen, sollten die Bezugspersonen bereit sein, sich mit ihm hinzusetzen und das Tagebuch gemeinsam auszufüllen. Die Bezugspersonen sollten sich auch die Situationen erzählen lassen, bei denen sie nicht dabei waren und diese für das Kind protokollieren. Wichtig ist es hier, den Bezugspersonen zu vermitteln, wie notwendig es an dieser Stelle ist, das Verhalten des Kindes nicht zu bewerten und es nicht für seine Ehrlichkeit zu bestrafen, wenn es beispielsweise von Konflikten berichtet. Sie sollten ihm vielmehr Vertrauen vermitteln, dass es ihm mit der Zeit besser gelingen wird und es für seine Mitarbeit und seine Ehrlichkeit loben und es ermutigen, weiterzumachen. Manchmal genügt es nicht, das Kind nur durch Lob zu motivieren. In diesem Fall können die Bezugspersonen die ScouT-Kärtchen (vgl. Abb. 124) verwenden, um die Bereitschaft des Kindes zu verbessern. Sie sollen für jedes ausgefüllte Wut- und Streittagebuch ein ScouT-Kärtchen verteilen. Die Kärtchen können gesammelt und später in zuvor vereinbarte Verstärker (vgl. Abb. 125) eingetauscht werden.

Besprechen Sie mit den Bezugspersonen, dass Sie mit ihnen ein spezielles Belohnungsverfahren erarbeiten möchten, welches das Kind dazu motivieren soll, sein Wut-und Streittagebuch zu führen. Dafür kann es sich „Prima-Kärtchen“ verdienen, die es in Belohnungen eintauschen darf. Dieses Vorgehen erleichtert es den Bezugs-

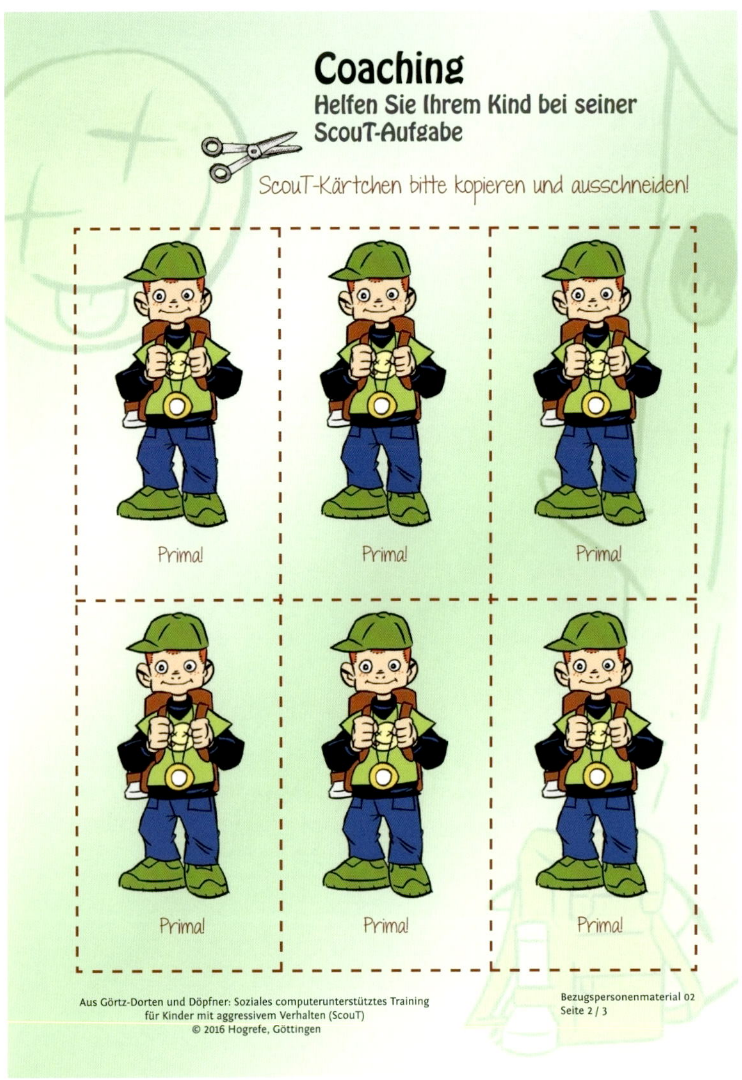

Abbildung 124:
Bezugspersonenmaterial B02 „Coaching-Prima-Kärtchen" (Seite 2)

personen, die Mitarbeit des Kindes konstant und in immer gleicher Weise zu verstärken.

Diese Kärtchen sollten dann direkt nach dem Ausfüllen des Tagebuches vergeben werden. Tragen Sie zusammen mit den Bezugspersonen und dem Kind die Anzahl der Kärtchen in den Coaching-Punkteplan ein (vgl. Abb. 125), die das Kind für Sonderbelohnungen eintauschen kann. Sie sollten fünf bis zehn Belohnungen mit unterschiedlich hohem Belohnungswert zusammentragen. So kann das Kind aussuchen, ob es für weniger Kärtchen eine kleine Belohnung haben will oder ob es auf eine größere Belohnung sparen möchte. Dabei ist nicht nur an materielle Verstärker, sondern auch an Vergünstigungen und gemeinsame Aktivitäten zu denken. Am Ende soll die Liste aus Belohnungen bestehen, die für das Kind attraktiv sind und von den Bezugspersonen und dem Therapeuten als geeignet angesehen werden. Überlegen Sie gemeinsam mit den Bezugspersonen, wie viele Kärtchen für jede Sonderbelohnung eingetauscht werden müssen. Die Anzahl der Kärtchen, die eingetauscht werden muss, hängt von der Zahl der Kärtchen ab, die das Kind am Tag verdienen kann. Für eine Mitarbeit an einem Tag sollte das Kind sich abends schon eine kleine Belohnung eintauschen können, wenn es das will. Tragen Sie gemeinsam die Sonderbelohnungen und die dafür notwendige Kärtchenzahl in die Wunschliste für Sonderbelohnungen (vgl. Abb. 125) ein.

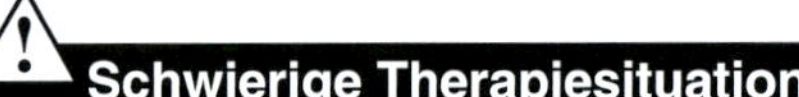
Schwierige Therapiesituationen:

Manche Bezugspersonen haben zwar zu Beginn der Therapie versichert, das Kind im Alltag unterstützen zu wollen, dennoch fällt die wirkliche Umsetzung einigen Bezugspersonen dann im Verlauf der Therapie aus unterschiedlichen Gründen, wie Zeitproblemen, eigenen

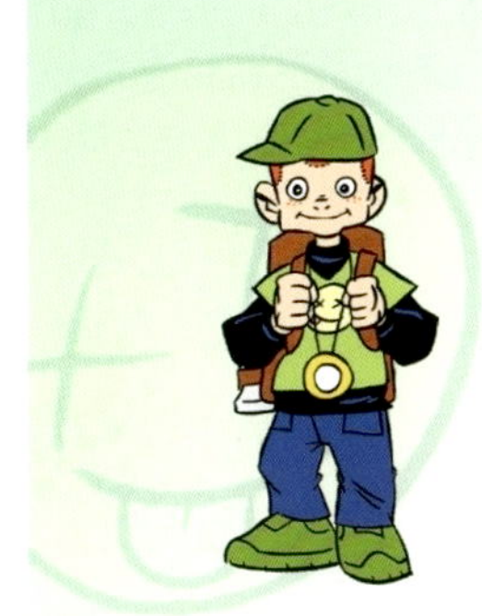

Coaching

Helfen Sie Ihrem Kind bei seiner ScouT-Aufgabe

Ich erhalte ein ScouT-Kärtchen, wenn ich es schaffe, mein Wut- und Streittagebuch auszufüllen.

Ich darf meine Kärtchen eintauschen!

Wünsche und Ideen

Anzahl der Kärtchen:	Können eingetauscht werden in:
1	2 Sammelbildchen
5	selbstgemachte Pizza
7	am Wochenende 1 Stunde länger aufbleiben
15	Kino

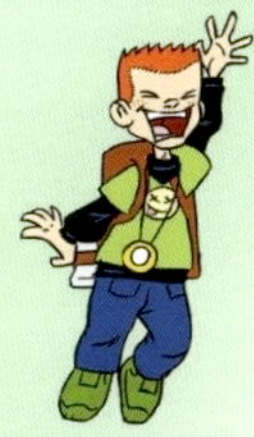

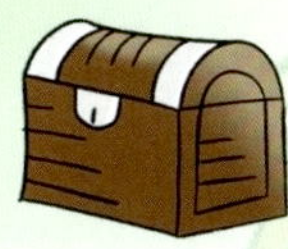

Bezugspersonenmaterial 02
Seite 3 / 3

Abbildung 125:
Bezugspersonenmaterial B02 „Coaching-Punkteplan" (Seite 3; ausgefüllt)

psychischen Belastungen, kognitivem Leistungsvermögen usw. schwer. Sie sollten in diesen Fällen den Bezugspersonen noch einmal vermitteln, dass es für das Kind viel Anstrengung und Arbeit bedeutet, sein teilweise schon viele Jahre bestehendes Verhalten zu verändern, und dass es deshalb jemanden braucht, der ihm im Alltag außerhalb der Therapiestunde hilft, das neu erworbene Wissen und neu erlernte Verhalten umzusetzen und zu trainieren. Das Einüben von Verhalten im Puppenspiel in der Therapiestunde einmal in der Woche kann immer nur eine Art „Generalprobe" darstellen, die in natürlichen Situationen mit echten Interaktionspartnern trainiert werden muss. Nur so kann ein Transfer in den Alltag des Kindes und eine Generalisierung erreicht werden. Überlegen Sie gemeinsam, wer das Kind konkret in welchen Situationen unterstützen könnte. Dies müssen nicht zwangsläufig die Eltern sein. Dies können auch Lehrer, Erzieher, andere Verwandte oder Bekannte oder Einzelfallhelfer und Schulbegleiter sein. Andere Bezugspersonen des Kindes einzubeziehen, kann auch dann besonders sinnvoll sein, wenn die Eltern-Kind-Beziehung besonders angespannt ist und es ihnen auch nach mehreren Versuchen nicht gelingt, das Coaching in der Therapiestunde mithilfe von Rollenspielen und Videoaufzeichnungen einzuüben, sodass die Eltern ihr Kind auf konstruktive Weise unterstützen.

7.11 Besprechung der Therapieaufgaben in der nächsten Sitzung

Besprechen Sie mit dem Kind zu Beginn der nächsten Sitzung sein Wut- und Streittagebuch. Ist es in Konflikte mit Gleichaltrigen geraten und hat es diese aufgezeichnet? Hat es besonders auf sein Verhalten geachtet und überprüft, ob es sein Ziel erreicht hat? Explorieren Sie das Kind, ob es Situationen gab, in denen es mit seinem Konfliktverhalten zufrieden war und lassen Sie es davon berichten, wie es ihm seiner Meinung nach gelungen ist, Streit mit einem anderen Kind zu lösen, seine Rechte durchzusetzen usw. Versuchen Sie danach, mit dem Kind die Situationen zu besprechen, in denen es ihm seiner Meinung nach nicht gelungen ist, z. B. Streit friedlich zu lösen und arbeiten Sie heraus, warum es ihm dort so schwer gefallen ist bzw. warum es ihm dort nicht gelungen ist. Fragen Sie das Kind, ob es sich bereits Alternativen überlegt hat, was es anders hätte machen können. Besprechen Sie die Situationen und Vorschläge des Kindes. Protokollieren Sie es auf dem Arbeitsblatt AB08, Seite 1 bis 4 (vgl. Abb. 126 bis 129).

Beispiel:

Th.: Du hast ja heute Dein Wut- und Streittagebuch wieder mitgebracht. Dein Job war es in der vergangenen Woche, Dich mal selbst in schwierigen Situationen mit anderen Kindern zu beobachten und auf-

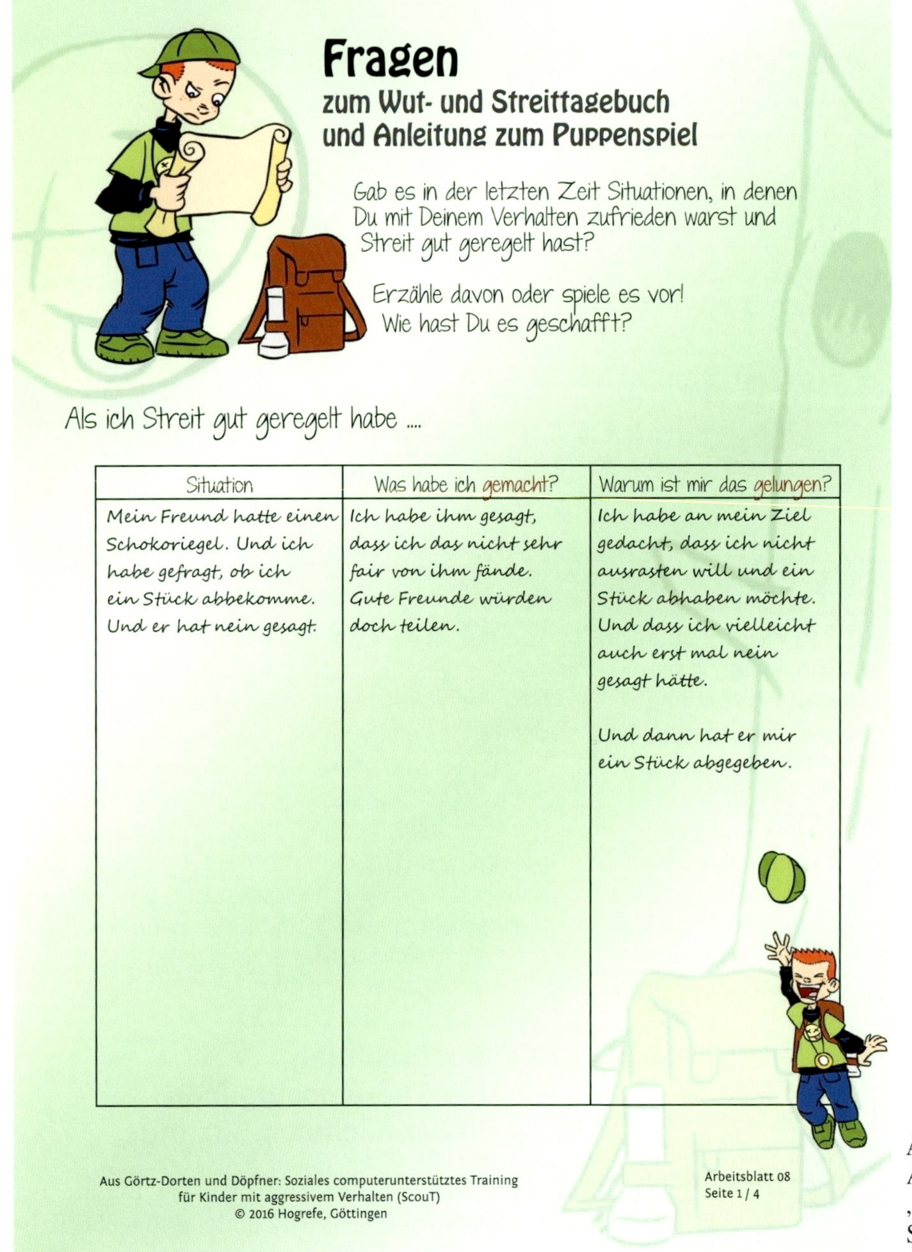

Fragen

zum Wut- und Streittagebuch und Anleitung zum Puppenspiel

Gab es in der letzten Zeit Situationen, in denen Du mit Deinem Verhalten zufrieden warst und Streit gut geregelt hast?

Erzähle davon oder spiele es vor! Wie hast Du es geschafft?

Als ich Streit gut geregelt habe ....

Situation	Was habe ich gemacht?	Warum ist mir das gelungen?
Mein Freund hatte einen Schokoriegel. Und ich habe gefragt, ob ich ein Stück abbekomme. Und er hat nein gesagt.	Ich habe ihm gesagt, dass ich das nicht sehr fair von ihm fände. Gute Freunde würden doch teilen.	Ich habe an mein Ziel gedacht, dass ich nicht ausrasten will und ein Stück abhaben möchte. Und dass ich vielleicht auch erst mal nein gesagt hätte. Und dann hat er mir ein Stück abgegeben.

Aus Görtz-Dorten und Döpfner: Soziales computerunterstütztes Training für Kinder mit aggressivem Verhalten (ScouT) © 2016 Hogrefe, Göttingen

Arbeitsblatt 08 Seite 1 / 4

Abbildung 126: Arbeitsblatt AB08 „Fragen zum Wut- und Streittagebuch“ (Seite 1; ausgefüllt)

zuschreiben, was da passiert ist. Du solltest Situationen aufschreiben, in denen Du es Deiner Meinung nach gut geschafft hast nicht auszurasten, d. h. nicht zu schlagen oder zu beleidigen, aber auch Situationen, in denen es Dir noch nicht so gut gelungen ist. Ist es Dir leicht oder schwer gefallen, das Tagebuch zu führen?

K.: Das war ganz schön anstrengend.

Th.: Ja, das glaube ich Dir. Bist Du von Deinem Coach gut unterstützt worden?

K.: Ja, meine Lehrerin hat sogar für mich geschrieben und ich habe schon ganz viele Prima-Kärtchen gesammelt.

Th.: Das ist ja super, wer so viel an sich arbeitet wie Du, muss auch belohnt werden. Wie viele Situationen hast Du denn aufgeschrieben?

K.: Drei!

Th.: Da warst Du ja wirklich richtig fleißig. Gab es unter den drei Situationen welche, in denen Du mit Deinem Verhalten zufrieden warst?

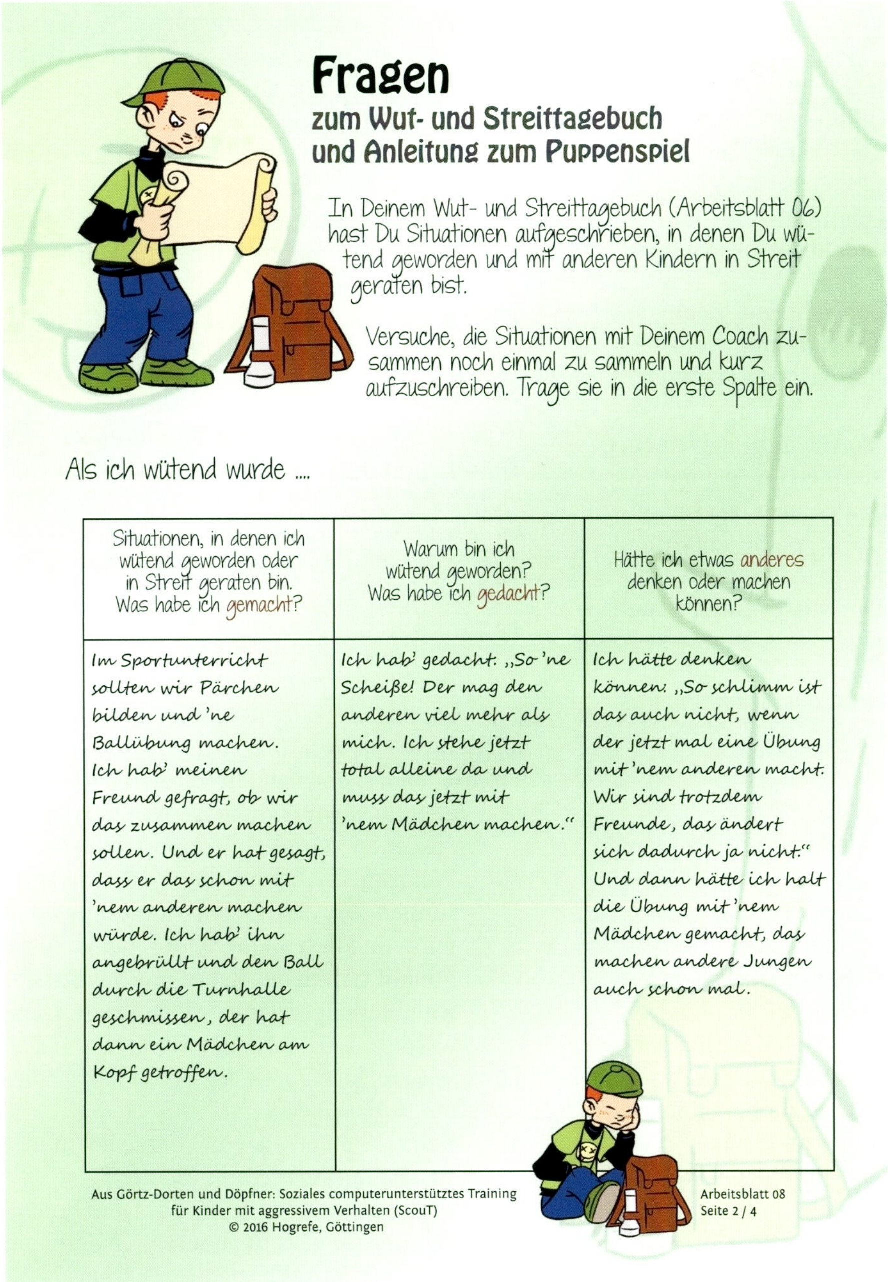

Fragen

zum Wut- und Streittagebuch und Anleitung zum Puppenspiel

In Deinem Wut- und Streittagebuch (Arbeitsblatt 06) hast Du Situationen aufgeschrieben, in denen Du wütend geworden und mit anderen Kindern in Streit geraten bist.

Versuche, die Situationen mit Deinem Coach zusammen noch einmal zu sammeln und kurz aufzuschreiben. Trage sie in die erste Spalte ein.

Als ich wütend wurde ....

Situationen, in denen ich wütend geworden oder in Streit geraten bin. Was habe ich gemacht?	Warum bin ich wütend geworden? Was habe ich gedacht?	Hätte ich etwas anderes denken oder machen können?
Im Sportunterricht sollten wir Pärchen bilden und 'ne Ballübung machen. Ich hab' meinen Freund gefragt, ob wir das zusammen machen sollen. Und er hat gesagt, dass er das schon mit 'nem anderen machen würde. Ich hab' ihn angebrüllt und den Ball durch die Turnhalle geschmissen, der hat dann ein Mädchen am Kopf getroffen.	Ich hab' gedacht: „So 'ne Scheiße! Der mag den anderen viel mehr als mich. Ich stehe jetzt total alleine da und muss das jetzt mit 'nem Mädchen machen."	Ich hätte denken können: „So schlimm ist das auch nicht, wenn der jetzt mal eine Übung mit 'nem anderen macht. Wir sind trotzdem Freunde, das ändert sich dadurch ja nicht." Und dann hätte ich halt die Übung mit 'nem Mädchen gemacht, das machen andere Jungen auch schon mal.

Arbeitsblatt 08
Seite 2 / 4

Abbildung 127: Arbeitsblatt AB08 „Fragen zum Wut- und Streittagebuch" (Seite 2; ausgefüllt)

K.: Ja, eine.
Th.: Erzähle mal davon! Ich schreibe es dann auf das Arbeitsblatt in die entsprechenden Spalten. Was ist passiert?

(Bearbeiten Sie die erste Seite des Arbeitsblattes AB08, vgl. Abb. 126.)

K.: Mein Freud hatte einen Schokoriegel. Und ich habe gefragt, ob ich ein Stück abbekomme. Und er hat nein gesagt.
Th.: Was hast Du dann gemacht?
K.: Ich habe ihm gesagt, dass ich das voll unfair von ihm finde. Gute Freunde würden doch teilen. Und dann hat er mir ein Stück abgegeben.
Th.: Warum glaubst Du, ist Dir das so gut gelungen?
K.: Ich habe an mein Ziel gedacht, dass ich nicht ausrasten will und ein Stück abhaben möchte. Und dass ich vielleicht auch erst mal nein gesagt hätte.
Th.: Und das hat Dir geholfen?
K.: Ja, da bin ich gar nicht so sauer geworden.
Th.: Das ist Dir wirklich sehr gut gelungen. Du kannst sehr stolz auf Dich sein. Du hast ja eben erzählt, dass Du auch noch Situationen aufgeschrieben hast, in denen Du nicht so zufrieden mit Deinem Verhalten warst, in denen Du wütend geworden und in Streit geraten bist mit anderen Kindern. Lass uns die auch mal sammeln. Ich schreibe das wieder für Dich auf, wenn Du willst. Erzähle mal die erste Situation.

Bearbeiten Sie die zweite Seite des Arbeitsblattes AB08 (vgl. Abb. 127).

Beispiel:

K.: Im Sportunterricht sollten wir Pärchen bilden und so 'ne komische Ballübung machen. Ich hab' meinen Freund gefragt, ob wir das zusammen machen sollen. Und er hat gesagt, dass er das schon mit einem anderen machen würde. Und da bin ich total wütend geworden. Ich hab' ihn angebrüllt und den Ball durch die Turnhalle geschmissen, der hat dann ein Mädchen am Kopf getroffen und ich hab' Ärger vom Lehrer gekriegt und durfte nicht mehr mitmachen.
Th.: Stimmt, das ist echt nicht so gut gelaufen, aber ich finde es toll, dass Du es hier erzählst und aufgeschrieben hast. Das ist klasse! Was hast Du gedacht, als Dein Freund Dir gesagt hat, dass er mit dem anderen Jungen die Ballübung macht?
K.: Ich hab gedacht: „So 'ne Scheiße! Der mag den anderen viel mehr als mich. Ich steh' jetzt total alleine da und muss das jetzt mit 'nem Mädchen machen."
Th.: Wenn Du jetzt so darüber nachdenkst, hättest Du auch was anderes denken oder machen können?
K.: Na ja, ich hätte denken können: „So schlimm ist das auch nicht, wenn der jetzt mal eine Übung mit 'nem anderen macht. Wir sind trotzdem Freunde, das ändert sich dadurch ja nicht." Und dann hätte ich halt die Übung mit 'nem Mädchen gemacht, das machen andere Jungen auch schon mal.
Th.: Das wäre ein hilfreicher Gedanke gewesen. Wärst Du dann zufrieden mit Deinem Verhalten gewesen?
K.: Ja, dann schon. Und ich hätte keinen Ärger bekommen.
Th.: Erzähl mir auch noch die dritte Situation, die Du auf Deinem Tagebuch notiert hast.

(Kind erzählt eine weitere Situation, die der Therapeut auf der zweiten Seite des Arbeitsblattes AB08 notiert. Bearbeiten Sie danach die dritte Seite des Arbeitsblattes AB08, vgl. Abb. 128, unter weiterem Einbezug der zweiten Seite des Arbeitsblattes AB08, vgl. Abb. 127.)

Th.: Sind das typische Situationen, in denen Du oft wütend wirst?
K.: Ja.
Th.: Fallen Dir noch andere Situationen ein, in denen Du wütend wirst? Was muss dann passieren, damit Du wütend wirst?
K.: Wenn mein Freund von einem anderen Jungen auf den Geburtstag eingeladen wird und ich nicht. Oder wenn mein Freund sich in der Pause mit 'nem anderen unterhält und mich stehen lässt. Dann werde ich meist sauer und raste voll aus.
Th.: Was, meinst Du, ist das besondere an diesen Situationen?
K.: Keine Ahnung, aber da könnte ich immer ausrasten.
Th.: In diesen Situationen macht Dein Freund ja immer etwas mit anderen Kindern und nicht mit Dir. Was denkst Du dann?

K.: Dass der den anderen lieber mag und nicht mehr mein Freund sein will.

Th.: Könnte es sein, dass Du dann eifersüchtig bist und Angst hast, Deinen Freund zu verlieren?

K.: Ja, kann sein.

Th.: Das heißt, das scheinen typische Situationen und Gedanken zu sein, in denen Du leicht wütend wirst. Hier solltest Du künftig besonders aufmerksam sein. Lass uns noch mal überlegen, was Du anderes denken oder machen könntest.

K.: Na ja, ich könnte versuchen, da immer zu denken: „So schlimm ist das auch nicht, wenn der jetzt mal was mit 'nem anderen macht. Wir sind trotzdem Freunde, das ändert sich dadurch ja nicht. Ich mach' ja auch schon mal was mit anderen und bleibe trotzdem sein Freund. Man kann ja auch mehrere Leute nett finden."

Beispiel:

Th.: Lass uns mal so eine Situation im Puppenspiel nachspielen! Erst spielen wir sie mal so, wie sie auch wirklich passiert ist und Du so wütend geworden bist. Stell Dir vor, es ist Sportunterricht. Ihr sollt Pärchen bilden und eine Ballübung machen. Du spielst Dich und ich Deinen Freund…

Fragen

zum Wut- und Streittagebuch und Anleitung zum Puppenspiel

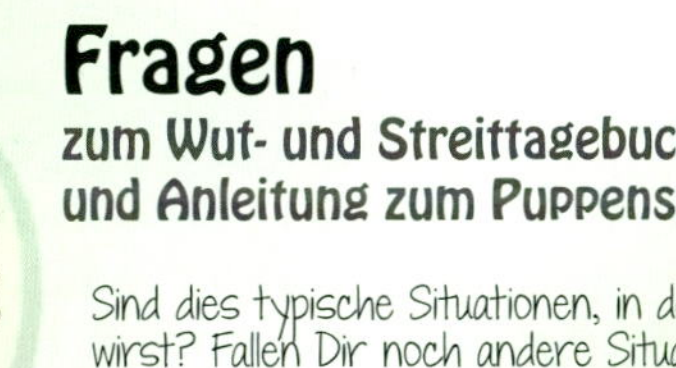

Sind dies typische Situationen, in denen Du oft wütend wirst? Fallen Dir noch andere Situationen ein, in denen Du wütend wirst? Was muss passieren, damit Du wütend wirst?

Notiere auch diese Situationen!

Wenn mein Freund von einem anderen Kind auf den Geburtstag eingeladen wird und ich nicht.
Oder wenn mein Freund sich in der Pause mit 'nem anderen unterhält und mich stehen lässt.

-> Freund macht etwas mit anderen Kinder und nicht mit mir.
Dann bin ich eifersüchtig und habe Angst, meinen Freund zu verlieren.

Was ist das Besondere an den einzelnen Situationen? Warum bist Du gerade da wütend geworden? Was hast Du gedacht? Versuche, es mithilfe Deines Wuttagebuchs und Deinem Coach herauszufinden.

Zum Beispiel: Ich fühle mich ungerecht behandelt.
Es macht mir Spaß.
Andere Kinder sollen mich toll finden, besonders...
Ich bekomme so, was ich will.

Schreibe diese Gedanken in die zweite Spalte auf Seite 2. Dies scheinen typische Situationen oder Gedanken zu sein, in denen Du leicht wütend wirst oder in Streit gerätst. Hier solltest Du künftig besonders aufmerksam sein!

Hättest Du in der Situation etwas anderes denken oder machen können? Trage es in die dritte Spalte auf Seite 2 ein! Was wäre dann besser/ anders gelaufen?

Diesen neuen Weg kannst Du zusammen mit Deinem Coach zunächst in Puppenspielen nachspielen und einüben und mit einer Videokamera aufnehmen.
1. Situation „Wütend"
2. Situation „Anders"

Aus Görtz-Dorten und Döpfner: Soziales computerunterstütztes Training für Kinder mit aggressivem Verhalten (ScouT)

Arbeitsblatt 08
Seite 3 / 4

Abbildung 128: Arbeitsblatt AB08 „Fragen zum Wut- und Streittagebuch" (Seite 3; ausgefüllt)

(Es folgt das erste Puppenspiel mit lautem Denken.)

Th.: Lass uns mal die gleiche Situation im Puppenspiel spielen, so wie Du es überlegt hast, anders zu machen. Stell Dir wieder vor, es ist Sportunterricht. Ihr sollt Pärchen bilden und eine Ballübung machen. Du spielst wieder Dich und ich Deinen Freund …

Es folgt das zweite (sozial kompetente) Puppenspiel mit lautem Denken.

Im Rahmen des Puppenspiels sollten wieder die Techniken der *Rückmeldung* verwendet werden. Dabei kann nach dem Spiel zunächst die Selbstbewertung des Kindes erfragt werden (Wie fandest Du das?) und danach die Rückmeldung durch den Therapeuten erfolgen, der sowohl die effektiven Verhaltenselemente des gezeigten Rollenspiels als auch die ineffektiven Verhaltenselemente rückmelden kann, was dann in Vorschläge zur Verbesserung der ineffektiven Verhaltenselemente einmünden sollte. Bearbeiten Sie die vierte Seite des Arbeitsblattes AB08 (vgl. Abb. 129).

Beispiel:

Th.: Warst Du zufrieden mit Dir?
K.: Ja.
Th.: Was, meinst Du, ist Dir im Puppenspiel gut gelungen?

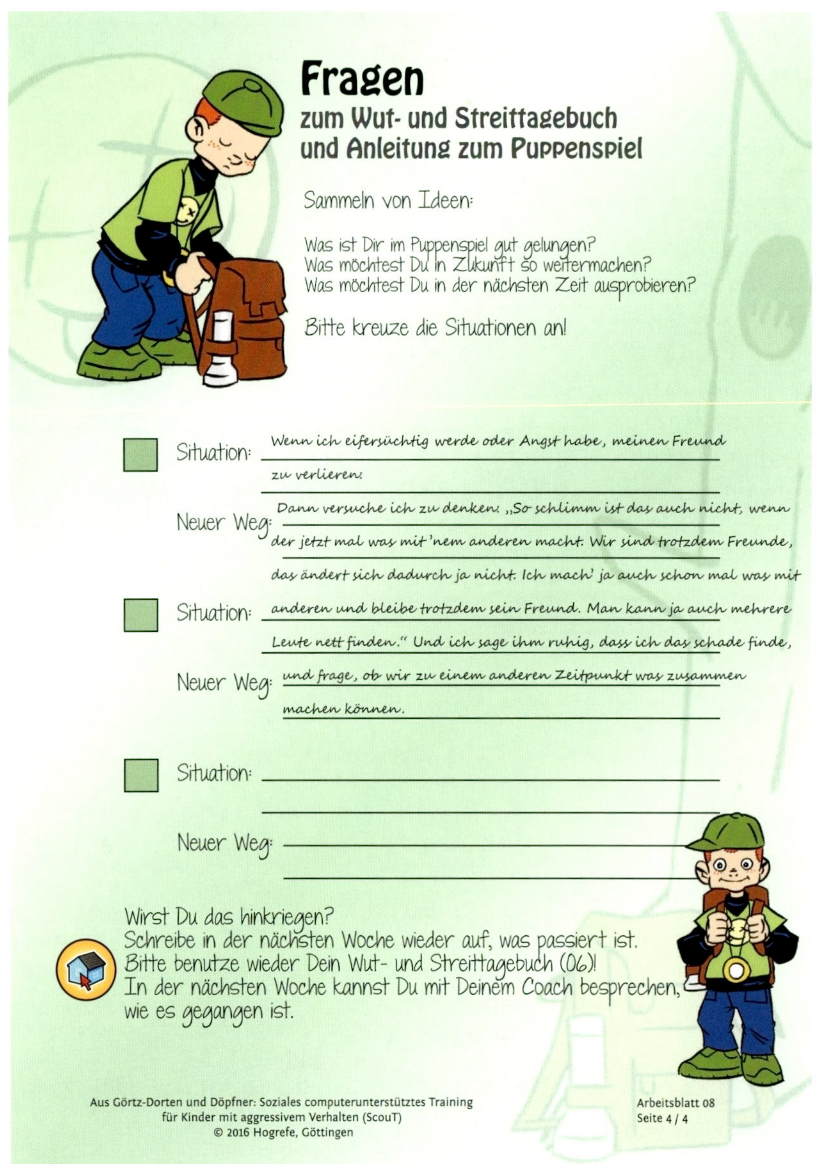

Fragen
zum Wut- und Streittagebuch und Anleitung zum Puppenspiel

Sammeln von Ideen:

Was ist Dir im Puppenspiel gut gelungen?
Was möchtest Du in Zukunft so weitermachen?
Was möchtest Du in der nächsten Zeit ausprobieren?

Bitte kreuze die Situationen an!

☐ Situation: Wenn ich eifersüchtig werde oder Angst habe, meinen Freund zu verlieren.

Neuer Weg: Dann versuche ich zu denken: „So schlimm ist das auch nicht, wenn der jetzt mal was mit 'nem anderen macht. Wir sind trotzdem Freunde, das ändert sich dadurch ja nicht. Ich mach' ja auch schon mal was mit anderen und bleibe trotzdem sein Freund. Man kann ja auch mehrere Leute nett finden." Und ich sage ihm ruhig, dass ich das schade finde, und frage, ob wir zu einem anderen Zeitpunkt was zusammen machen können.

☐ Situation:

Neuer Weg:

☐ Situation:

Neuer Weg:

Wirst Du das hinkriegen?
Schreibe in der nächsten Woche wieder auf, was passiert ist.
Bitte benutze wieder Dein Wut- und Streittagebuch (06)!
In der nächsten Woche kannst Du mit Deinem Coach besprechen, wie es gegangen ist.

Arbeitsblatt 08
Seite 4 / 4

Abbildung 129:
Arbeitsblatt AB08 „Fragen zum Wut- und Streittagebuch" (Seite 4; ausgefüllt)

K.: Ich bin nicht ausgerastet, sondern habe meinem Freund gesagt: „Wenn Du meinst, dass Du jetzt mit dem Kevin die blöde Ballübung machen musst, dann mach das. Dann mache ich die halt mitjemand anderem, das ist mir auch egal." Und er hat gesagt: „Dann mach mal."

Th.: Ja, Du hast es gut hinbekommen, nicht auszurasten. Du hast Deinen Freund nicht angebrüllt, sondern ruhig geredet. Du hast gesagt: „Wenn Du meinst, dass Du jetzt mit dem Kevin die blöde Ballübung machen musst, dann mach das. Dann mache ich die halt mit jemand anderem, das ist mir auch egal." Was meinst Du, wie Dein Freund das gefunden hätte?

K.: Weiß nicht genau!

Optional kann hier ein drittes Puppenspiel mit Rollenwechsel und lautem Denken folgen.

Beispiel:

Th.: Dann lass uns das noch einmal spielen, aber jetzt mit vertauschten Rollen.

(Nach diesem Puppenspiel mit Rollenwechsel können Sie das Kind wie im weiteren Beispielsverlauf befragen.)

Th.: Was meinst Du nun, wie Dein Freund das gefunden hat?

K.: Na ja, nicht ganz so toll. Er hat wahrscheinlich gedacht: „Was hat der denn? Macht hier voll auf beleidigte Leberwurst. Scheint ihm ja total egal zu sein. Mach' ich die nächste Übung auch mit dem anderen."

Th.: War das Dein Ziel?

K.: Nee, ich wollte ja, dass der weiß, dass ich nicht sauer bin, aber gerne mit ihm die nächste Übung machen würde.

Th.: Ok. Dann spielen wir das jetzt noch einmal. Du spielst wieder Dich. Und Du sagst Deinem Freund vielleicht so etwas wie: „Schade, können wir dann die nächste Übung zusammen machen?" Das probieren wir jetzt einmal.

Optional kann hier ein viertes Puppenspiel mit lautem Denken folgen.

Beispiel:

Th.: Warst Du zufrieden mit Dir?

K.: Ja.

Th.: Was, meinst Du, ist Dir jetzt im Puppenspiel gut gelungen?

K.: Ich bin wieder nicht ausgerastet und habe meinem Freund gesagt: „Schade, können wir dann die nächste Übung zusammen machen?", und er hat im Spiel ja gesagt.

Th.: Ja, das ist Dir richtig gut gelungen! Würdest Du das gerne in der nächsten Zeit so ausprobieren?

K.: Ja.

Th.: Was genau?

K.: Wenn ich eifersüchtig werde oder Angst habe, meinen Freund zu verlieren, dann versuche ich zu denken: „So schlimm ist das auch nicht, wenn der jetzt mal was mit 'nem anderen macht. Wir sind trotzdem Freunde, das ändert sich dadurch ja nicht. Ich mach' ja auch schon mal was mit anderen und bleibe trotzdem sein Freund. Man kann ja auch mehrere Leute nett finden." Und ich sage ihm ruhig, dass ich das schade finde und frage, ob wir zu einem anderen Zeitpunkt was zusammen machen können.

Th.: Meinst Du, dass Du das hinkriegst?

K.: Ja, glaube schon.

Th.: Dann schreibe das in der nächsten Woche wieder in Deinem Wut- und Streittagebuch auf, was passiert ist. Egal, ob es Dir gelungen ist oder nicht. Dann besprechen wir das in der nächsten Stunde, wenn Du wieder zu mir kommst.

⚠ Schwierige Therapiesituationen:

Das Führen des Wut- und Streittagebuches verlangt vom Kind ein hohes Maß an Selbststeuerung. Erwarten Sie deshalb zunächst nicht zu viel vom Kind. Häufig weisen die ersten Rückmeldungen auf Widerstandsphänomene und Misserfolge hin: Das Wut- und Streittagebuch wird verlegt oder vergessen, oder die Eintragungen erfolgen erst kurz vor der Therapiesitzung. Falls das Wut- und Streittagebuch nicht entsprechend der Vereinbarungen geführt wurde, dann besprechen Sie in aller Ruhe mit dem Kind und ohne Vorwurfshaltung die Ursachen dafür, z.B.:

- Ist das Ziel wirklich wichtig?
- Welche Hindernisse stellen sich bei der Durchführung in den Weg? (Welche Erinnerungshilfen kann es geben, können Bezugspersonen stärker einbezogen werden?)

Thematisieren Sie mit den Bezugspersonen, wie gut das Führen des Wut- und Streittagebuches funktioniert hat, ob es Probleme gab, wie das Kind reagiert hat und ob es ihnen gelungen ist, das Kind bei der Durchführung seiner Therapieaufgaben zu unterstützen (zu „coachen“).

Vielen Bezugspersonen fällt es sehr schwer, mit dem Kind ohne Vorwurfshaltung über seine Konflikte zu sprechen. Es ist an dieser Stelle aber sehr wichtig, das Kind zu ermutigen und zu motivieren, über seine Gedanken und Konflikte zu reden. Thematisieren Sie mit den Bezugspersonen noch einmal, dass sie das Kind nicht für seine Offenheit bestrafen dürfen. Es geht darum, ihm zu vermitteln, dass sein Verhalten sicherlich nicht in Ordnung war, aber dass es gut ist, darüber zu sprechen. Hilfreich ist es daher, dies am besten nochmals mit den Bezugspersonen (später mit dem Kind zusammen) im Rollenspiel einzuüben, solche Gespräche mit einer hinreichenden Gelassenheit zu führen. Wenn möglich, vereinbaren Sie engmaschigere Kontrollen und Rückmeldemöglichkeiten durch telefonische Kontakte zwischen den Sitzungen.

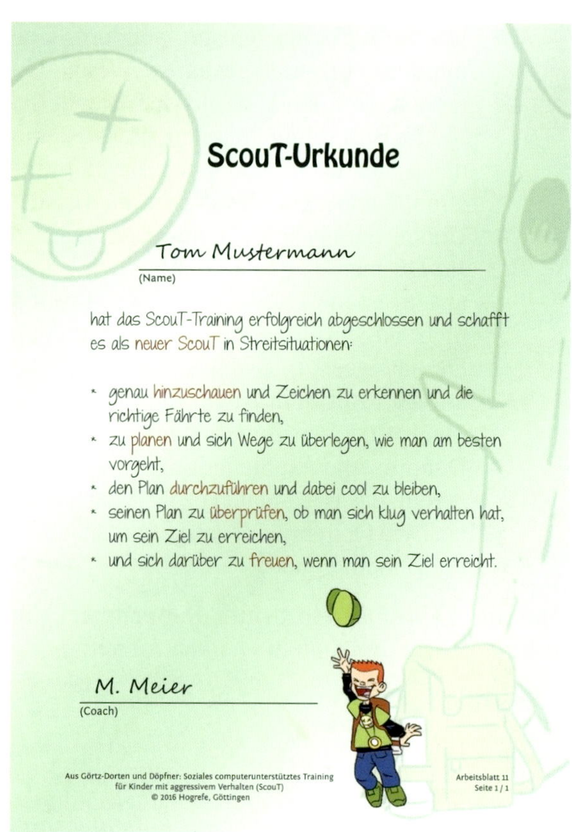

ScouT-Urkunde

Tom Mustermann
(Name)

hat das ScouT-Training erfolgreich abgeschlossen und schafft es als neuer ScouT in Streitsituationen:

- genau hinzuschauen und Zeichen zu erkennen und die richtige Fährte zu finden,
- zu planen und sich Wege zu überlegen, wie man am besten vorgeht,
- den Plan durchzuführen und dabei cool zu bleiben,
- seinen Plan zu überprüfen, ob man sich klug verhalten hat, um sein Ziel zu erreichen,
- und sich darüber zu freuen, wenn man sein Ziel erreicht.

M. Meier
(Coach)

Aus Görtz-Dorten und Döpfner: Soziales computerunterstütztes Training für Kinder mit aggressivem Verhalten (ScouT)
© 2016 Hogrefe, Göttingen

Arbeitsblatt 11
Seite 1 / 1

Abbildung 130a: Arbeitsblatt AB11 „Urkunde“ (ausgefüllt)

7.12 Abschluss

Zum Abschluss des gesamten Trainings (nachdem Sie alle fünf Ausgangssituationen wie im Fallbeispiel beschrieben bearbeitet haben) können Sie dem Kind noch die ScouT-Urkunde AB11 (vgl. Abb. 130a) und optional einen Orden (nicht Bestandteil des Programms, vgl. Abb. 130b) für seine Leistungen verleihen (vgl. Abb. 130c).

Bei der Verleihung können Sie z. B. sagen:

„Heute bekommst Du Deine Urkunde als neuer Scout verliehen. Till und ich sind sehr stolz auf Dich. Du hast gelernt, in schwierigen Situationen mit anderen Kindern genau hinzuschauen, zu planen und Dir Wege zu überlegen, wie man am besten vorgeht, dabei cool zu bleiben und Deinen Plan immer wieder zu überprüfen. Herzlichen Glückwunsch! Du hast das Training mit Erfolg abgeschlossen! Till möchte Dir auch gratulieren und Dir Deinen ScouT-Orden überreichen!“

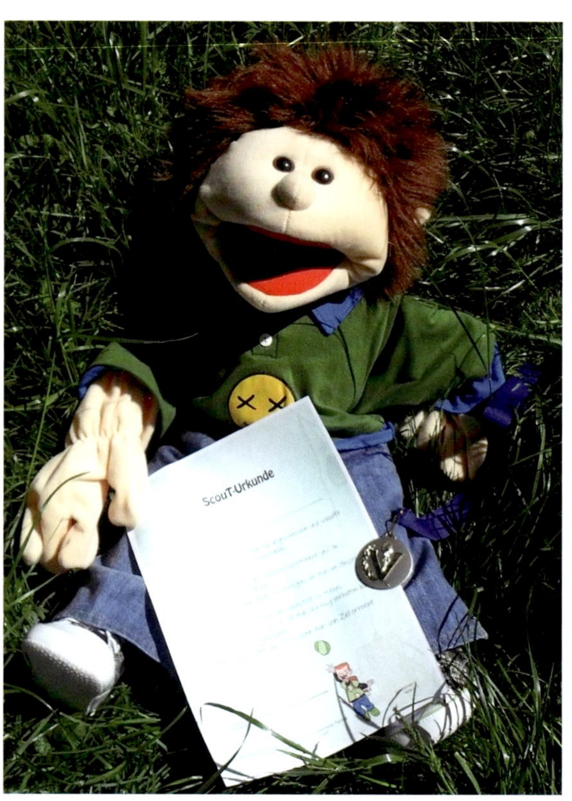

Abbildung 130b: Urkunde und Orden

Natürlich können Sie die Urkunde auch noch um ganz individuelle Punkte, die Sie mit dem Kind erarbeitet haben, ergänzen. Wir haben die Erfah-

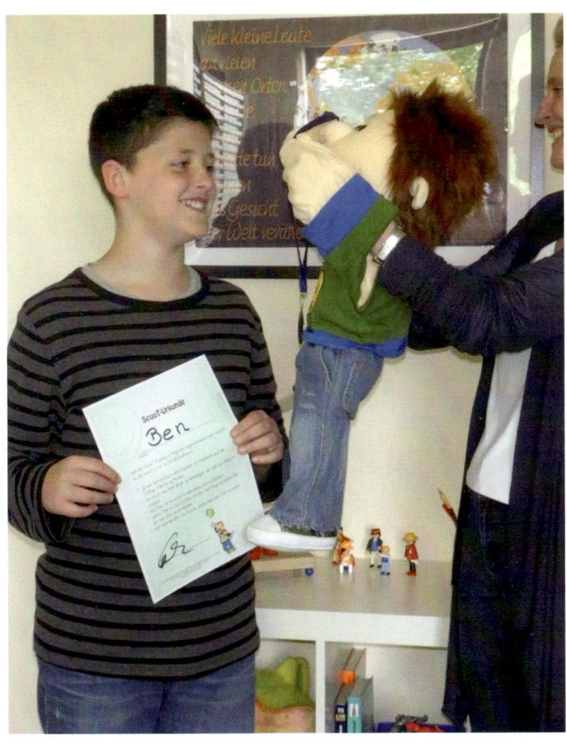

Abbildung 130c: Till (Handpuppe: Bestandteil des THAV-Therapiematerials) verleiht dem Kind den „ScouT-Orden" (Orden: nicht Bestandteil des Programms)

rung gemacht, dass die Urkunden- und Ordenverleihung die Kinder noch einmal sehr stolz macht und sie für die Zukunft zusätzlich motiviert.

Kapitel 8

Integration von ScouT in andere Therapieprogramme

8.1 ScouT als eigenständige Intervention

ScouT lässt sich als eine individuell angepasste Therapie durchführen, welche u. a. auf spezifische Konfliktsituationen zwischen Kindern, aber auch auf Kontaktaufnahmesituationen abzielt. Aggressive Kinder können neue Lösungen für Gleichaltrigenkonflikte erlernen. Sie können lernen, Konfliktsituationen genauer wahrzunehmen, eigene Gedanken und Gefühle zu identifizieren, die Intentionen und Erwartungen anderer Kinder genauer zu erkennen, eigene Handlungen besser zu planen sowie die Konsequenzen der eigenen Handlungen besser abzuschätzen. Durch die Aufarbeitung der Materialien in Form von Filmsequenzen soll ein moderner und kindgerechter Zugang hergestellt werden (vgl. Kapitel 7).

8.2 ScouT in Kombination mit dem Therapieprogramm für Kinder mit aggressivem Verhalten (THAV)

Besonders kann Scout aber auch als optionaler Bestandteil des Therapieprogramms für Kinder mit aggressivem Verhalten (THAV; Görtz-Dorten & Döpfner, 2010b; vgl. Abb. 131 und Abb. 132) eingesetzt werden.

THAV und ScouT basieren auf dem gleichen Störungs-und Interventionsmodell für die Therapie von Kindern mit aggressivem Verhalten (vgl. Abb. 3).

THAV alleine zeigt bereits ausgeprägte und spezifische Therapieeffekte. In einer randomisierten Kontrollgruppenstudie konnten deutliche Effekte der Behandlung mit THAV im Vergleich zur unbehandelten Wartephase als auch zu einer alternativen Intervention mit pädagogischen Spielgruppen sowohl im Eltern- als auch im Lehrerurteil nachgewiesen werden. Die spezifischen Therapieeffekte im Vergleich zur Kontrollgruppe liegen (nach Cohen) im Bereich kleiner bis großer Effekte (Görtz-Dorten et al., 2015 und 2016 submitted for publication). Durch den zusätzlichen Einsatz von ScouT, durch die Nutzung von konkreten Filmsituationen und spielerischen Elementen kann die Effektivität der THAV-Interventionen möglicherweise sogar noch verbessert werden.

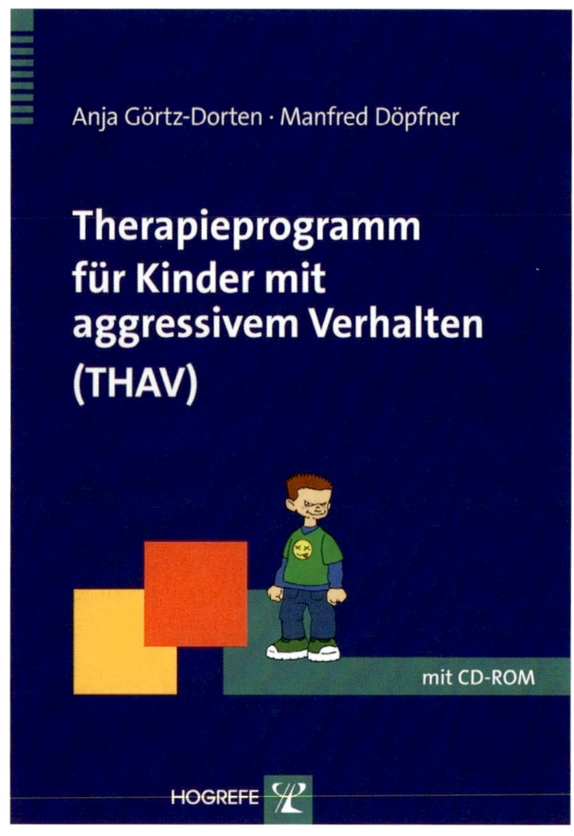

Abbildung 131: THAV-Manual

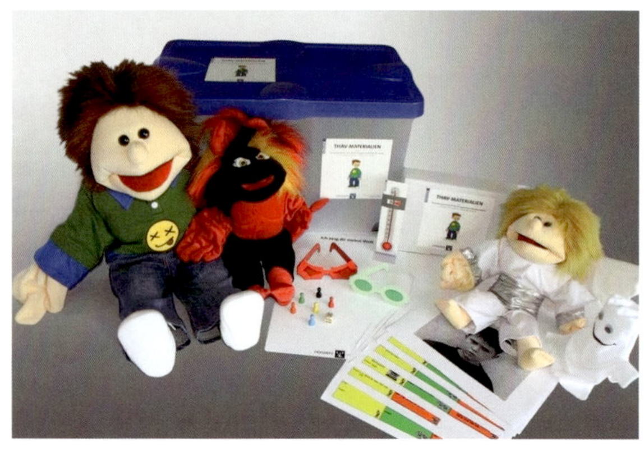

Abbildung 132: Zugehöriges THAV-Therapiematerial

THAV stellt ein umfassendes Behandlungspaket zur multimodalen Behandlung von Kindern im Alter von 6 bis12 Jahren mit aggressivem Verhalten besonders gegenüber Gleichaltrigen dar. THAV verfolgt das Konzept der individualisierten Therapie, indem es modular aufgebaut ist und die individuellen Problemsituationen, in denen das Kind ein aggressives Verhalten gegenüber Gleichaltrigen zeigt, in den Mittelpunkt stellt. Die Bewältigung dieser Konfliktsituationen setzt auf verschiedenen Ebenen soziale Kompetenzen voraus. Manchen Kindern fällt es schwer, soziale Situationen angemessen wahrzunehmen, zu interpretieren und diese Informationen in einem sozialen Problemlöseprozess effektiv zu verarbeiten. Bei anderen Kindern lösen die jeweiligen sozialen Situationen aber auch Kognitionen aus, die in der Regel Wut und Ärger erzeugen und schließlich aggressiven Impulsen zum Durchbruch verhelfen. Wieder andere Kinder haben Defizite in den sozialen Fertigkeiten, d. h. sie verhalten sich sozial ungeschickt und es fehlt ihnen an Kompetenzen bei der Handlungsausführung. Aggressives Verhalten kann schließlich durch die soziale Umgebung verstärkt und dadurch aufrechterhalten werden.

Diese beschriebenen Ansatzpunkte lassen sich einzelnen grundlegenden kognitiven und behavioralen Interventionsmethoden zuordnen, die in dem modular aufgebauten Therapieprogramm THAV in einzelnen Behandlungsbausteinen zum Einsatz kommen. Die Schwerpunkte liegen auf der Schulung der sozial-kognitiven Informationsverarbeitung, der Entwicklung und Stärkung von Impulskontrolle, dem sozialen Fertigkeitentraining und der Modifikation sozialer Interaktionen. Innerhalb dieser Module kann ScouT je nach Schwerpunkt eingesetzt werden:

- Innerhalb der kognitiven Interventionen im THAV kann ScouT beispielsweise eingesetzt werden, um die soziale Problemlösefähigkeit des Kindes noch weiter zu unterstützen und Ärger und Wut erzeugende Kognitionen sowie dysfunktionale grundlegende Überzeugungen zu identifizieren und zu vermindern.
- In Kombination mit dem sozialen Fertigkeitentraining in THAV können Fertigkeiten, die zur Bewältigung sozialer Situationen notwendig, aber nicht hinreichend ausgebildet sind, mithilfe von ScouT durch die Nutzung von konkreten Filmsituationen und spielerischen Elementen verbessert werden.

Die einzelnen Module, Bausteine und zahlreichen Materialien von THAV lassen sich daher hervorragend mit ScouT kombinieren und ergänzen und sich zu einer individuell angepassten Therapie zusammenstellen, welche auf die spezifischen Konfliktsituationen, aber auch Kontaktaufnahmesituationen abzielen. Die Identifikationsfigur Till Taff und seine Freunde begleiten die Kinder sowohl durch das THAV als auch durch ScouT, sodass die Materialien gut aufeinander abgestimmt sind und deshalb sehr gut parallel eingesetzt werden können.

Kapitel 9

Erfahrungen mit der Anwendung

ScouT wurde in jahrelanger Arbeit an der Klinik für Psychiatrie, Psychosomatik und Psychotherapie des Kindes- und Jugendalters und dem Ausbildungsinstitut für Kinder- und Jugendlichenpsychotherapie (AKiP) an der Uniklinik Köln entwickelt und erprobt. Die bisherigen Erfahrungen zeigen, dass das Programm als diagnostisches und als therapeutisches Instrument sehr gut im klinischen Alltag genutzt werden kann. Von Kindern und Eltern wird das Programm gleichermaßen gut angenommen, da mit vielen Filmsequenzen ein moderner und kindgerechter Zugang hergestellt werden kann.

Seit 2011 wird ScouT in einer randomisierten Kontrollgruppenstudie mit über 100 Kindern mit einer Störung des Sozialverhaltens hinsichtlich seiner Effekte überprüft. Erste Zwischenanalysen an einer Stichprobe von insgesamt 45 (25/20) Kindern dieser randomisierten Kontrollgruppenstudie zeigen bereits nicht nur deutliche Effekte der Behandlung mit ScouT im Vergleich zu einer unbehandelten Wartephase sondern auch zu einer alternativen Intervention mit einer Supportiven Therapie zur Aktivierung von Ressourcen bei Kindern (STARK; Perri et al., in Vorbereitung) sowohl im Eltern- als auch im Lehrerurteil. Die spezifischen Therapieeffekte im Vergleich zur Kontrollgruppe liegen (nach Cohen) insgesamt im Bereich kleiner bis großer Effekte, werden teilweise aufgrund der noch geringen Stichprobengröße aber noch nicht durchgehend signifikant.

Die Abbildungen 133 und 134 zeigen beispielhaft, für die beiden Skalen Gleichaltrigenbezogene Aggression und Erwachsenbezogene Aggression erhoben über den Fragebogen zum aggressiven Verhalten von Kindern (FAVK) im Elternurteil, Symptomminderungen sowohl für ScouT mit großen Effektstärken (d=1.43 bis d=1.55) als auch für die aktive Kontrollgruppe STARK mit mittleren Effekten (d=0.63 bis d=0.70). Des Weiteren zeigen die Abbildungen 133 und 134 die direkten Vergleiche der Verläufe in beiden Interventionsgruppen, die über Kovarianzanalysen (ANCOVA) berechnet wurden, wobei die Werte zur Postmessung mit den jeweiligen Prä-Werten als Kovariate miteinander verglichen wurden. Die spezifischen adjustierten Effektstärken wurden auf der Basis der in der ANCOVA adjustierten Postwerte (Differenz dieser Postwerte) mit der aus beiden Therapiegruppen gepoolten Standardabweichung zu Prä berechnet. Diese liegen für die Skalen Gleich-

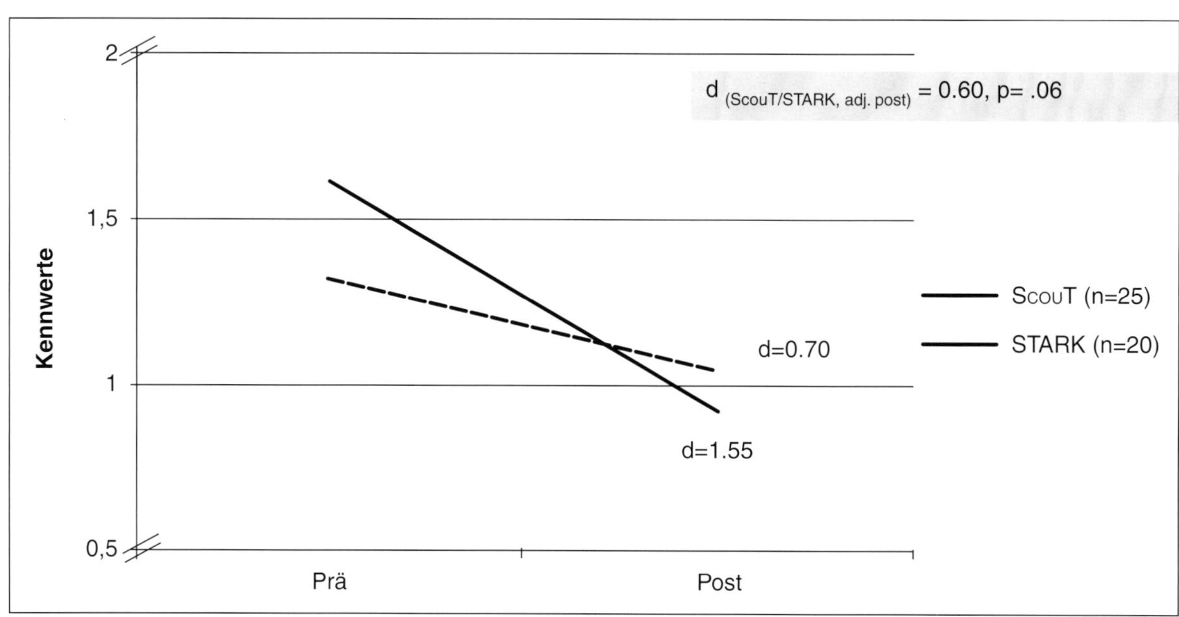

Abbildung 133: Kovarianzanalyse und Effektstärken für die Skala *Gleichaltrigenbezogene Aggression* im Fragebogen zum aggressiven Verhalten von Kindern (FAVK) im Elternurteil

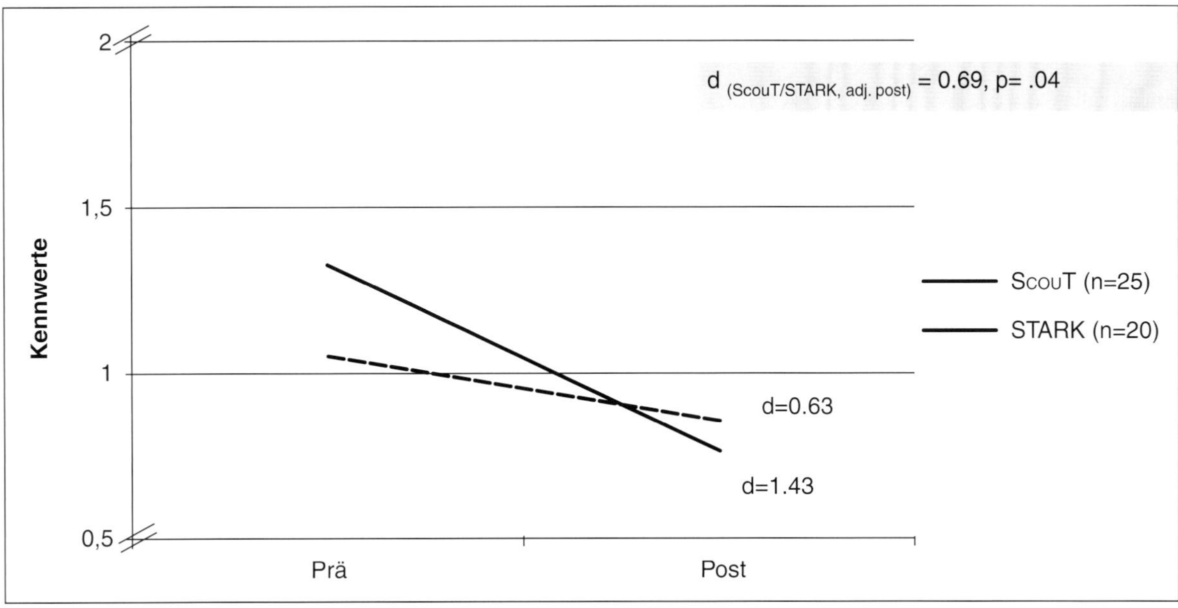

Abbildung 134: Kovarianzanalyse und Effektstärken für die Skala *Erwachsenenbezogene Aggression* im Fragebogen zum aggressiven Verhalten von Kindern (FAVK) im Elternurteil

altrigen- und Erwachsenbezogene Aggression bei d=0.60 bis 0.69, also im mittleren Bereich und die Effekte sind bereits statistisch signifikant oder knapp an der Signifikanzgrenze (einseitige Testung).

Diese ersten Zwischenanalysen zeigen also, dass sich sowohl im Verlauf von ScouT als auch von STARK Symptomreduktionen beobachten lassen, wobei stärkere Verminderungen bei ScouT im Vergleich zur Kontrolltherapie feststellbar sind.

Literatur

American Psychiatric Association/Falkai et al. (2015). *Diagnostisches und Statistisches Manual Psychischer Störungen – DSM-5*. Göttingen: Hogrefe.

Brestan, E. V. & Eyberg, S. M. (1998). Effective psychosocial treatments of conduct-disordered children and adolescents: 29 years, 82 studies, and 5.272 kids. *Journal of Clinical Child Psychology, 27,* 180-189.

Cicchetti, D., Toth, S. L. & Lynch, M. (1995). Bowlby's dream comes full circle: The application of attachment theory to risk and psychopathology. In T. H. Ollendick & R. J. Prinz (Eds.), *Advances in clinical child psychology* (Vol. 17, pp.1-75). New York: Plenum.

Dodge, K. A. & Schwartz, D. (1997). Social information processing mechanisms in aggressive behavior. In D. M. Stoff, J. Breiling & J. D. Maser (Eds.), *Handbook of antisocial behavior* (pp. 171-180). New York: Wiley.

Döpfner, M. (1989). Soziale Informationsverarbeitung – ein Beitrag zur Differenzierung sozialer Inkompetenzen. *Zeitschrift für Pädagogische Psychologie, 3,* 1-8.

Döpfner, M., Adrian, K. & Hanisch, C. (2007). Treatment and management of conduct disorders in children and adolescents. In A. Felthous & H. Saß (Eds.), *The international handbook on psychopathic disorders and the law* (pp. 417-448). New York: Wiley.

Döpfner, M., Görtz-Dorten, A. & Lehmkuhl, G. (2008). *Diagnostik-System für psychische Störungen nach ICD-10 und DSM-IV für Kinder- und Jugendliche (DISYPS-II).* Bern: Huber.

Dunn, J., Brown, J. & Beardsall, L. (1991). Family talk about feeling states and children's later understanding of other's emotions. *Developmental Psychology, 27,* 448-455.

Eisenberg, N., Fabes, R. A., Bernzweig, J., Karbon, M, Poulin, R. & Hanish, L. (1993). The relations of emotionality and regulation to preschoolers' social skills and sociometric status. *Child Development, 64,* 1418-1438.

Eyberg, S. M., Nelson, M. M. & Boggs, S. R. (2008). Evidence-based psychosocial treatments for children and adolescents with disruptive behavior. *Journal of Clinical Child & Adolescent Psychology, 37*(1), 215-237.

Frick, P. J., Lahey, B. B. & Loeber, R. (1993). Oppositional defiant disorder and conduct disorder: a meta-analytic review of factor analyses and cross-validation in a clinical sample. *Clinical Psychological Review, 13,* 319-340.

Görtz-Dorten, A. & Döpfner, M. (2010a). *Fragebogen zum aggressiven Verhalten von Kindern (FAVK).* Göttingen: Hogrefe.

Görtz-Dorten, A. & Döpfner, M. (2010b). *Therapieprogramm für Kinder mit aggressivem Verhalten (THAV).* Göttingen: Hogrefe.

Görtz-Dorten, A., Benesch, C., Berk, E., Faber, M., Lindenschmidt, T., Stadermann, R. et al. (2016). *Efficacy of a social competence training for children with Oppostional Definat Disorders / Conduct Disorders. A randomized controlled trial with an active control group.* Submitted for publication.

Görtz-Dorten, A., Hautmann, C., Benesch, C., Berk, E., Faber, M., Lindenschmidt, T. et al. (2015). Efficacy of an indiviudalized social competence training for children with Oppositional Defiant Disorders / Conduct Disorders. *Psychotherapy Research, 2,* 1-12.

Kadzin, A. E. (1997). Practioner review: Psychosocial treatments for conduct disorder in children. *Journal of Child Psychology and Psychiatry, 38,*161-178.

Kupersmidt, J. B., Stelter, R. & Dodge, K. A. (2011). Development and validation of the social information processing application: A web-based measure of social information processing patterns in elementary school-age boys. *Psychological Assessment, 23*(4), 834-847.

Lochman, J. E. & Dodge, K. A. (1994). Social-cognitive processes of severely violent, moderately aggressive and nonaggressive boys. *Journal of Consulting and Clinical Psychology, 62,* 366-374.

Loeber, R. & Hay, D. (1997). Key issues in the development of aggression and violence from childhood to early adulthood. *Annual Review in Psychology, 48,* 371-410.

McCart, M. R., Priester, P. E., Davies, W. H. & Azen, R. (2006). Differential effectiveness of behavioral parent-training and cognitive-behavioral therapy for antisocial youth: A meta-analysis. *Journal of Abnormal Child Psychology, 34*(4), 527-543.

National Institute for Health and Care Excellence. (2013). *Antisocial behavior and conduct disorders in children and young people: recognition, intervention and management* (NICE clinical guideline, 158). Retrieved August 20, 2015, from http://publications.nice.org.uk/antisocial-behaviour-and-conduct-disorders-in-children-and-young-people-recognition-intervention-cg158

Perri, D., Mandler, J. & Döpfner, M. (in Vorbereitung). STARK – Supportive Therapie zur Aktivierung von Ressourcen bei Kindern. Göttingen: Hogrefe

Petermann, F., Görtz-Dorten, A. & Döpfner, M. (2016). *Aggressive Störungen bei Kindern* (Leitfaden Kinder- und Jugendpsychotherapie, Bd. 3). Göttingen: Hogrefe.

Rudolph, U., Roesch, S. C., Greitemeyer, S. & Weiner, B. (2004). A meta-analytic review of help-giving and aggression from an attributional perspective: Contributions to a general theory of motivation. *Cognition and Emotion, 18,* 815–848.

Sinclair, A. & Harris, P. L. (1991). *A longitudinal study of children's talk about emotion.* Unpublished manuscript, Department of Experimental Psychology, Oxford University.

Snyder, J., Schrepfermann, L. & St. Peter, C. (1997). Origins of antisocial behavior. Negative reinforcement and affect dysregulation as socialization mechanisms in family interaction. *Behavior Modification, 21,* 187-215.

World Health Organization (WHO). (2005). *Internationale Klassifikation psychischer Störungen. ICD-10 Kapitel V (F) Klinisch-diagnostische Leitlinien* (5. Aufl.). Bern: Huber.